Atlas ilustrado de

Hilos faciales y corporales

Lifting | Procedimientos | Casos

Atlas ilustrado de

Hilos faciales y corporales

Lifting | Procedimientos | Casos

Vilma Padín

Médica especialista en Otorrinolaringología (UBA).
Posgrado en Medicina estética y Cirugía cosmética.
Cirujana cosmética facial, certificada en la International Academy of Cosmetic Surgery.
Ex vicepresidenta de AMMA (Asociación de Mesoterapia Médica Argentina).
Presidenta de AIMERA (Asociación Internacional de Medicina Estética, República Argentina).
Buenos Aires, Argentina.

EDICIONES journal

Padín, Vilma
Atlas ilustrado de hilos faciales y corporales: Lifting, Procedimientos, Casos
Vilma Padín
1ª ed.- Ciudad Autónoma de Buenos Aires: Journal, 2020.
196 p.; 30 x 24 cm.

ISBN 978-987-4922-51-9

1. Medicina Estética. I. Título.
CDD 617.95

Viamonte 2146 1"A" (C1056ABH) CABA, Argentina
ediciones@journal.com.ar | www.edicionesjournal.com

Producción editorial: Ediciones Journal S.A.
Diagramación: Diego Stegmann
Marcación de fotografías: Roxana Silva

Libro de edición argentina
Impreso en India – Printed in India, 01/2020
Replika Press Pvt Ltd, Haryana, 131028
Queda hecho el depósito que establece la Ley 11.723
Se imprimieron 2000 ejemplares

A mis padres.
A mis hijos y a su padre.
A mi actual compañero de la vida.
Porque todos ellos iluminan mi camino,
a pesar de mis reiteradas ausencias.

Agradecimientos

A mis colaboradoras de siempre: María, Roxana, Romina y Ayelén, quienes permiten que todos mis proyectos laborales se transformen en realidad.

A mis maestros, que me enseñaron no solo la profesión sino la ética en el trabajo diario.

A todos mis amigos, por acompañar siempre.

A mis pacientes, quienes me permiten seguir avanzando en el método de aplicación de hilos para el rejuvenecimiento y embellecimiento facial y corporal.

A la doctora Lucía López Agüero, por haber prologado este libro.

A los colegas que lean este libro. A quienes ya tienen experiencia en la técnica, espero que les sea útil para reforzar los conocimientos. A quienes recién se inician, ojalá puedan descubrir la nobleza de los tratamientos aquí expuestos por la sencillez de los procedimientos: sin tiempo de recuperación en la mayoría de los casos y con resultados satisfactorios desde buenos a excelentes.

Prólogo

La belleza perece en la vida pero es inmortal en el arte.
LEONARDO DA VINCI

La Dra. Vilma Padín, quien se ha formado profesionalmente en todas las técnicas de rejuvenecimiento facial y corporal, publica hoy este excelente libro, resultado de tantos años de trabajo e investigación en la evolución del uso de los hilos de sustentación. Gracias a su trayectoria, primero como otorrinolaringóloga y luego como cirujana cosmética facial, la autora logra transmitir conceptos globales sobre la armonía facial y sobre la gestión de un tratamiento individual y personalizado para cada uno de nuestros pacientes.

El libro nos brinda información precisa acerca de los distintos materiales y tipos de hilos que existen, el instrumental específico que debemos utilizar en cada caso y en cada una de las técnicas, y el desarrollo del método Fiberlift®, del que Vilma Padín es la creadora. La inclusión de numerosas fotografías, de alta calidad y cuidadosamente seleccionadas, ofrece al médico una perspectiva clara acerca de las estructuras anatómicas en las que se debe actuar, de la técnica y de sus resultados. El capítulo final, "Los mejores consejos para un tratamiento exitoso", será de gran ayuda en la consulta, ya que incluye cuadros con información destacada y formularios informativos para los pacientes.

Celebramos la publicación del *Atlas ilustrado de hilos faciales y corporales*, una obra en la cual los médicos podrán encontrar satisfacción por el extenso desarrollo y profundidad de los temas tratados.

Lucía C. López Agüero
Médica especialista en Dermatología

Prefacio

A través de casi dos décadas de práctica diaria en las técnicas de rejuvenecimiento facial y corporal con aplicación de hilos, puedo afirmar que, sin dudas, son las aliadas indispensables en la medicina estética de hoy.

Atlas ilustrado de hilos faciales y corporales va dirigido a médicos especialistas en medicina y cirugía estética, cirugía plástica, dermatología, otorrinolaringología, y médicos de todas las especialidades que deseen conocer de qué se tratan las técnicas actuales de colocación de hilos y cuál es su objetivo. Estoy segura de que les aportará datos de interés para dar respuestas precisas a las inquietudes estéticas de sus pacientes.

A lo largo de sus once capítulos el libro desarrolla el tema en forma clara y ordenada:

- Historia de los hilos en el mundo.
- Características de cada uno de los hilos, cuál usar en cada situación, distintas técnicas de colocación y mecanismos de acción.
- Valor de la consulta profesional y conceptos relacionados con el *marketing* médico.
- Modelos de historias clínicas y formularios de consentimientos informados (para ser completados por sus pacientes).
- Cuadros orientativos que contribuyen a capitalizar conceptos solo con una rápida mirada.
- Descripción de cada una de las técnicas de aplicación de hilos faciales y corporales, con especial atención en la técnica Fiberlift®.
- Tratamientos con formulaciones y dosis útiles.
- Complicaciones, su resolución y el modo de evitarlas.
- Consejos útiles que ayudarán en la práctica diaria.

Recomiendo a mis colegas, principalmente a los jóvenes que recién comienzan, poner especial atención en la consulta y saber escuchar, aunque "el tiempo no nos sobre". La importancia de este momento será relevante a la hora de decidir el procedimiento adecuado que nos llevará al verdadero éxito del tratamiento.

Estoy convencida de que la utilización de las distintas técnicas de aplicación de hilos faciales y corporales es un procedimiento útil, rápido y sencillo para el médico entrenado y, a su vez, trascendente para el paciente. Por estas razones es que la colocación de hilos tensores abre un nuevo capítulo en la medicina estética del siglo XXI.

Vilma Padín

Biografía de la autora

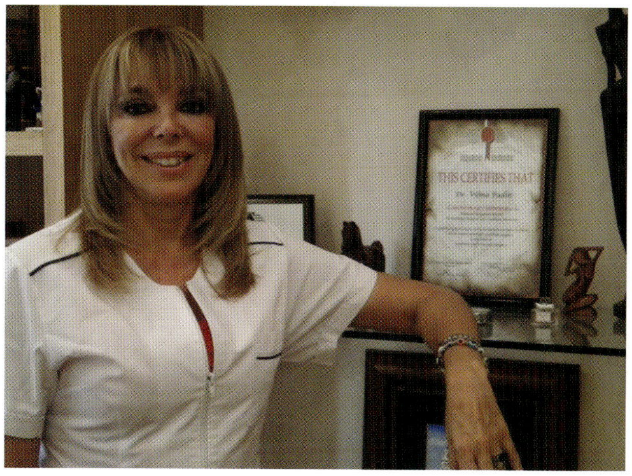

Vilma Padín es médica egresada de la Universidad de Buenos Aires (1982).

Especialista universitaria y ayudante de cátedra en Otorrinolaringología (1986).

Posgrado en Medicina Estética y Cirugía Cosmética (1993).

Certificada en la International Academy of Cosmetic Surgery como cirujana cosmética facial (2008).

Disertante destacada en numerosos congresos internacionales de Medicina Estética.

Pionera en su país en las técnicas de *lifting* sin cirugía con aplicación de hilos faciales y corporales desde el año 2000.

Presidenta de AIMERA (Asociación Internacional de Medicina Estética- República Argentina).

Ex vicepresidenta de AMMA (Asociación de Mesoterapia Médica Argentina).

Ha dictado el curso de capacitación en Medicina Estética destinado a profesionales médicos durante 7 años consecutivos.

Numerosos médicos de distintos países alrededor del mundo han sido entrenados por ella en la aplicación de hilos faciales y corporales. Ha divulgado su propia técnica llamada Fiberlift®.

Actualmente atiende a sus pacientes en la Ciudad de Buenos Aires.

Índice

Siglas

AINE	Antiinflamatorios no esteroides
ATB	Antibióticos
HIFU	Ultrasonido focalizado de alta intensidad
NLA	Neuroleptoanestesia
PDO	Polidioxanona
PLT	Poliláctico
®	Marca registrada
	Hilo Fiberlift®
	Punto de entrada
	Punto de salida
	Sutura lisa

1 Hilos: generalidades y usos en estética

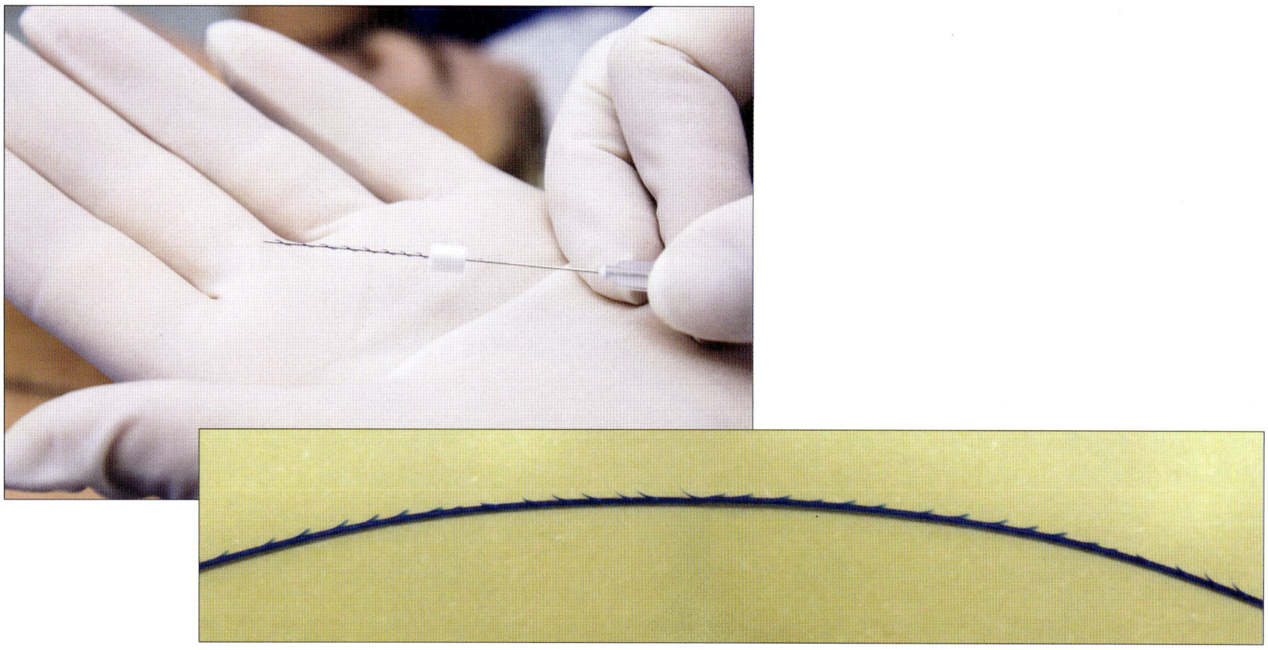

¿Qué son los hilos en Medicina estética?

Los hilos son una herramienta utilizada en la medicina estética y la cirugía cosmética con el fin de embellecer rostros y cuerpos, a través de técnicas mínimamente invasivas, sin cortes ni cicatrices, rápidas, prácticamente indoloras, con alto grado de satisfacción para el médico y resultados muy apreciados por el paciente (Foto 1.1).

Son suturas quirúrgicas de distintos materiales como el polipropileno, la polidioxanona, el ácido poliláctico, la policaproamida, la policaprolactona, la seda, la poliamida trenzada, el ácido poliglicólico, etc., diseñadas especialmente para este fin.

En términos físicos, los hilos son vectores. El origen o punto de aplicación de cada vector, en este caso el hilo, es el sitio exacto donde este actúa. Además, el vector tiene una dirección que representa la fuerza. En nuestro caso representa la fuerza de acción del hilo sobre el tejido.

¿Para qué sirven?

El tratamiento con hilos de rejuvenecimiento facial y corporal está indicado para tratar arrugas finas y gruesas, surcos, fotoenvejecimiento, ptosis leves a moderadas de cara y cuello y zonas corporales como brazos, muslos, glúteos, etc.

Estos procedimientos contribuyen a lograr el llamado efecto *refreshing* del rostro del paciente lo cual, habitualmente, tiene un impacto positivo en el bienestar psicológico y en su interacción social.

Colaboran en dar armonía al rostro, cuidar las proporciones, combinar luces y sombras, restaurar los ángulos faciales y reponer volúmenes.

En los últimos años, se han desarrollado múltiples tipos de hilos.

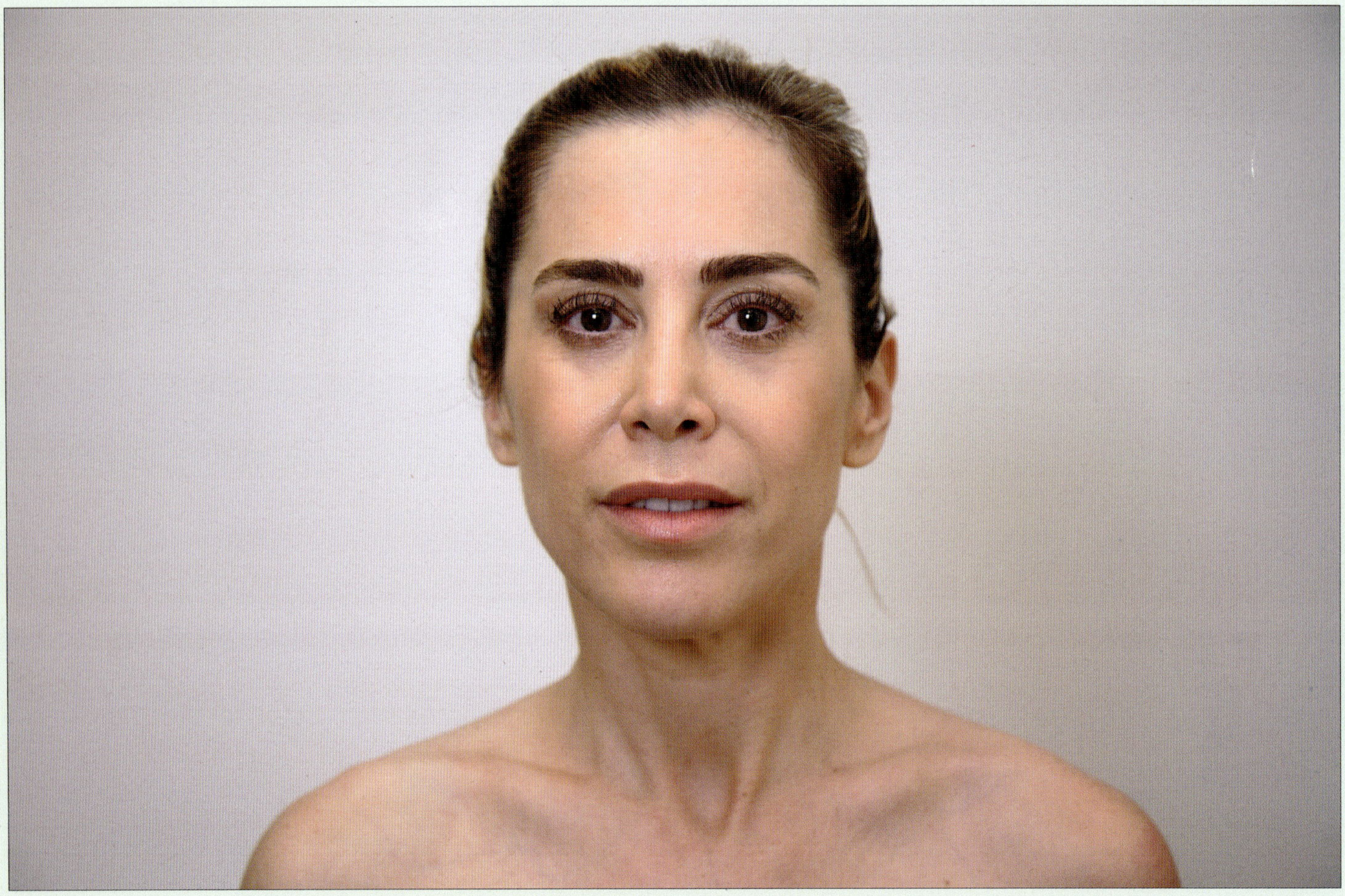

Foto 1.1 La medicina estética y la cirugía cosmética cuentan hoy con métodos de rejuvenecimiento y de embellecimiento facial sin cortes ni cicatrices. Los hilos, en todas sus versiones, son protagonistas de estas técnicas, que se encuentran en permanente desarrollo y aportan confiabilidad al paciente y seguridad al médico por sus resultados satisfactorios y la sencillez en su aplicación.

¿Qué tipos de hilos existen?

Clasificación

Con un propósito didáctico, se pueden mencionar distintas clasificaciones (Gráfico 1.1), pero debe recordarse que existen dos grandes grupos: hilos de autosustentación e hilos de anclaje.

Los hilos de anclaje son los que llevan un tejido móvil a un punto fijo que, generalmente se encuentra en el periostio, al cual se fijan a través de uno o varios nudos. Estos son suturas multifilamento, generalmente trenzadas lo cual les brinda cierta elasticidad como la policaproamida (Serdev Sutures®), sutura amarilla de varios grosores, de origen búlgaro que además tiene propiedades anti-bacteriales y es absorbible a largo plazo, aproximadamente luego de 2 a 3 años cuando finalizó el proceso de fibrosis.

El hilo Fiberlift® de polipropileno espiculado divergente también es una sutura de anclaje de 30 cm de largo que se verá en el Capítulo 5 (Foto 1.2). Otras alternativas con menor o casi nula elasticidad, la poliamida trenzada (Foto 1.3), la seda trenzada, que es una hebra natural extraída del gusano de seda, estas últimas suturas pertenecen al grupo de las no absorbibles.

A su vez, los hilos de autosustentación pueden ser lisos o espiculados.

Los hilos lisos, mal llamados monofilamento (en realidad los hilos espiculados también son suturas de monofilamento) se caracterizan por no tener asperezas, salientes ni arrugas. Sin embargo, poseen una seudoespícula dada por el doblez que presentan según su fabricación en su extremo distal, elemento este que asegura la fijación en la dermis, lugar de colocación apropiado en este caso (Fotos 1.4 y 1.5).

Los hilos espiculados son suturas que se sustentan en el espesor del tejido celular subcutáneo, lugar correcto de colocación, gracias a unas salientes del mismo material y propias del cuerpo del hilo, llamadas espículas, que le otorgan un aspecto dentado, similar al esqueleto de un pescado. Estas espículas pueden ser unidireccionales, bidireccionales, multidireccionales, convergentes, divergentes, en forma de tirabuzón, etc. (Fotos 1.6-1.8).

Gráfico 1.1 Clasificación de los hilos.

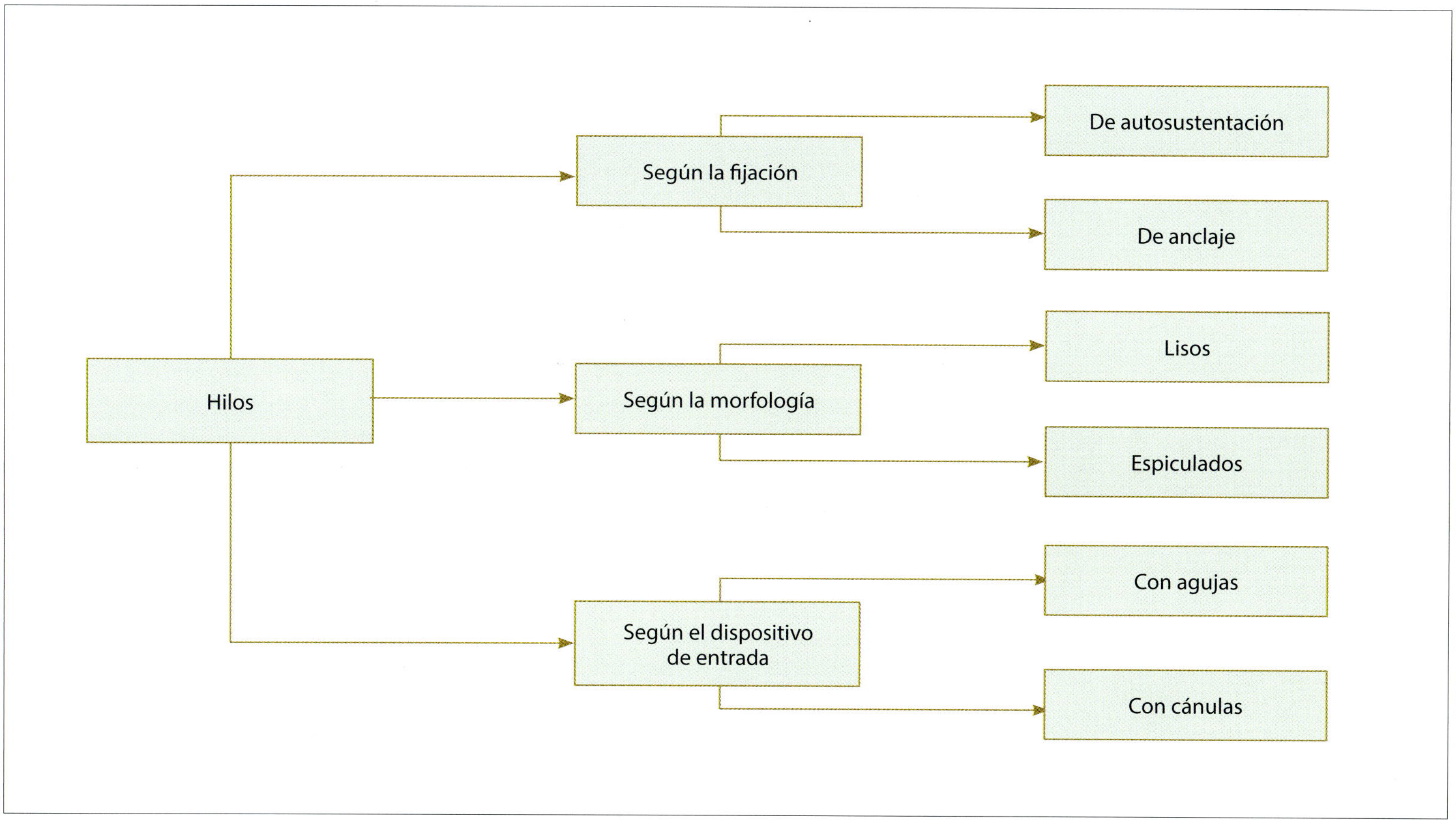

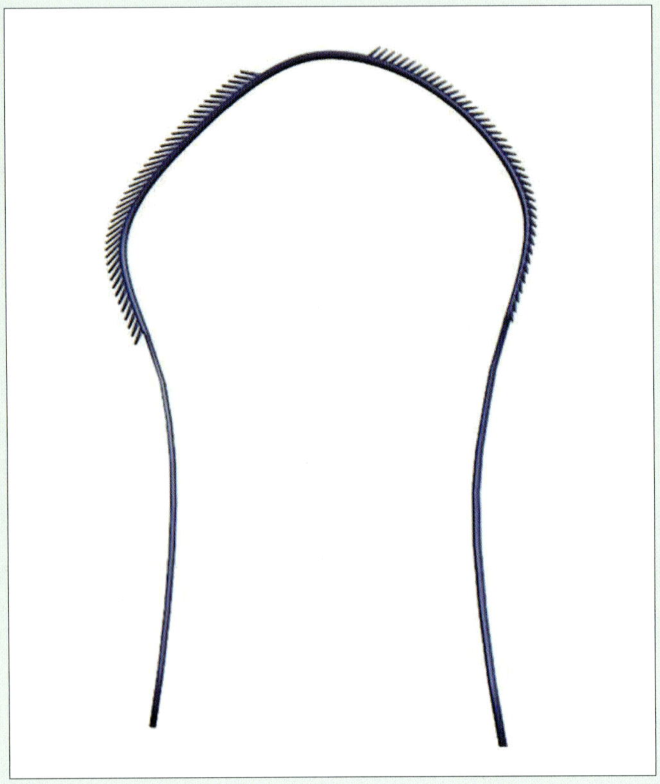

Foto 1.2 Hilo Fiberlift®. Hilo de polipropileno 3.0, de triple anclaje, de 30 cm de longitud. Espiculado divergente de 3 cm por lado. Centro liso de 3 cm y cabos lisos de 10,5 cm cada uno.

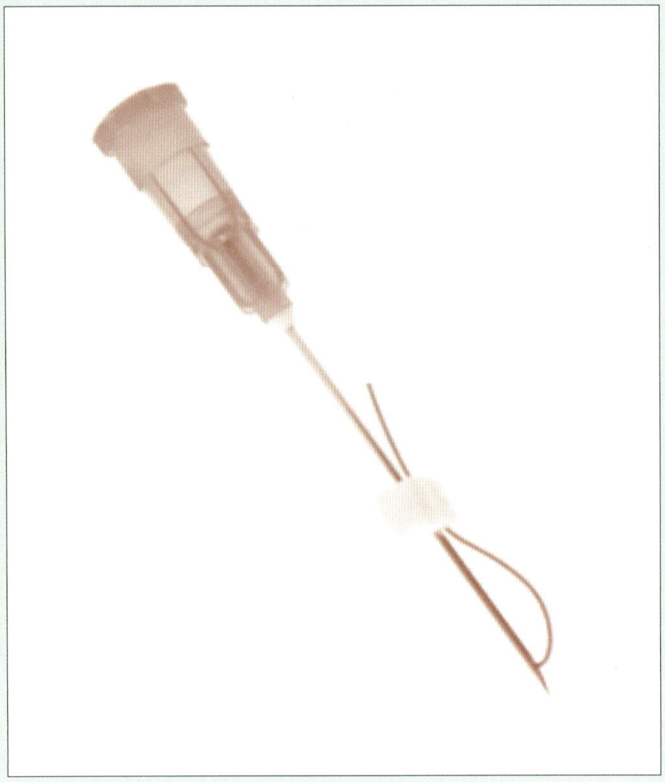

Foto 1.4 Hilo liso monofilamento de polidioxanona.

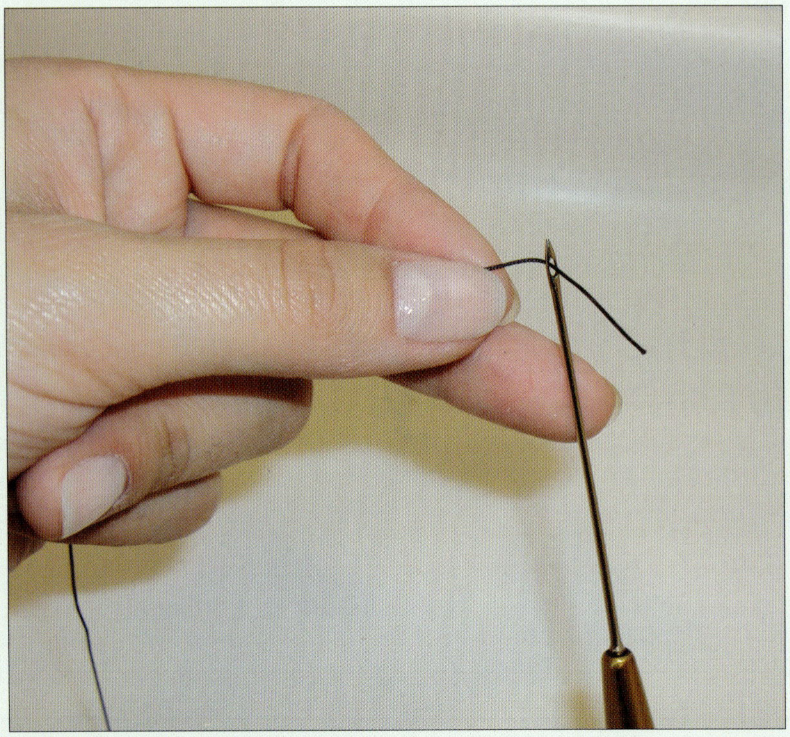

Foto 1.3 Hilo de anclaje de poliamida trenzada.

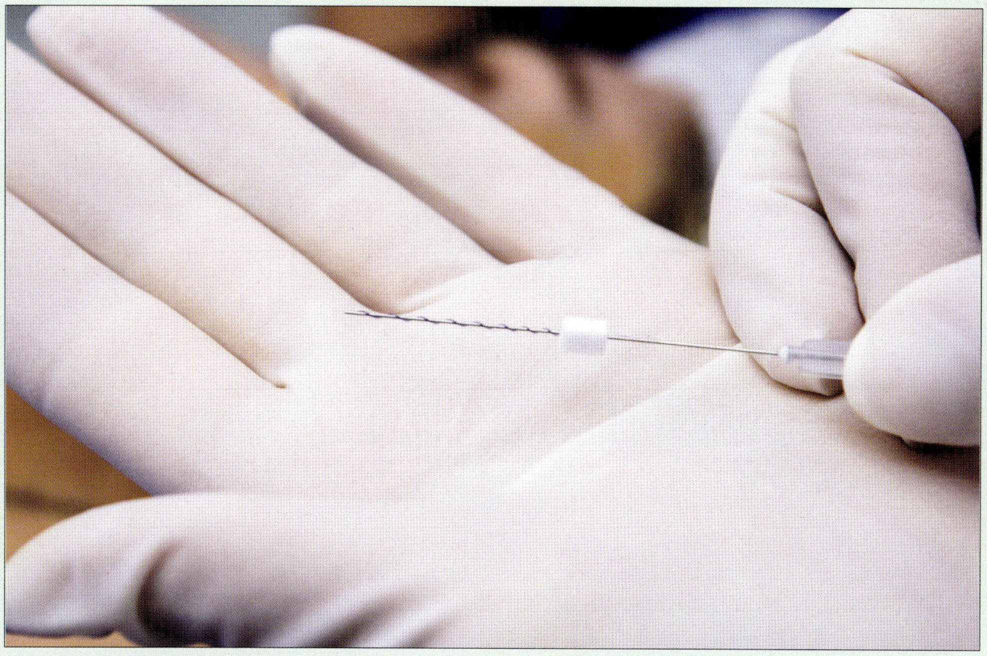

Foto 1.5 Hilo liso de polidioxanona tornado.

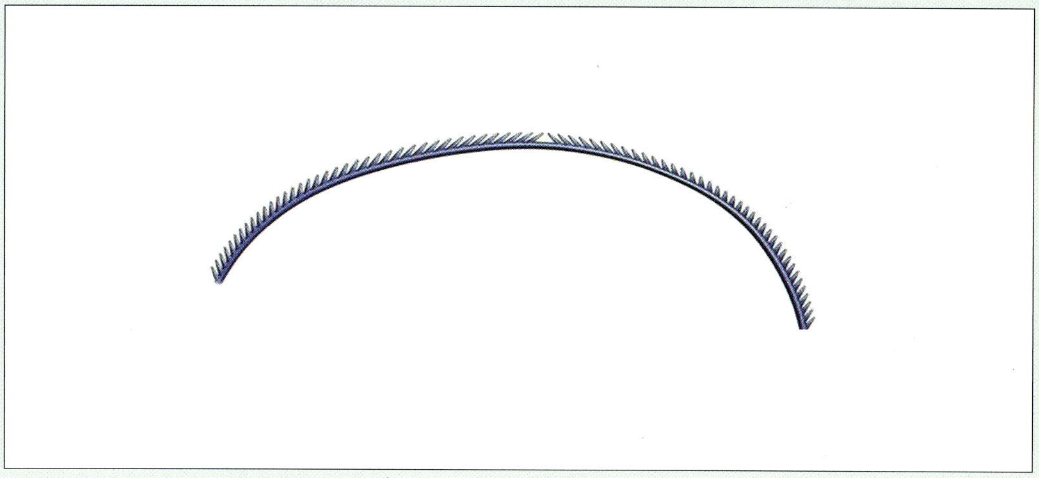

Foto 1.6 Hilo espiculado bidireccional de polipropileno 2.0.

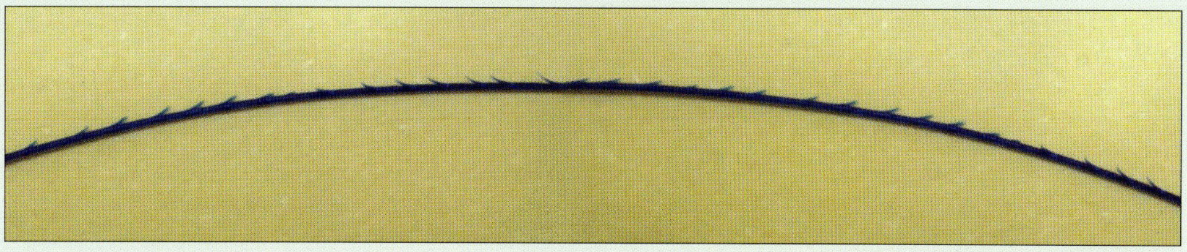

Foto 1.7 Hilo de autosustentación con espículas multidireccionales de múltiples puntos de fijación.

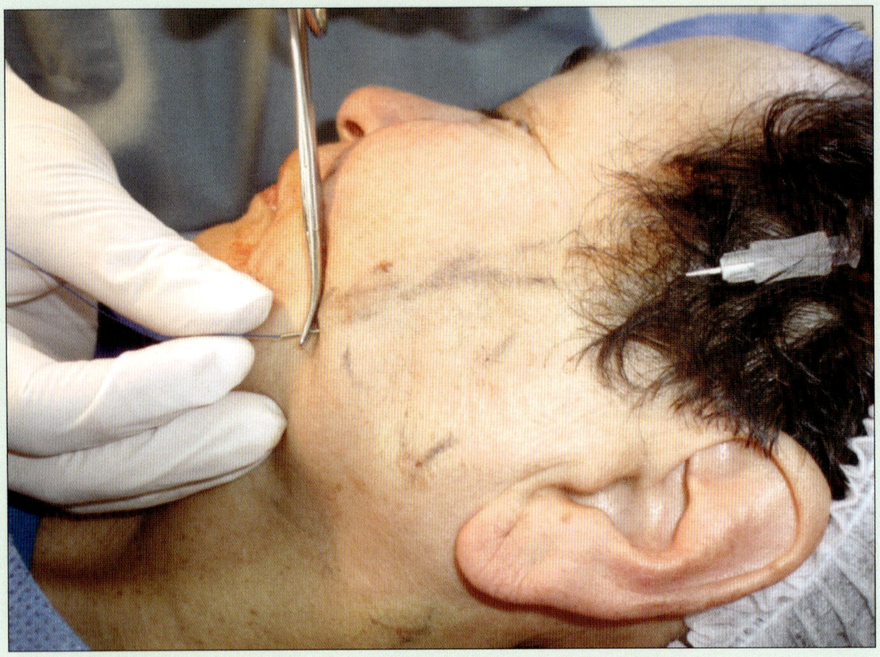

Foto 1.8 Colocación de hilo de polipropileno de multifijación con aguja espinal 19 G x 3,5 de 90 mm.

Todos estos tipos de hilos, de acuerdo al material con el que estén fabricados, pueden ser reabsorbibles o no reabsorbibles. Esto es, si desaparecen o no con el paso del tiempo. Dentro de los hilos reabsorbibles se encuentran materiales como la polidioxanona, el ácido poliláctico y la policaprolactona. Todos ellos desaparecen en el tejido entre los seis meses y los dos años. Unos de los más utilizados en la actualidad son los hilos de polidioxanona (PDO) que se reabsorben en un período de 180 días, y son suturas de utilización en cirugía gastrointestinal, diseñados especialmente para soportar el peso de las fascias. Esto hace que el efecto *lifting*, facial o corporal, sea adecuado y satisfactorio (Foto 1.9).

Entre los hilos no reabsorbibles, se pueden mencionar los de polipropileno, de poliamida trenzada, de seda, etc.

Como se ha visto, existen distintos tipos y distintas técnicas aunque todos persiguen el mismo objetivo: aminorar la agresión quirúrgica.

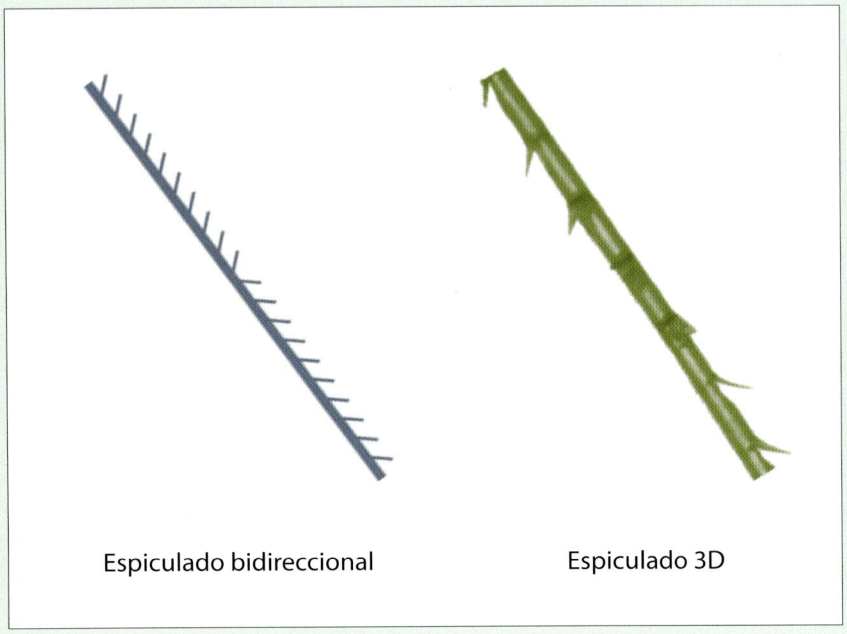

Foto 1.9 Distintos hilos de polidioxanona-PDO.

Mecanismo de acción de los hilos

Los hilos actúan de distintas formas (Gráficos 1.2-1.4) según sean lisos, espiculados o de anclaje. Sin embargo, los dos primeros tienen en común la cualidad de generar un estímulo biológico en los tejidos que se desencadena por el efecto punzante de la aguja sobre la piel generando una serie de procesos bioquímicos en cascada que llevarán a la neocolagenogénesis

Gráfico 1.2 Mecanismo de acción de los hilos espiculados.

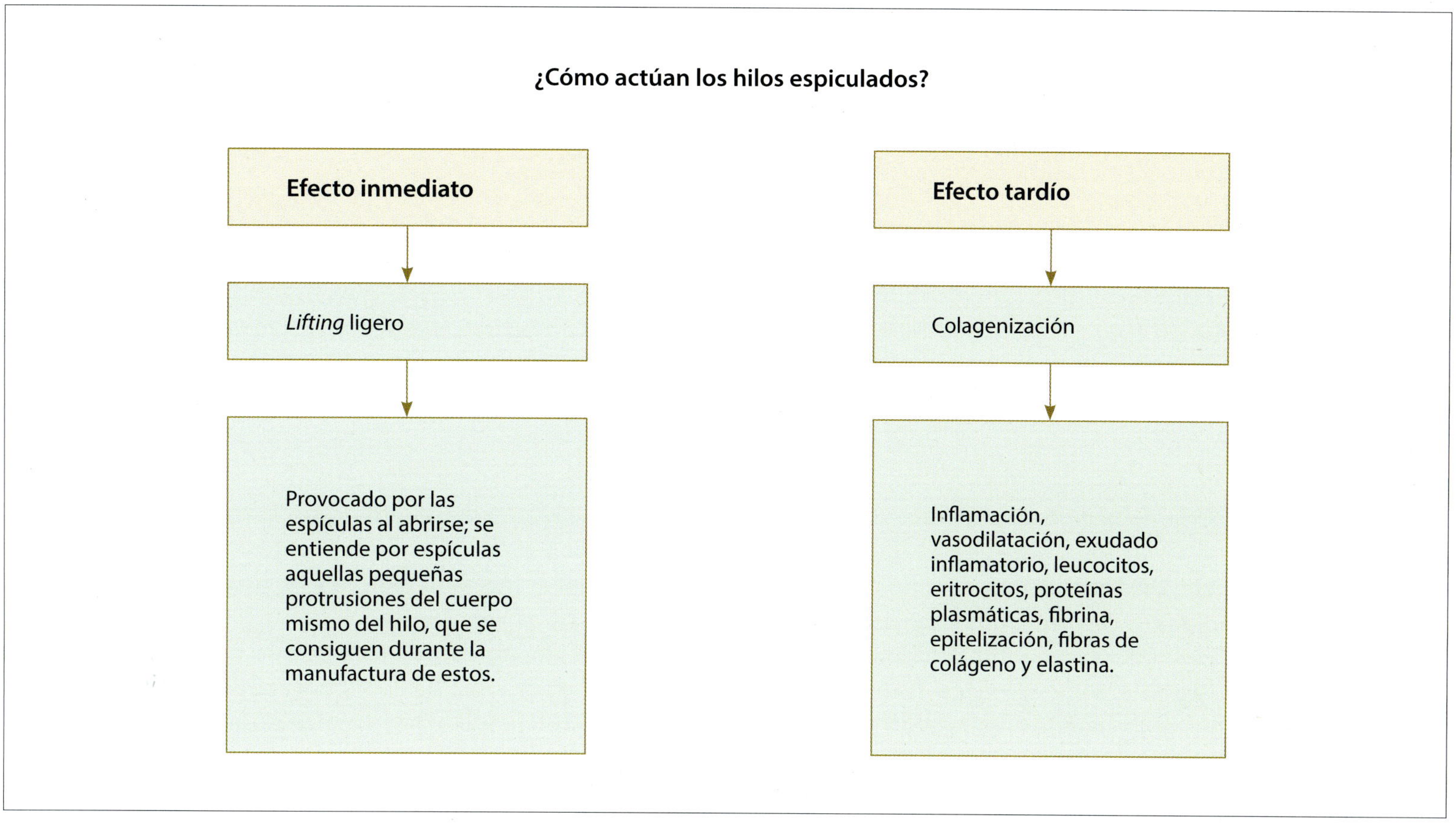

Gráfico 1.3 Mecanismo de acción de los hilos lisos.

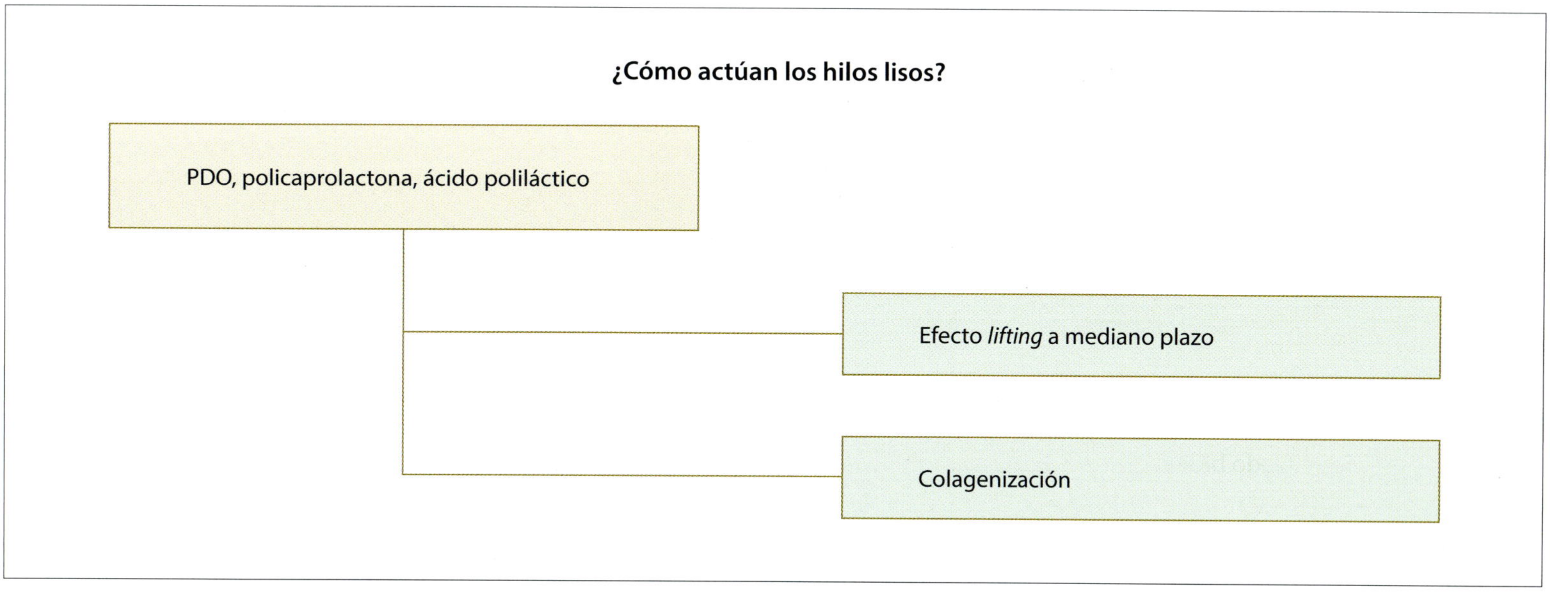

Gráfico 1.4 Mecanismo de acción de los hilos de anclaje.

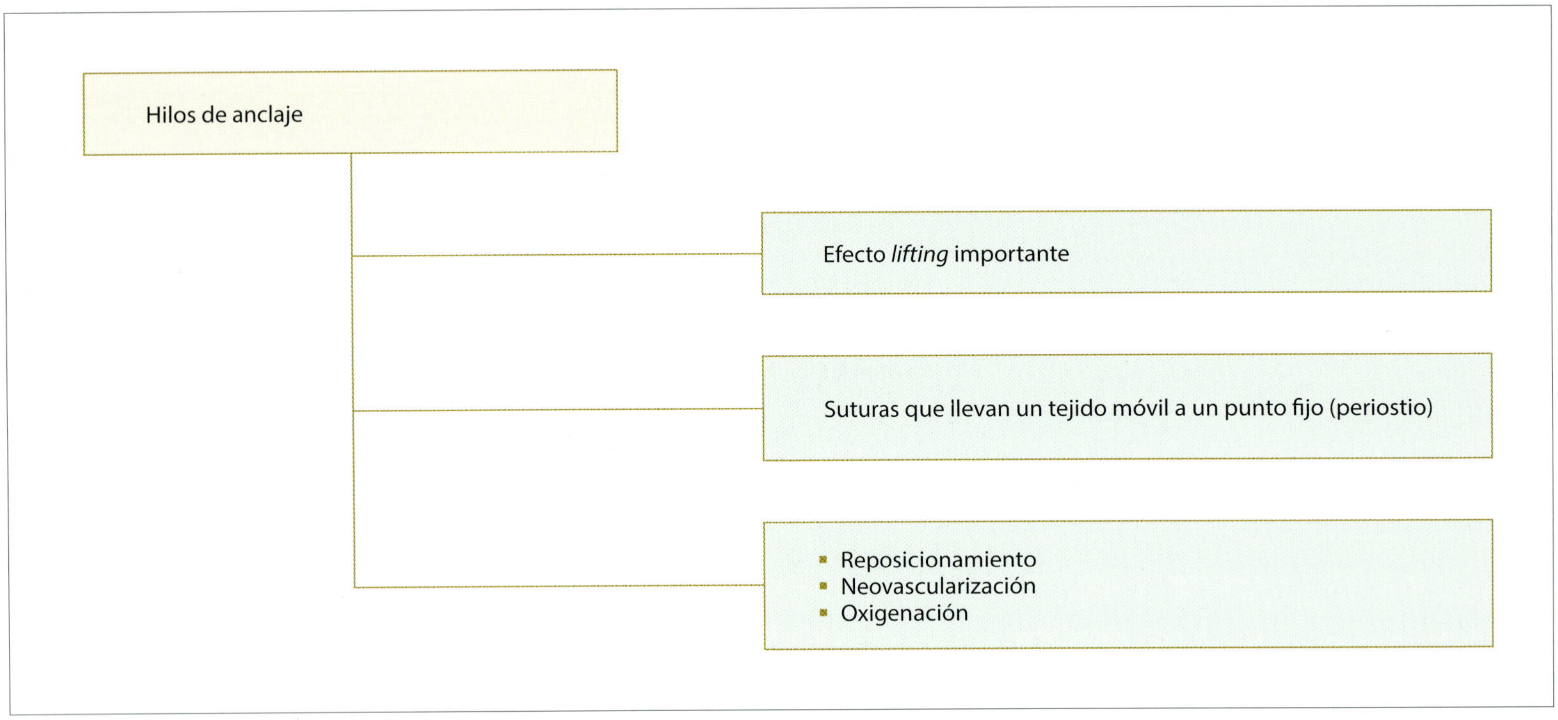

(Fotos 1.10-1.12). Además, los hilos espiculados actúan generando un ligero efecto *lifting* inmediato producido por el microanclaje de cada una de sus espículas.

Los hilos lisos, en cambio, actúan a través del estímulo biológico mencionado que comienza con una reacción inflamatoria provocada por la introducción de la aguja. Esta reacción se manifiesta por una vasodilatación con exudado inflamatorio, migración celular de leucocitos, eritrocitos, proteínas plasmáticas y fibrina y también por una proliferación de células como los fibroblastos que contribuirán a la generación de fibras de colágeno, elastina y reticulares.

Los hilos de anclaje actúan llevando un tejido móvil a un punto fijo, reposicionando el SMAS en forma mecánica, recuperando de este modo el panículo adiposo malar y mejorando

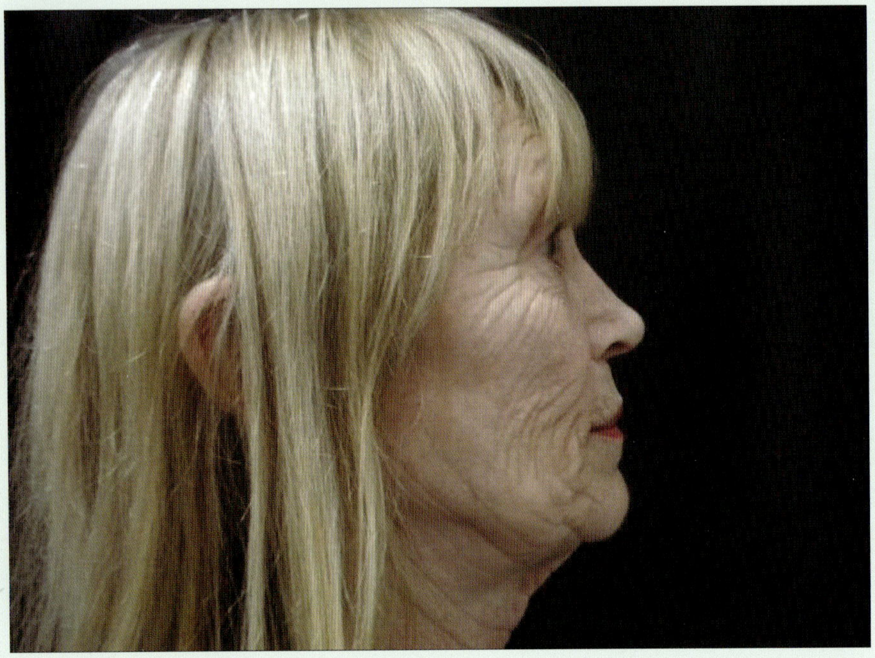

Foto 1.10 Fotenvejecimiento. Ideal para realizar enmallado con hilos lisos.

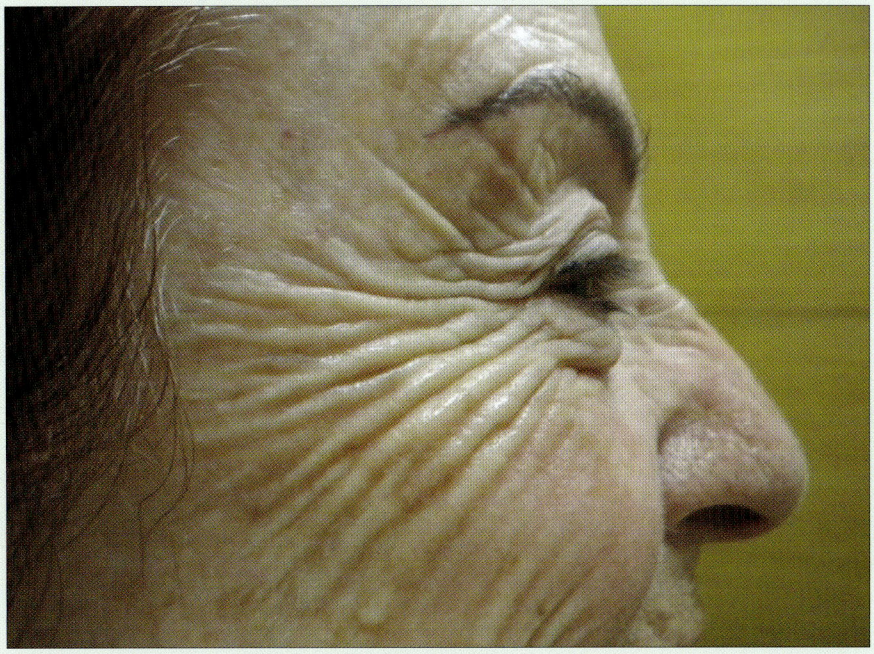

Foto 1.11 Arrugas gruesas. Se pueden tratar con hilos lisos de polidioxanona colocados siguiendo el trayecto de las arrugas y otros cruzados en forma perpendicular a los primeros.

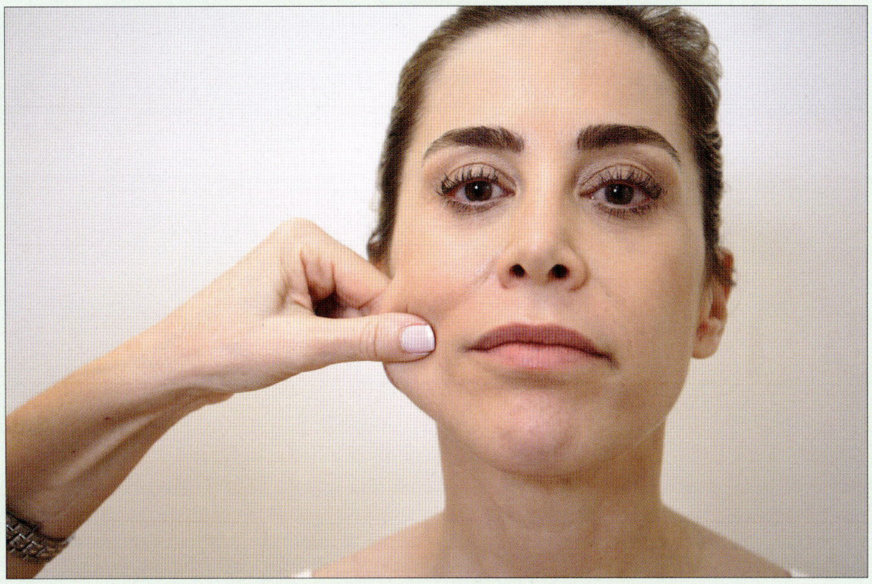

Foto 1.12 Flacidez facial, con hilos lisos se puede crear un marco subdérmico interesante.

la piel por el proceso de biorrevitalización. En las Fotos 1.13 a 1.16, se muestran casos ideales para tratar con hilos espiculados e hilos de anclaje.

El envejecimiento corporal, se puede tratar con hilos espiculados en todas sus presentaciones, colocándolos de distintas maneras, como se verá en el Capítulo 7, y también se puede ayudar a lograr la colagenización con hilos lisos (Foto 1.17).

¿Cómo surgen los hilos en el mundo?

Ya a mediados de los años cincuenta del siglo pasado, el alemán Buttewitz habló acerca del uso de suturas con fines estéticos y mencionó la corrección del pliegue labial utilizando un hilo de *nylon*.

En 1966, Galland y Clavier publican una técnica de suspensión en la que se utilizaba *catgut* y aguja de Reverdin con los que

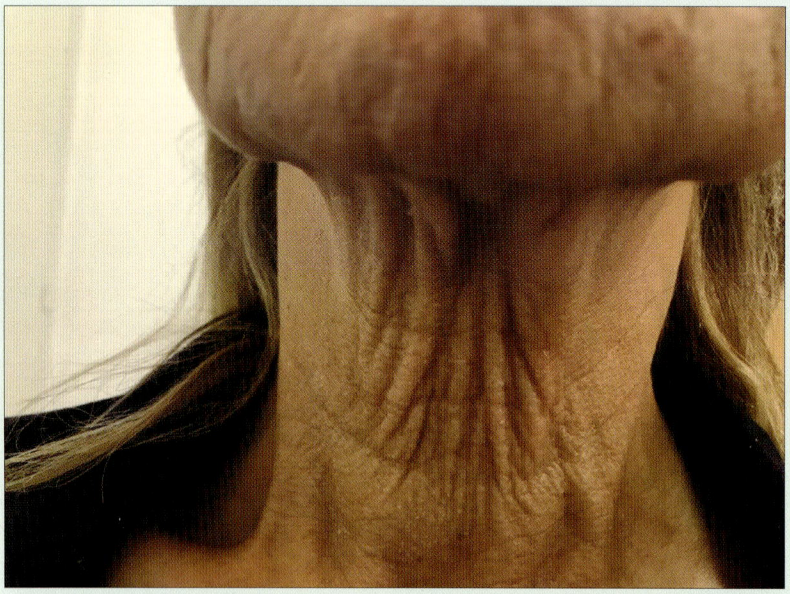

Foto 1.13 Cuello muy envejecido para tratarlo con hilos espiculados multidireccionales o Fiberlift® de anclaje o la combinación de ambos.

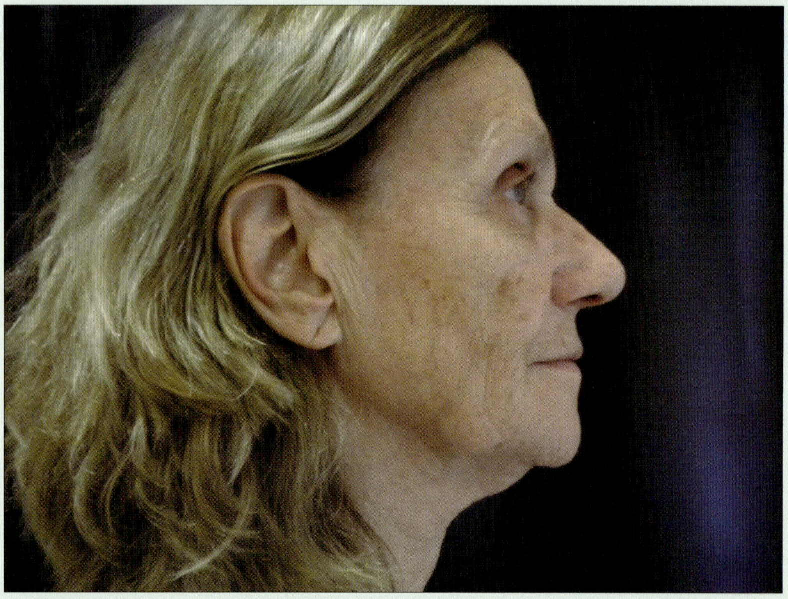

Foto 1.14 Ptosis importante del tercio inferior y cuello. Se puede tratar con hilos de anclaje de poliamida trenzada.

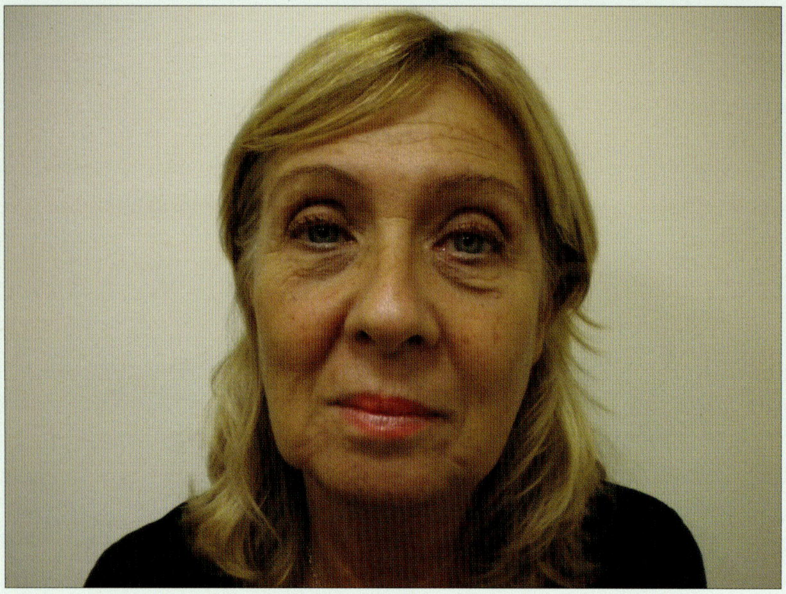

Foto 1.15 Ptosis de los tres tercios del rostro. Se debe tratar combinando hilos lisos, espiculados y de anclaje.

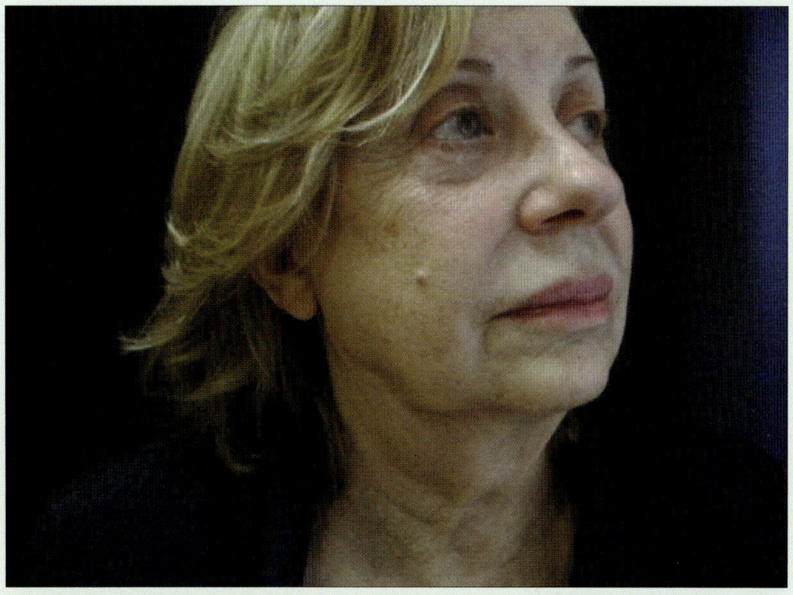

Foto 1.16 Ptosis y laxitud del músculo platisma. Ideal para hilos de anclaje en tercio medio e inferior.

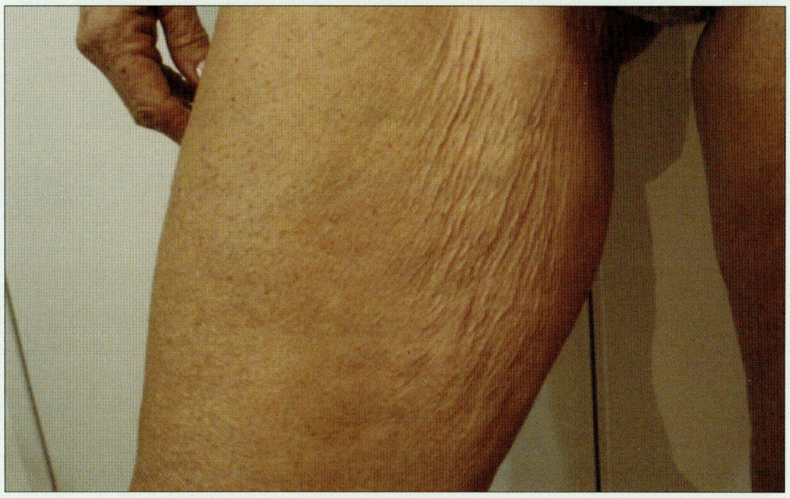

Foto 1.17 Envejecimiento corporal del muslo interno. Ideal para la colocación de hilos espiculados para levantar e hilos lisos para generar colágeno.

se levantaban los tejidos y se los fijaba al tendón o al tejido fibroso.

En 1970, Guilleman perfecciona la técnica de Galland y Clavier y la publican como *curl lift*. Esta técnica traccionaba el tejido con un punto fijo de sostén.

Ya en los ochenta Capurro describe una sutura con doble aguja.

Es en 1992 cuando Gregory Ruff desarrolla la sutura reabsorbible de polidioxanona con salientes microscópicas en forma de espiral para suturar heridas sin necesidad de que el cirujano hiciera nudos. Este tipo de sutura es conocida hoy como Contour Threads®.

En 1994, en Bulgaria, Nikolay Serdev comienza a promover sus técnicas con suturas de policaproamida semielásticas, Serdev Sutures®.

En el año 1998, George y Marlene Sulanidze describen y desarrollan suturas de polipropileno azul, estéril, no reabsorbibles y espiculadas con efecto antiptosis, de ahí el nombre de Hilos Aptos®.

Más tarde, ya en los primeros años de la década del 2000, en Brasil, Beramendi utiliza sus propios hilos de molde, Pierre Fournier, en Francia, usa agujas de tapicero para levantar los tejidos del rostro con distintos tipos de suturas y, en Perú, Maximiliano Florez, con su técnica de *face up*® y aguja de doble bisel, describe técnicas similares a las anteriores.

En la Argentina, con mi equipo de colaboradores desarrollamos en 2004 la técnica Fiberlift® (patentada bajo el número 2815976), método de anclaje que utiliza un hilo de 30 cm de largo, espiculado en forma bidireccional divergente, con un segmento liso de 3 cm en el centro, muy utilizada en la actualidad para ejercer un efecto *lifting* en el tercio superior y medio del rostro. Esta técnica será descrita más adelante, en el Capítulo 5, "Técnica Fiberlift®" (Gráfico 1.5).

Gráfico 1.5 Cómo surgen los hilos en el mundo.

1956	Buttewitz (Alemania)	Corrección del pliegue labial con hilo de *nylon*
1966	Galland y Clavier (Francia)	*Lifting* con *catgut* y aguja de Reverdin
1970	Guilleman (Francia)	*Curl lift* tracciona el tejido con un punto fijo de sostén
1994	Serdev (Bulgaria)	*Lifting* facial y corporal con técnicas y suturas propias (Serdev sutures®)
1998	G y M Sulamanidze (Rusia)	Suturas de polipropileno espiculadas (Aptos®)
2000	Beramendi (Brasil)	Hilos de molde
	Pierre Fournier (Francia)	*Lifting* con suturas y agujas de tapicero
	Maximiliano Flores (Perú)	*Face up*; agujas de doble bisel
2004	Padín (Argentina)	Sutura de 35 cm de polipropileno bidireccional divergente (Fiberlift®)

Presentación de casos

Antes

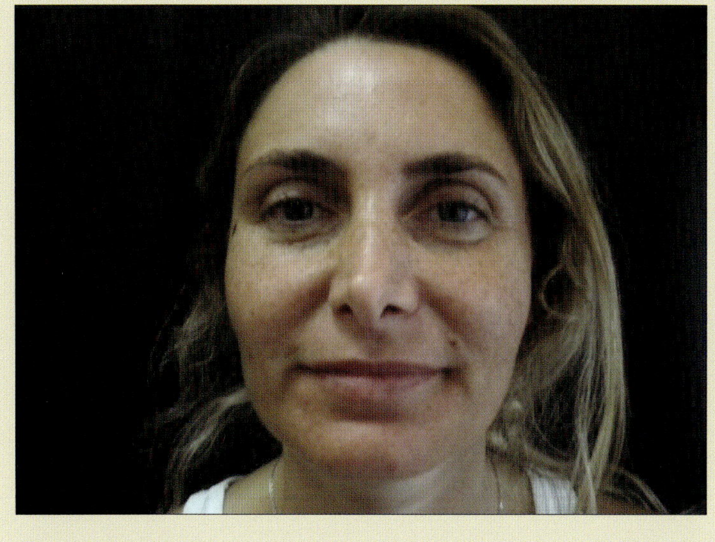

Después

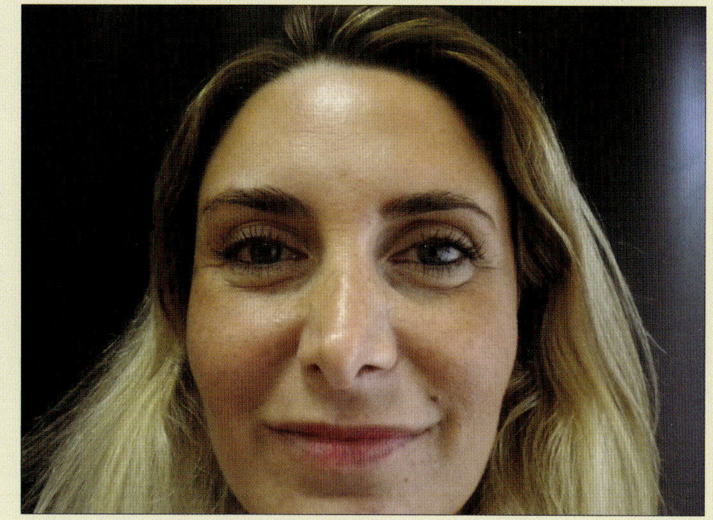

Paciente de 42 años con ptosis de cejas. Se realizó técnica Fiberlift® del tercio superior (*v.* Capítulo 5).

Antes

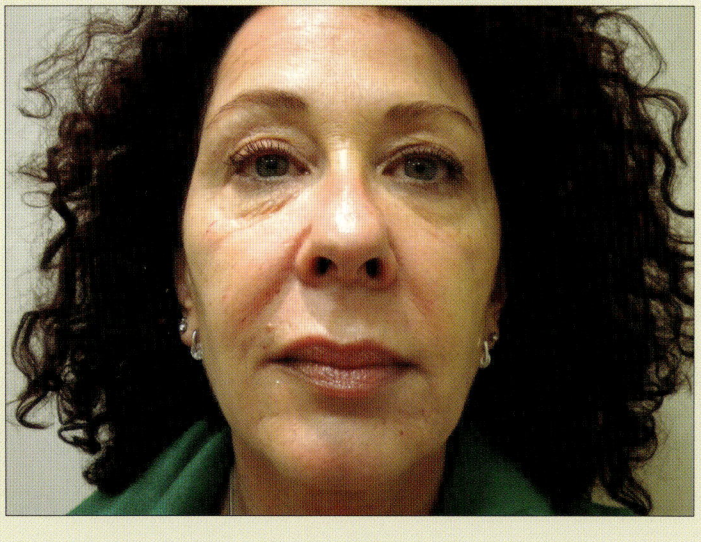

Después

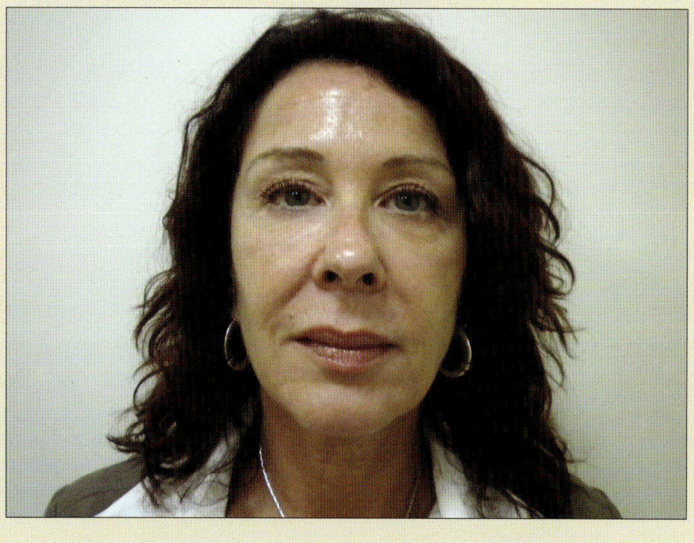

Paciente de 59 años con ptosis marcada del tercio medio y pérdida de panículos adiposos. Se efectuó técnica Fiberlift® del tercio medio más 4 hilos espiculados en tercio inferior e hilos lisos en zona palpebral inferior (*v.* Capítulos 5 y 6).

Antes

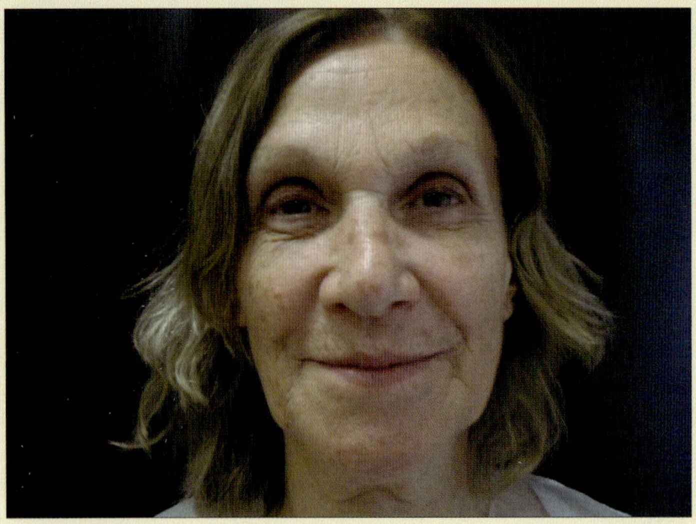

Después

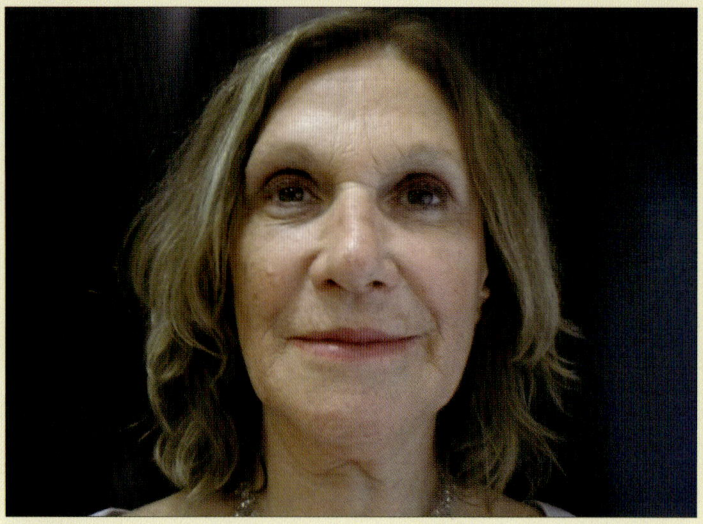

Paciente de 65 años que presenta ptosis de los tercios superior, medio e inferior con compromiso cutáneo. Se colocaron diez hilos lisos de PDO, 6 hilos epiculados multidireccionales en forma de zeta. Y se realiza técnica Fiberlift® para el cuello.

Antes

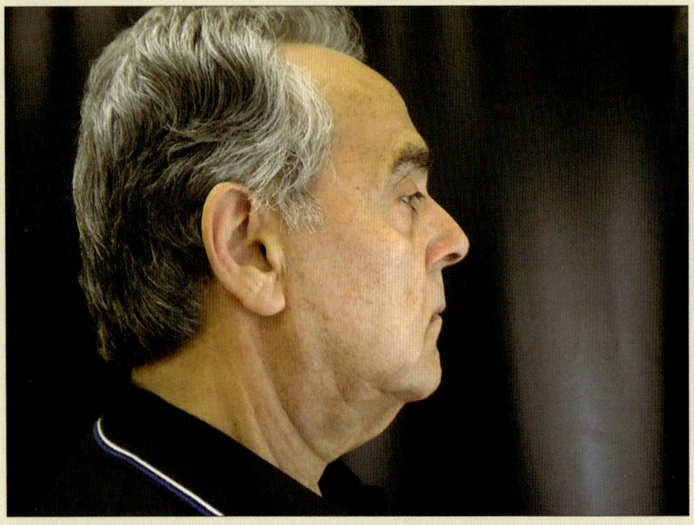

Después

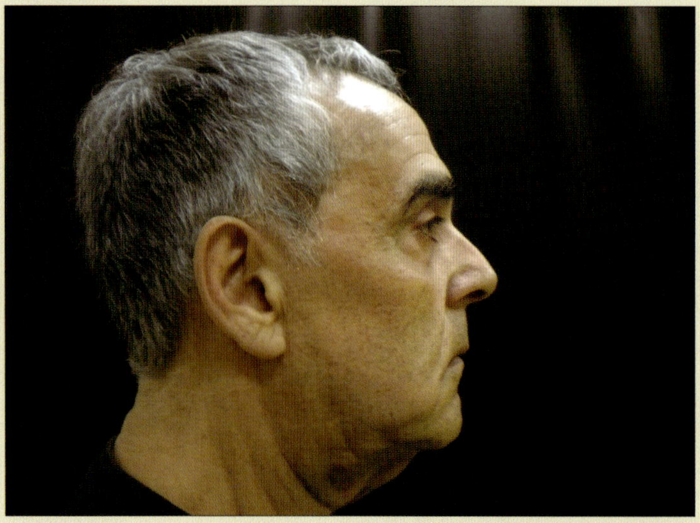

Paciente de 68 años con marcada ptosis de los tercios superior, medio, inferior y cuello. El tratamiento se desarrolló en tres tiempos y se colocaron seis hilos de multifijación espiculados de PDO, diez hilos lisos de revitalización de PDO. Luego de 6 semanas, Fiberlift® en el tercio superior y tercio medio y se finalizó con hilos espiculados bidireccionales de 90 mm en cuello.

2 La consulta

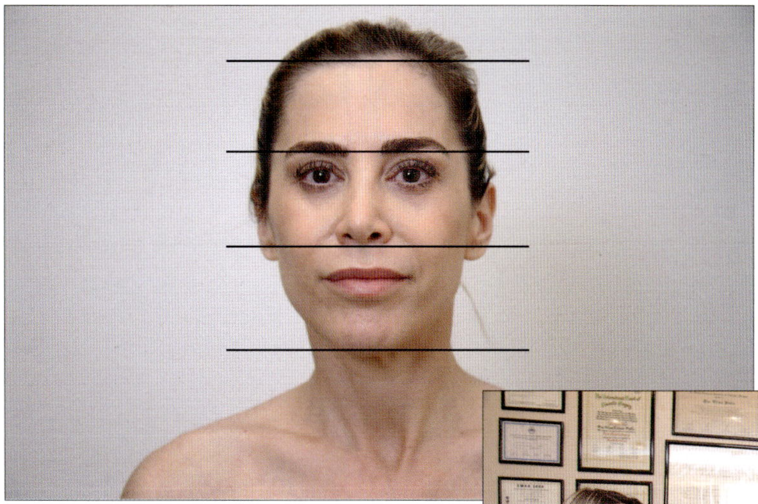

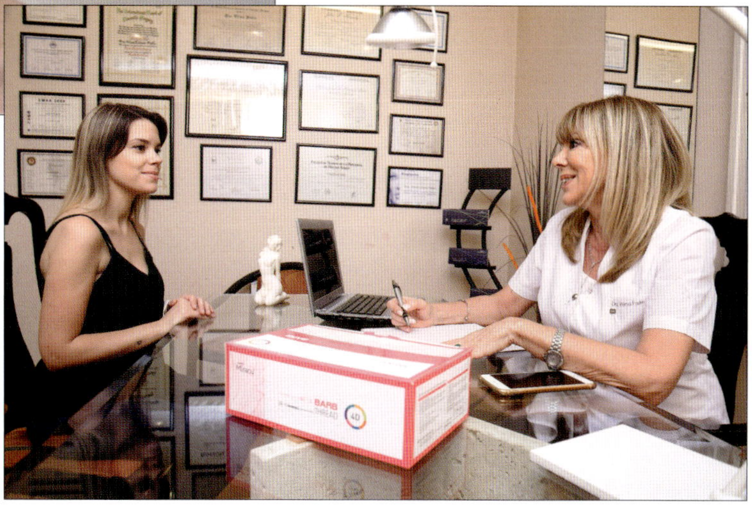

La consulta es el acto médico por medio del cual el paciente busca un consejo de nuestra parte. Como médicos, debemos asesorarlo de la mejor manera posible, informándole acerca de todas las posibilidades de tratamiento con las que contamos y explicarle claramente por qué pensamos que uno puede ser mejor que otro para ese paciente en ese determinado momento (Foto 2.1).

Consulta telefónica

Ahora bien, para que ese acto médico tenga lugar, hay una etapa importante que quisiera brevemente comentar: la consulta previa con personal no médico.

Esa consulta que tendrá lugar por teléfono, por correo electrónico o, incluso, a través de las redes sociales, es el primer contacto del paciente con el tratamiento. Tras haber sido referido por alguien, habernos visto en algún medio o encontrado en internet, el paciente buscará, ansioso, saber sobre el tratamiento que está buscando, sobre quiénes somos, qué hacemos y cómo trabajamos.

Este es el momento en el que el desempeño de la persona que atiende estas consultas deberá ser brillante. Tiene que saber sonreír aunque no la estén viendo, ya que el interlocutor lo percibe y se siente bien atendido, debe conocer acerca de los tratamientos para poder responder a las preguntas no médicas que le hagan en esa instancia, debe tener la habilidad para tranquilizarlo ante la duda de si tal o cual tratamiento le provocará dolor, de si podrá ir a trabajar ese día o cuándo

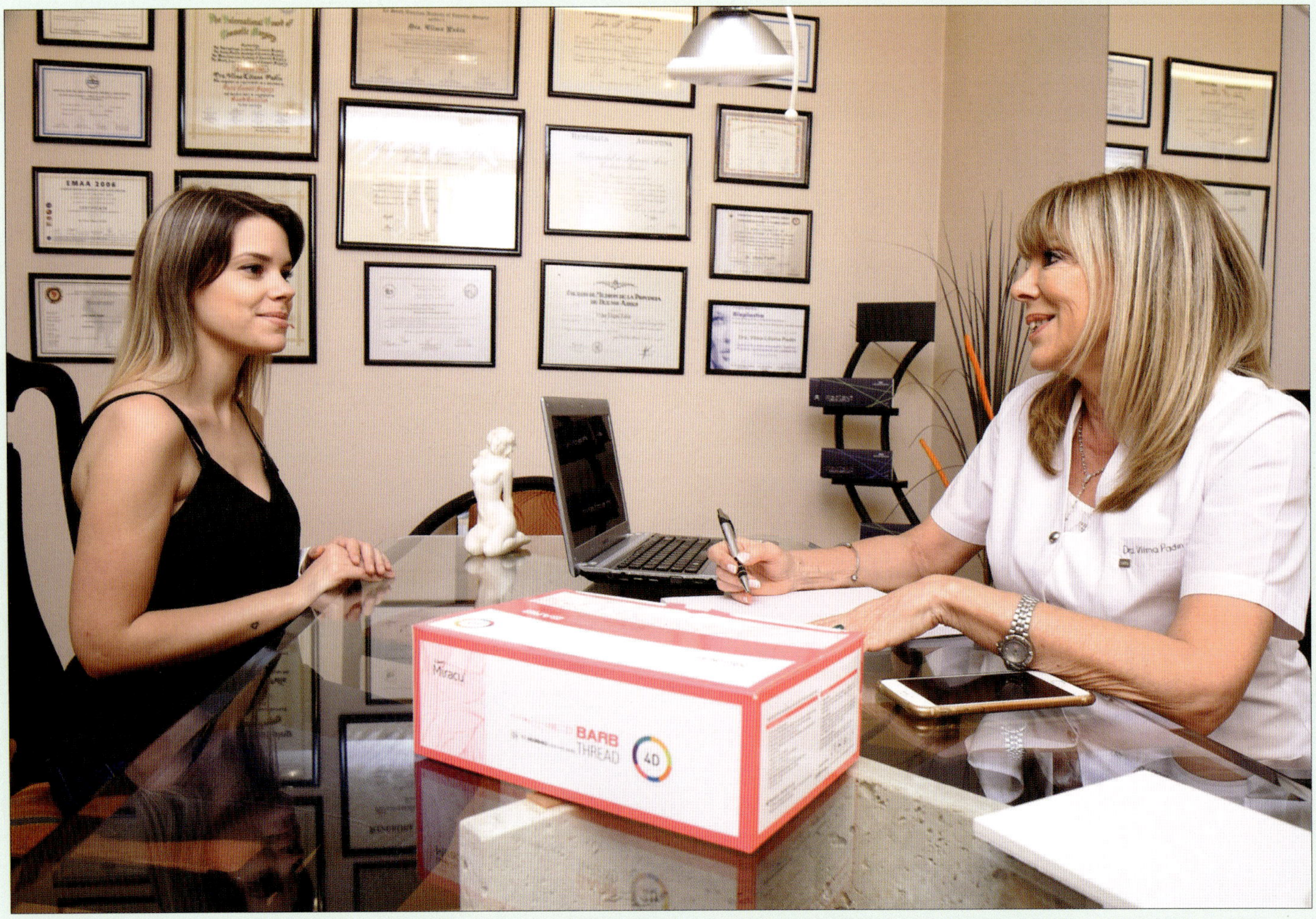

Foto 2.1 En la consulta médica debemos ser amables y explicar claramente las bondades de cada técnica y también sus alcances.

podrá reintegrarse a sus actividades laborales o sociales, si podrá tomar sol, etc. Además, nuestra persona de confianza deberá reflejar la seriedad de nuestra clínica, conocer la trayectoria del médico, los congresos a los que asiste, los premios que haya obtenido, los trabajos que haya publicado, la experiencia que haya adquirido y los años que lleva en la medicina estética.

Recepción del paciente

Cuando nuestro paciente obtenga su turno, llegará a la clínica donde deberá ser atendido por nuestro personal administrativo con la misma cordialidad con que ha sido tratado previamente. Es muy conveniente tratarlo por su nombre al recibirlo. Esto le hará sentir que ya es una persona conocida para nosotros.

En esta etapa, se le solicitarán los datos de filiación correspondientes, su fecha de nacimiento y todo lo que creamos conveniente conocer (Foto 2.2).

Consulta médica propiamente dicha

Llegó el gran momento para nuestro paciente, quien necesita que nosotros pongamos en esa instancia toda la atención en su problema o inquietud. Muchas son las veces que los pacientes llegan a la consulta (Gráfico 2.1) buscando la magia de un tratamiento que no solo los haga verse bien, sino que los haga sentirse mejor. Es este el momento en el que, además de médicos, debemos actuar como psicólogos y emplear todos los conocimientos adquiridos a lo largo de los años. Es también

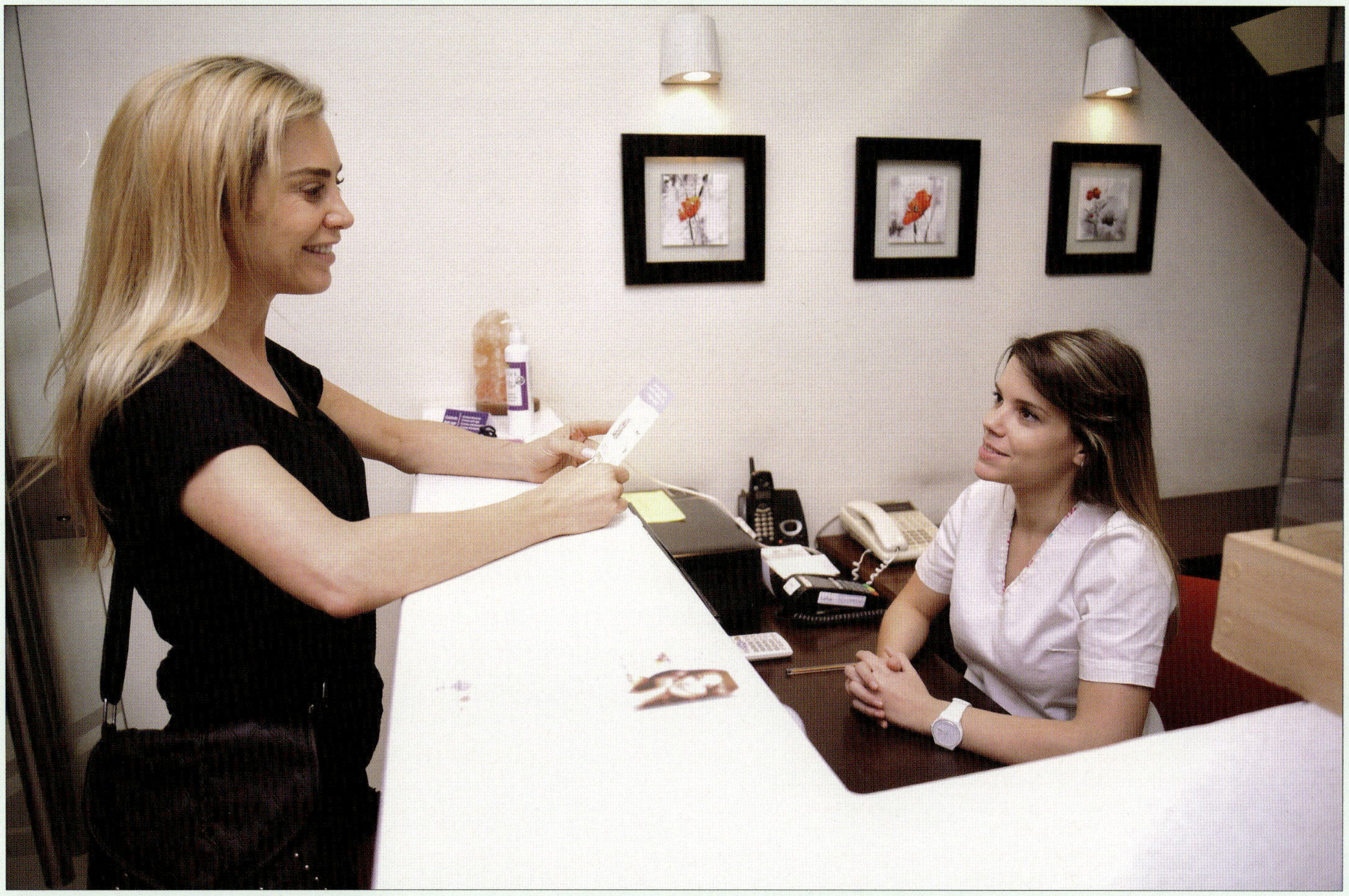

Foto 2.2 La cordialidad en la recepción es fundamental para establecer un buen vínculo con los pacientes.

Gráfico 2.1 La consulta.

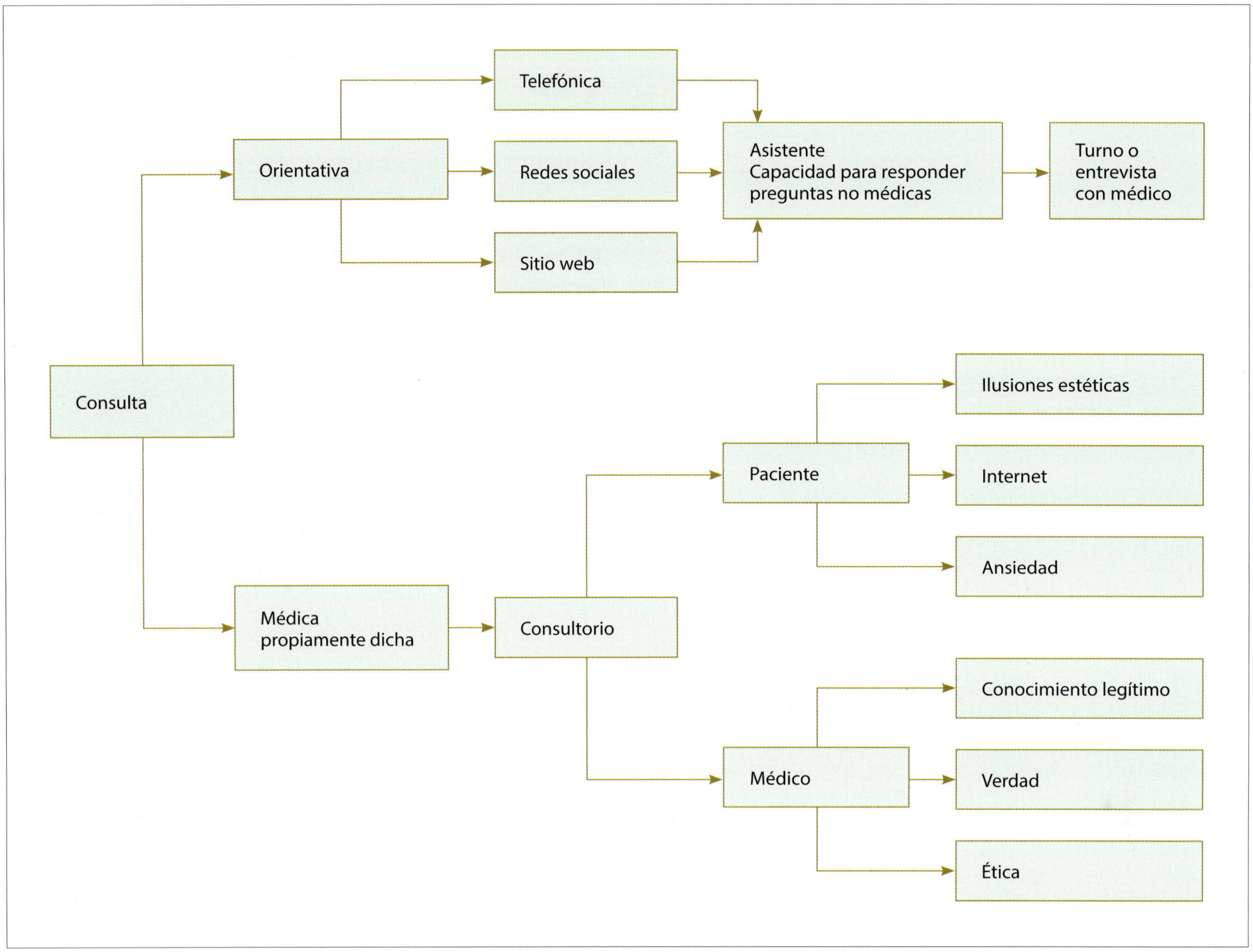

cuando tenemos que intentar comprender sin dejar de ser realistas y encontrar las palabras justas para definir las bondades de los tratamientos, pero resaltando también cuáles son los alcances de cada técnica como sus efectos adversos si los hubiera y las posibles complicaciones que puedan surgir. Todo esto en el marco de la verdad, la buena voluntad y respetando siempre la ilusión de nuestro paciente.

Con este simple acto médico consciente, podremos establecer una relación médico-paciente que seguramente se prolongará durante muchos años. Esa persona que entró temerosa y ansiosa a la primera entrevista nos considerará seres que sentimos, pensamos y actuamos con amplio conocimiento. Pasaremos entonces a ser, en la mayoría de los casos, el médico y la persona de confianza a quien consultar ante cualquier duda que tenga que ver con la Medicina en general. No olvidemos nunca que antes de ser especialistas somos médicos con todo lo que la palabra implica.

Interpretación del rostro de cada paciente

Todos sabemos que no existen dos caras iguales. Desde que vemos un rostro por primera vez en la consulta, debemos observar con detenimiento sus características personales. ¿Qué es lo que más incomoda a la vista? ¿Las arrugas de la piel, la papada, el cuello, el entrecejo, las cejas caídas, la mirada triste? Podría seguir enumerando características que pueden o no coincidir con lo que manifiesta cada paciente, pero seguramente, al corregirlas, estaremos reestableciendo la armonía facial y el resultado será satisfactorio. Lo que tenemos que tener en cuenta es que la elección de cada técnica deberá buscar siempre el equilibrio, la proporción y la correspondencia adecuada entre cada uno de los tercios del rostro (Foto 2.3).

Interrogatorio estético

Cuando confeccionamos la historia clínica estética cumpliremos los lineamientos generales de cualquier historia clínica y pondremos especial atención en los antecedentes médicos y quirúrgicos relacionados con la cirugía estética, como así también enfermedades relacionadas con la piel, obesidad, tabaquismo, fotoenvejecimiento, diabetes, hipertensión, ingesta de anticonceptivos orales, alcohol u otras sustancias, etc.

Durante la inspección prestaremos atención a cicatrices por intervenciones quirúrgicas anteriores que podrían dificultarnos la entrada de la cánula al efectuar un procedimiento con hilos.

Diagnóstico adecuado

Con todo lo expuesto arriba, estaremos en condiciones de realizar un diagnóstico personalizado de cada rostro o cuerpo, considerando no solo las particularidades de cada uno, sino, además, las asimetrías que puedan existir en ambos lados de la misma cara, abdomen, piernas, glúteos, etc. (Foto 2.4).

Esto nos llevará a plantear un tratamiento adecuado.

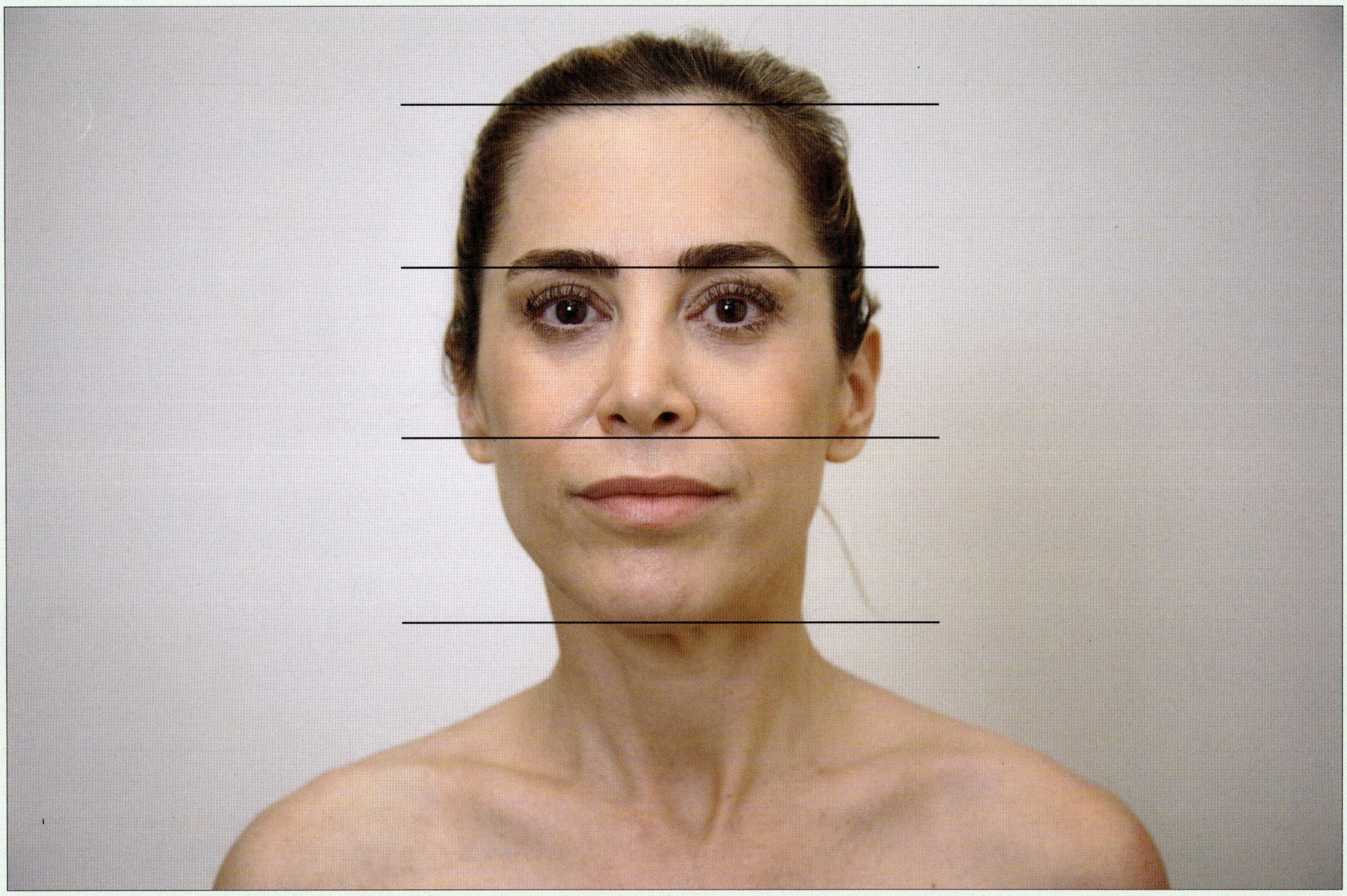

Foto 2.3 Es importante el estudio de los tercios superior, medio e inferior para conservar la armonía facial.

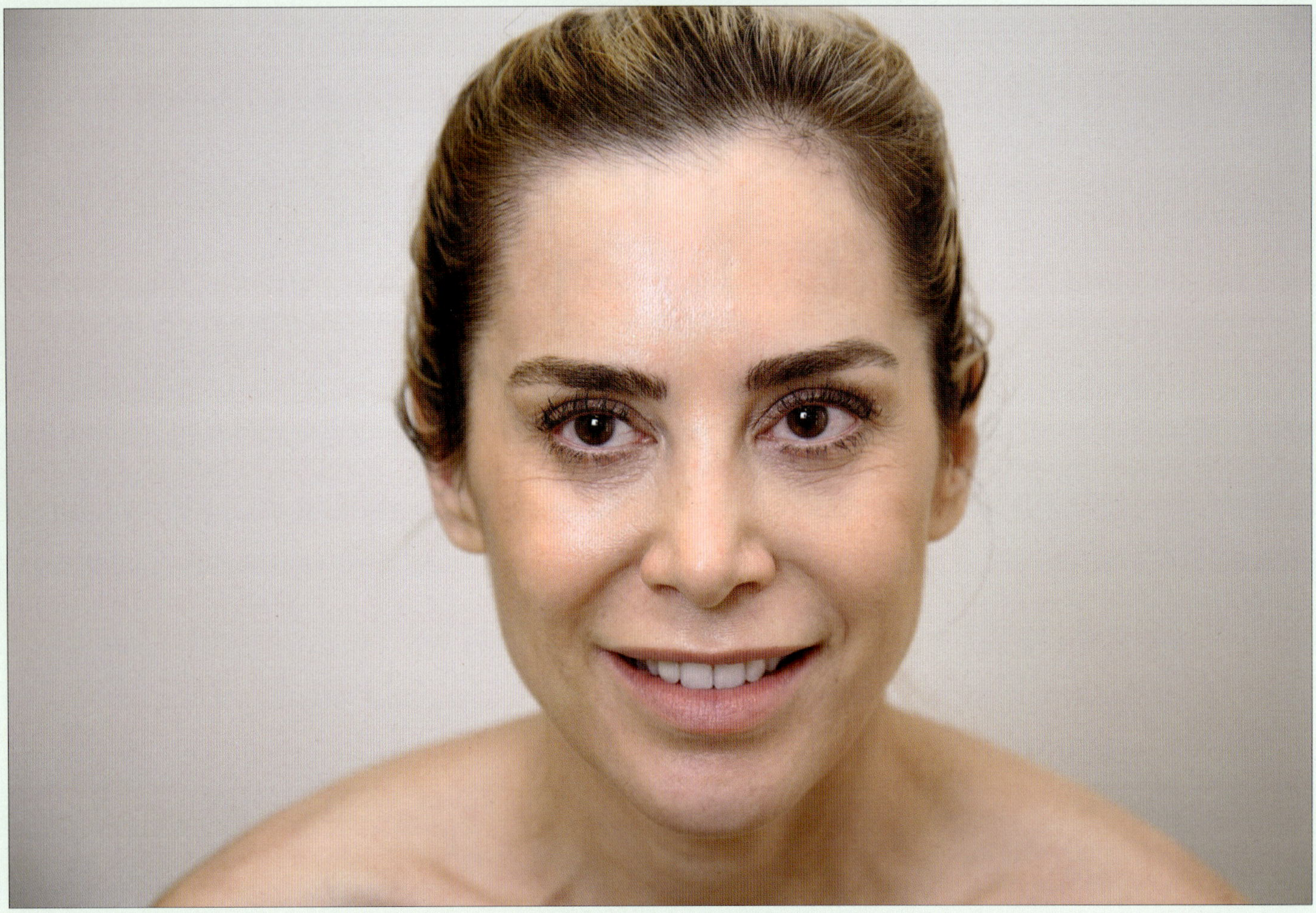

Foto 2.4 El médico observará la dinámica del rostro, buscando asimetrías u otros datos de interés para el diagnóstico y eventual tratamiento.

Comunicación de los posibles tratamientos con hilos: ¿qué, cómo, cuándo, dónde y por qué?

Como veremos más adelante, hoy contamos con múltiples tipos de hilos y distintas técnicas, pero siempre hablamos de un mismo concepto que tiene que ver con aminorar la agresión quirúrgica. Esto es lo primero que debemos transmitir.

También comunicaremos lo siguiente:

- Todo procedimiento con hilos puede realizarse bajo anestesia local.
- Que necesitará una simple preparación previa y sencillos cuidados posteriores.
- Que la intervención con hilos tendrá una duración de no más de una hora.
- Que el procedimiento será ambulatorio.
- Que se le indicará la colocación de una vincha en el rostro o que se retirará con telas adhesivas que harán de soporte corporal en los casos en que sea necesario.
- Que generalmente no será necesaria la toma de antibióticos (ATB), pero que el médico podría indicarlos si lo creyera conveniente.
- Que tomará analgésicos y antiinflamatorios no esteroides (AINE).

Describiremos el tratamiento lo más claramente posible, con palabras simples, explicando la cantidad de hilos que pensamos colocar, que podrá ser modificada según lo que veamos intraoperatoriamente.

Diremos y haremos un esquema claro del lugar de colocación de los hilos, explicaremos el concepto de trabajar con segmentos y cómo ellos tensarán y hacia dónde llevarán los tejidos.

Es muy común que el paciente se observe frente al espejo haciendo un ademán con sus manos que lleva el tejido hacia atrás en forma horizontal y nos muestre el mismo ademán cuando nos consulta. Por eso hay que explicar si colocaremos hilos horizontales, en forma diagonal o verticales y por qué. Siempre debemos colocarlos para contrarrestar la fuerza de gravedad.

Secuencia y combinación de tratamientos con hilos

También será de suma importancia comunicar al paciente la duración estimada de cada una de las suturas que vayamos a utilizar y la duración estimada del tratamiento en sí. Hago especial hincapié en esto ya que siempre les digo que aunque trabajemos con una polidioxanona que se reabsorberá en un plazo no mayor a los 6 meses, si tenemos una continuidad de tratamientos coadyuvantes que apoyen la generación de fibras de colágeno y elastina que la sutura misma desencadenará al estimular los fibroblastos que las generan, ese tratamiento podrá tener una duración mucho mayor. Los métodos complementarios se describirán en el Capítulo 9, "Métodos complementarios".

Es muy importante describir desde la primera consulta una secuencia de tratamientos combinados. Por ejemplo: hilos espiculados con hilos de anclaje que podrán ir haciéndose en distintos tiempos para lograr un efecto más duradero y una armonía facial completa.

Alcance de las técnicas

El paciente debe conocer los alcances de cada una de las técnicas que plantearemos. Debemos ser muy claros a la hora de explicárselas, para evitar falsas expectativas y posteriores reclamos.

Elección del paciente

Siempre es muy importante que sepamos elegir el paciente adecuado para cada uno de nuestros tratamientos. Con esto quiero decir que si nos hemos tomado el tiempo y le hemos dado las explicaciones necesarias ya estamos en condiciones de entender si ese paciente cumple con el perfil adecuado o no.

Deberemos evitar a los pacientes menores de edad, que no tengan el consentimiento de sus padres, a los que padezcan enfermedades crónicas o agudas que no tengan el consentimiento de su médico tratante, a aquellos psicológicamente inestables, pacientes psiquiátricos y a todos los que expresen, según su imaginación y apoyados por información dudosa, generalmente encontrada en la web, necesidades imposibles de alcanzar con las técnicas planteadas.

¿Desea nuestro paciente verdaderamente hacerse un tratamiento de hilos mínimamente invasivo? Si estamos en duda, aun sabiendo que sería lo ideal para él, mi consejo es que lo dejemos reflexionar y volvamos a tener una nueva entrevista donde pueda plantear sus preguntas y volver a conversar sobre el tema. En muchas ocasiones, tendremos que estar preparados para contestar y explicar lo que ya ha sido hablado anteriormente. No tratemos nunca de apurar a un paciente indeciso. Evitaremos problemas.

3 La historia clínica

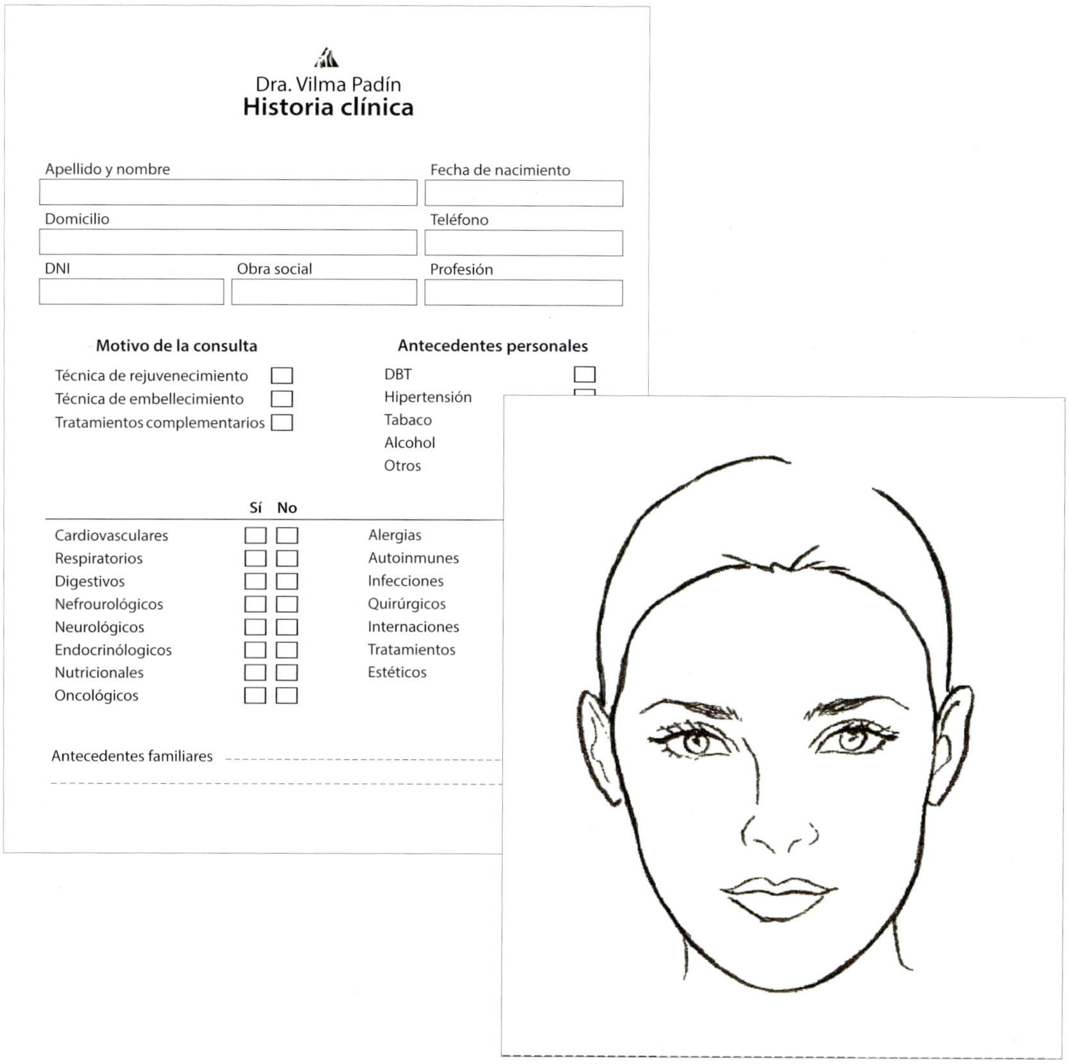

Dra. Vilma Padín
Historia clínica

Apellido y nombre | Fecha de nacimiento
Domicilio | Teléfono
DNI | Obra social | Profesión

Motivo de la consulta

Técnica de rejuvenecimiento ☐
Técnica de embellecimiento ☐
Tratamientos complementarios ☐

Antecedentes personales

DBT ☐
Hipertensión
Tabaco
Alcohol
Otros

	Sí	No
Cardiovasculares	☐	☐
Respiratorios	☐	☐
Digestivos	☐	☐
Nefrourológicos	☐	☐
Neurológicos	☐	☐
Endocrinólogicos	☐	☐
Nutricionales	☐	☐
Oncológicos	☐	☐

Alergias
Autoinmunes
Infecciones
Quirúrgicos
Internaciones
Tratamientos
Estéticos

Antecedentes familiares --

En el capítulo anterior, se habló acerca de la consulta y se mencionó la historia clínica.

Este es un documento de suma importancia en la primera entrevista.

De él podremos extraer información muy valiosa para conocer a nuestro paciente, evaluar sus necesidades, llegar a un diagnóstico, prever las posibles complicaciones y elegir el tratamiento adecuado.

Hay distintos tipos de historias clínicas. El médico usará o elaborará la más conveniente según sus necesidades (Figuras 3.1 y 3.2).

Mi propósito en este capítulo es transmitir un modelo de historia clínica que me parece adecuado para la aplicación de hilos faciales y otro modelo en el caso del tratamiento con aplicación de hilos corporales, ya que las necesidades tanto del paciente como del médico serán distintas en ambas ocasiones (Tabla 3.1).

Tabla 3.1 Historia clínica para aplicación de hilos faciales y corporales

- Interrogatorio:
  - Datos de filiación
  - Motivos de consulta
  - Enfermedad actual
  - Antecedentes:
    - Personales
    - Familiares
- Examen físico
  - Inspección:
    - Rostro
    - Cuerpo
  - Palpación:
    - Rostro
    - Cuerpo
- Análisis complementarios:
  - Laboratorio
  - Rayos X
  - Ecodoppler
- Diagnóstico
- Tratamiento: métodos con hilos faciales y corporales
- Consentimiento informado/imagen

Historia clínica para aplicación de hilos faciales

1. Datos de filiación completos:
- Nombre y apellido/s
- DNI (Documento Nacional de Identidad)
- Obra social
- Domicilio
- Teléfono
- Edad
- Profesión u oficio

2. Motivo de consulta: envejecimiento cutáneo, fotoenvejecimiento, cara de cansancio / enojo, cejas caídas, pérdida de grasa en las mejillas, papada, ptosis del cuello, arrugas faciales, arrugas peribucales, surcos nasogenianos muy marcados, líneas de marioneta, pérdida del contorno facial, ojeras, bolsas, ptosis palpebral, mentón arrugado, arrugas del escote, giba del dorso nasal.

3. Anamnesis:
- Enfermedad actual: investigar hipertensión arterial, diabetes, obesidad, enfermedades autoinmunes, enfermedades neuromusculares, alergias, estado anímico, ansiedad, depresión.
- Antecedentes de la enfermedad actual: medicación, alergias medicamentosas, anticoagulantes, antiagregantes plaquetarios.
- Antecedentes familiares: ptosis de los tejidos de la cara, papada, flacidez cutánea, cáncer de piel.
- Antecedentes personales: menarca, embarazos, partos, menopausia, tabaquismo, sedentarismo, ingesta de opiáceos, antidepresivos, alcohol, cáncer, enfermedades cardiovasculares.

4. Examen físico:
- Inspección: examen del rostro, cuello, escote y orejas: observar el tipo de piel, el fototipo, el grado de envejecimiento, cicatrices, asimetrías, ptosis del tercio inferior y del cuello.
- Palpación: se palpan los tejidos del rostro practicando una maniobra específica de elevación con nuestros dedos con el objetivo de planificar un posible tratamiento con hilos y evaluar las posibilidades de ubicación y la posición de los distintos segmentos que podrían ser utilizados durante el tratamiento (Foto 3.1).
- Análisis complementarios: dentro del examen físico se pedirán los análisis complementarios que el médico necesite o crea conveniente. Habitualmente en la práctica se solicitan los siguientes estudios:
  - Un estudio de laboratorio de rutina:
    - Hemograma completo.
    - Coagulograma.
    - Dosaje de hormonas.
    - Dosaje de vitaminas C y D.
  - Electrocardiograma.

5. Diagnóstico: de acuerdo a los parámetros anteriores el médico dará un diagnóstico presuntivo o un diagnóstico de certeza, siendo lo más explícito posible con el paciente y hablando en términos sencillos y de fácil comprensión.
6. Tratamiento: se plantearán los métodos con hilos que el médico crea conveniente para cada paciente, así como el tipo de hilo que se usará.
7. Fotografías: se tomarán fotos de frente, perfil, tres cuartos de perfil y del área que nos interese, por ejemplo papada, cuello, nariz, etc.
8. Consentimiento informado: se deberá entregar por cada uno de los procedimientos que se realicen y el paciente deberá escribir de puño y letra en los espacios en los que se requiera completar datos de interés y firmar todas las hojas si hubiera más de una. Se incluirá aquí un consentimiento

Dra. Vilma Padín

Historia clínica

Apellido y nombre ☐ Fecha de nacimiento ☐

Domicilio ☐ Teléfono ☐

DNI ☐ Obra social ☐ Profesión ☐

Motivo de la consulta

- Técnica de rejuvenecimiento ☐
- Técnica de embellecimiento ☐
- Tratamientos complementarios ☐

Antecedentes personales

- DBT ☐
- Hipertensión ☐
- Tabaco ☐
- Alcohol ☐
- Otros ☐

	Sí	No		Sí	No
Cardiovasculares	☐	☐	Alergias	☐	☐
Respiratorios	☐	☐	Autoinmunes	☐	☐
Digestivos	☐	☐	Infecciones	☐	☐
Nefrourológicos	☐	☐	Quirúrgicos	☐	☐
Neurológicos	☐	☐	Internaciones	☐	☐
Endocrinólogicos	☐	☐	Tratamientos	☐	☐
Nutricionales	☐	☐	Estéticos	☐	☐
Oncológicos	☐	☐			

Antecedentes familiares ____

____

Figura 3.1 Anverso de historia clínica abreviada y adecuada para consulta estética.

Examen físico

Análisis complementarios

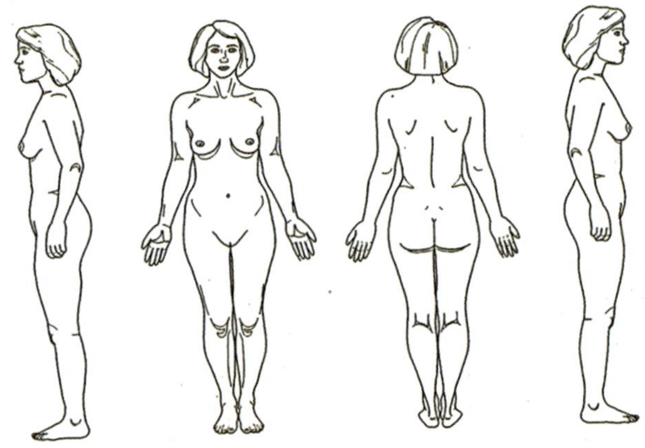

Diagnóstico

Procedimientos a realizar

Fotografías

Figura 3.2 Reverso de historia clínica abreviada y adecuada para consulta estética.

de imagen en el que el paciente firmará su autorización para que estas fotos sean publicadas en ámbitos médicos.

Historia clínica para aplicación de hilos corporales

1. Datos de filiación completos:
- Nombre y apellido/s
- DNI (Documento Nacional de Identidad)
- Obra social
- Domicilio
- Teléfono
- Edad
- Profesión u oficio
2. Motivo de consulta: envejecimiento cutáneo corporal, fotoenvejecimiento, flacidez y arrugas en brazos, flacidez o asimetrías abdominales, flacidez y arrugas de muslo interno, celulitis en glúteos y muslo externo, secuelas por liposucción previa en muslo externo, ptosis y arrugas de zona supracondílea del muslo anterior distal.
3. Anamnesis:
- Enfermedad actual: investigar hipertensión arterial, diabetes, obesidad, enfermedades autoinmunes, enfermedades neuromusculares, alergias, sedentarismo, profesión. ¿Practica deportes?
- Antecedentes de la enfermedad actual: medicación, alergias medicamentosas, anticoagulantes, antiagregantes plaquetarios. ¿Practicó deportes y actualmente no lo hace?
- Antecedentes familiares: ptosis de los tejidos del cuerpo, zonas de brazos, abdomen, glúteos, muslos interno y externo, zona anterior del muslo distal, flacidez cutánea, cáncer de piel, patologías vasculares tales como telangiectasias, várices e insuficiencia venosa superficial o profunda, dermatitis ocre, úlceras.
- Antecedentes personales: menarca, embarazos, partos, menopausia, tabaquismo, sedentarismo, ingesta de opiáceos, antidepresivos, alcohol, cáncer, enfermedades cardiovasculares.
- Ocupación, *hobbies*.
4. Examen físico:
- Inspección:

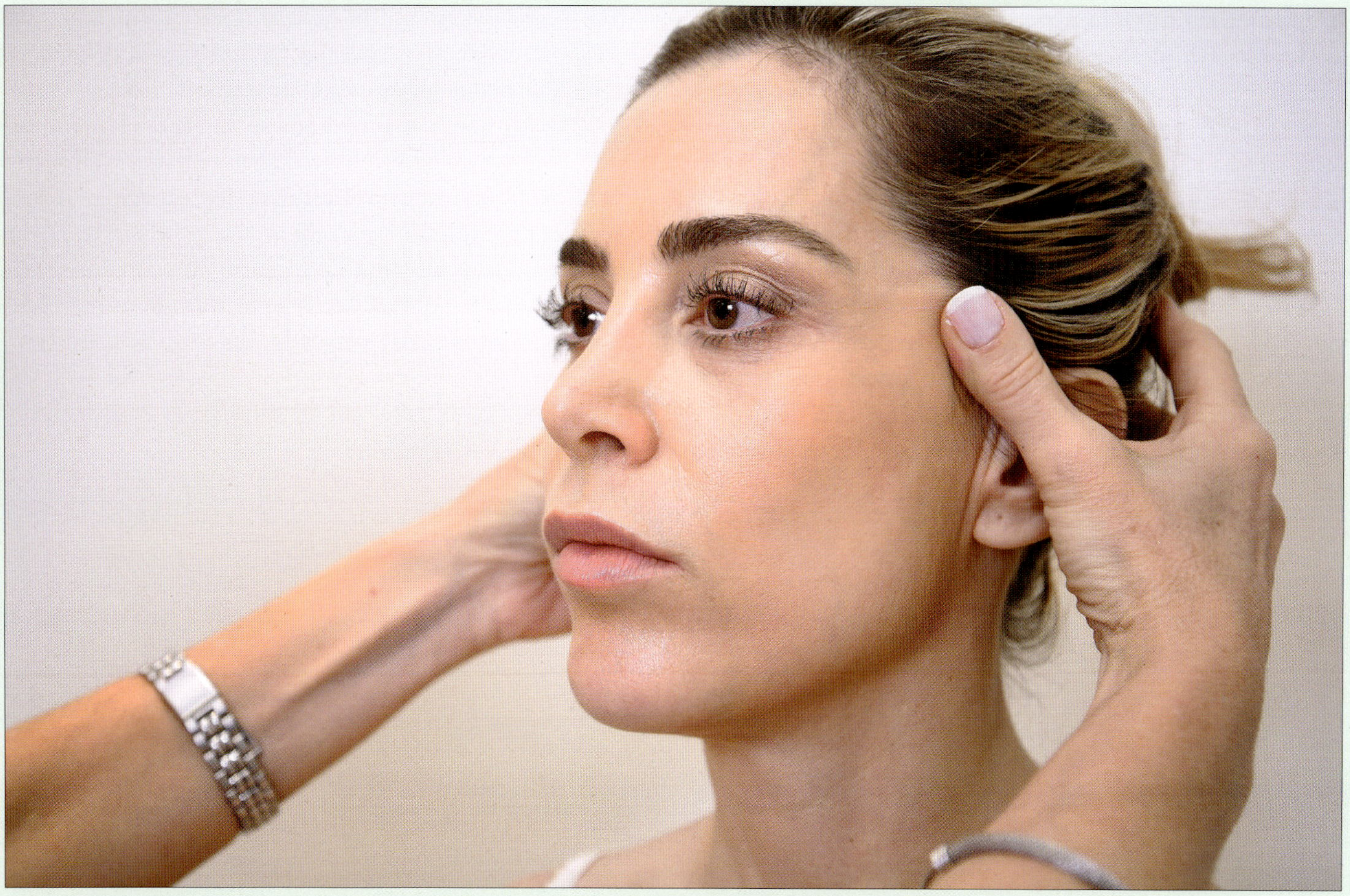

Foto 3.1 Durante la palpación del rostro haremos maniobras de simulación del tratamiento.

- Examen del paciente de frente y de atrás, de pie y acostado.
- De frente: con los brazos al costado del cuerpo y extendidos lateralmente, para comprobar flacidez de la zona tricipital, luego se inspeccionará la piel del muslo, con el paciente erguido para poder apreciar el área supracondílea distal del muslo anterior, al observar muslos internos se solicitará que el paciente haga una ligera rotación externa de cada miembro inferior.
- De este modo se comprobará la existencia de flacidez, ptosis y arrugas.
- Lateralmente: se podrá observar cada muslo externo que podría presentar celulitis o áreas de hundimiento o asimetrías debidas a efectos indeseados de alguna liposucción previa.
- Cara posterior: zona glútea, investigar ptosis, forma y poceado debido a celulitis. Será de suma importancia inspeccionar la columna dorsolumbar para descartar escoliosis u otra patología que genere asimetrías de ambas caderas.
- Es muy importante descartar patología vascular de tipo varicoso durante el examen físico para colocación de hilos corporales.
  - Si la hubiera habrá que solicitar al colega flebólogo la interconsulta correspondiente y eventual tratamiento, antes de realizar el procedimiento que nos compete.
- Palpación:
  - Se comprobará el signo del pliegue ya sea que tarde en volver, mostrando deshidratación, o que ponga una resistencia escasa al hacer el pellizco, lo que será sinónimo de falta de colágeno.
- También es importante en el examen corporal ver al paciente acostado, ya que de este modo podremos comprobar con mayor facilidad la falta de firmeza y elasticidad de los tejidos cuando la piel ha perdido su capacidad de continente por falta de fibras de colágeno y elastina. Análisis complementarios: dentro del examen físico se pedirán los análisis complementarios que el médico necesite o crea conveniente. Habitualmente en la práctica se solicitan los siguientes estudios:
  - Un estudio de laboratorio de rutina:
    - Hemograma completo.
    - Coagulograma.
    - Dosaje de hormonas.
    - Dosaje de vitaminas C y D.

- Electrocardiograma.
- Rx de columna dorsolumbar, si fuera necesario.
- Ecodoppler de miembros inferiores si fuera necesario.

5. Diagnóstico: de acuerdo a los parámetros anteriores el médico dará un diagnóstico presuntivo o un diagnóstico de certeza, siendo lo más explícito posible con el paciente y hablando en términos sencillos y de fácil comprensión.
6. Tratamiento: se plantearán los métodos con hilos que el médico crea conveniente para cada paciente, así como el tipo de hilo que se usará (Figura 3.3).
7. Fotografías: se tomarán de frente, perfil, tres cuartos de perfil y cara dorsal con el paciente de pie. También se tomarán detalles de cada área de interés. Las fotografías, tal como se detalla en el Capítulo 11, "Los mejores consejos para un tratamiento exitoso", se tomarán siempre a la misma distancia, con el mismo fondo y respetando exactamente las mismas posiciones para que se puedan apreciar fácilmente las diferencias entre el antes y el después de cada procedimiento.
8. Consentimiento informado: se deberá entregar por cada uno de los procedimientos que se realicen y el paciente deberá escribir de puño y letra en los espacios en los que se requiera completar datos de interés y firmar todas las hojas si hubiera más de una. Se incluirá aquí un consentimiento de imagen en el que el paciente firmará su autorización para que estas fotos sean publicadas en ámbitos médicos.

En el Anexo se presenta un modelo de consentimiento informado.

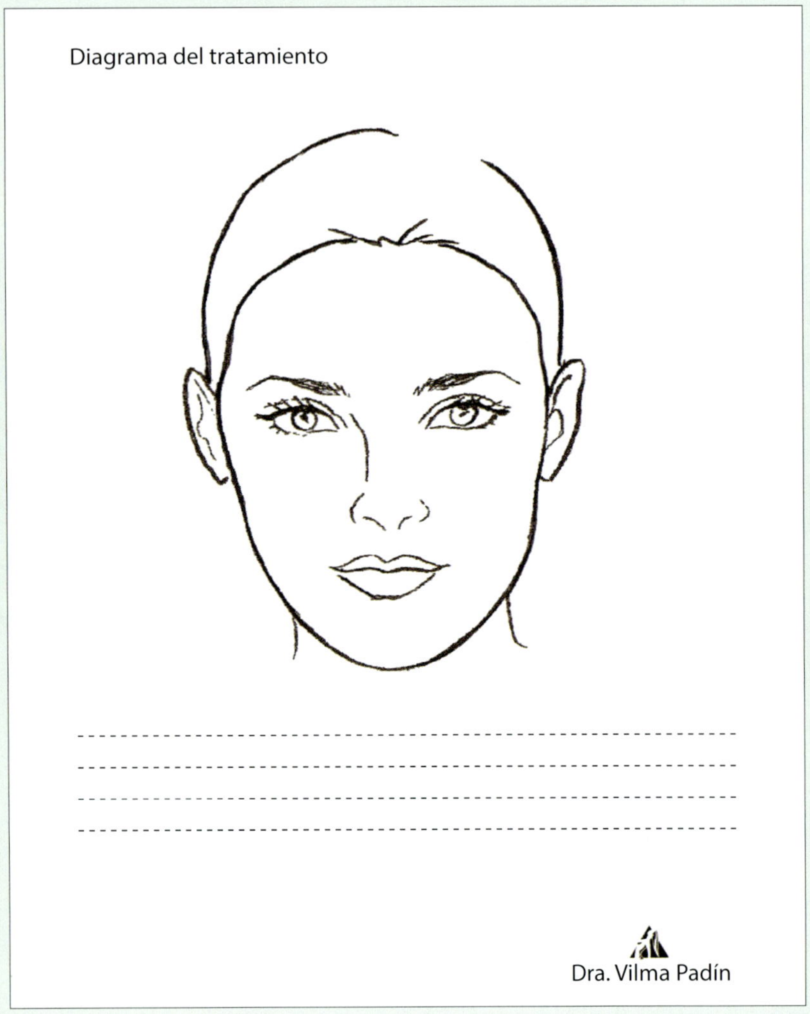

Figura 3.3 Esquema facial para diagramar tratamientos.

Anexo: Modelo de consentimiento informado

Consentimiento informado médico-terapéutico para intervenciones quirúrgicas u otros procedimientos (Ley 17132, Art.19, inc. 3).

Buenos Aires, a los .... días del mes .... de.............

Apellido y nombre del paciente ....
Nacido/a el .... en ....
Estado civil.. Ocupación ....
Domicilio ....
Teléfono ....
Tipo y N.° de documento ....

Intervención por realizarse: Aplicación de hilos de sustentación facial/corporal

1) Por la presente autorizo a Dr./a. ...., a efectuar los siguientes procedimientos médicos y/o quirúrgicos en mi persona.

2) La intervención y/o tratamientos enunciados en el punto 1 me han sido totalmente explicados por el profesional; para que entienda la naturaleza y las consecuencias de dicha intervención y/o tratamientos, los siguientes puntos me han sido explícitamente aclarados:

   A: En el lugar de la incisión siempre me quedará una cicatriz, pero se tomarán los recaudos necesarios para que esta sea lo menos notable posible.

   B: Las complicaciones que puedan derivarse por intervenciones quirúrgicas u otros procedimientos, son similares a cualquier otro tipo de intervenciones y podrán ser tales como inflamación, decoloración de la piel, hematomas, tejido cicatrizal anormal, queloides, cicatriz hipertrófica, infección, etc.

3) Reconozco que, durante el curso del procedimiento, condiciones imprevistas pueden necesitar intervenciones extras o diferentes a las acordadas previamente, por lo tanto, autorizo y requiero que los profesionales antes nombrados o quien ellos designen realicen las intervenciones que sean necesarias y deseables a su juicio profesional, incluso procedimientos como estudios anátomo-patológicos, ecografías, radiografías, tomografías, análisis de laboratorio, transfusiones de sangre y/o sueros, administración de medicamentos, etc.

   La autorización concedida bajo este punto se extenderá para remediar condiciones desconocidas por el médico en el momento de iniciar la intervención y/o después de esta.

   Así mismo autorizo a los profesionales o quien ellos designen a realizar las curaciones y los controles necesarios para el período posoperatorio.

4) Doy mi consentimiento a la aplicación de anestesia, aplicada por el profesional o bajo su dirección o por anestesistas por él seleccionados y aplicar dicha anestesia como se crea más conveniente para el beneficio del tipo de intervención quirúrgica que se va a realizar.

   Reconozco que siempre existen riesgos para la salud asociados con la anestesia y tales riesgos me han sido explicados ya sea para la anestesia local, anestesia local asistida, anestesia peridural, anestesia general u otro tipo de aplicación de anestésicos adecuados para este tipo de intervenciones quirúrgicas.

5) Soy consciente de que la práctica de la medicina y la cirugía no es una ciencia exacta y reconozco que, a pesar de que los profesionales me han informado adecuadamente el resultado deseado de la intervención y/o procedimiento, no me ha sido garantizada la obtención de este en su totalidad, por lo que lo asumo sin objeciones en caso de que se produzcan las consecuencias emergentes de las eventualidades aludidas en los puntos 1, 2, 3, 4 y 5.

6) Doy mi expreso consentimiento a ser fotografiado/a y/o a ser filmado/a, antes, durante y después de la cirugía; este material será propiedad del profesional para, eventualmente, ser presentado y/o mostrado en congresos, simposios, jornadas, etc., de la especialidad, a condición de que la identidad no sea revelada.

7) Acepto colaborar en el cuidado de la evolución de la intervención y/o tratamientos efectuados hasta que posea el alta definitiva, así como mantener informado al profesional sobre cualquier cambio de domicilio en el período mencionado. Entiendo que deberé asumir las consecuencias del abandono anticipado del tratamiento por mi parte.
También me ha sido explicado que cierto tipo de intervenciones quirúrgicas y/o implantes deben ser controladas hasta en un plazo muy largo de tiempo, dadas las características del tipo de intervención, por las características del tipo de implante, rechazo, contractura, intolerancia, dolor, etc.
8) Declaro bajo juramento no haber omitido ni alterado datos al exponer mis antecedentes clínicos y quirúrgicos, ni de tener intolerancias a los medicamentos y/o alergias.
9) El presente consentimiento lo he dado luego de la lectura íntegra de este documento y luego de recibir todas las explicaciones pertinentes respecto de esta intervención y/o procedimiento y habiendo evacuado todas las dudas y consultas; por lo tanto, autorizo a los profesionales nombrados a realizarme las intervenciones y/o procedimientos mencionados.

Firma del paciente...

Aclaración...

Documento...

Firma del médico tratante...

Aclaración...

Número de matrícula...

4 Organización del tratamiento

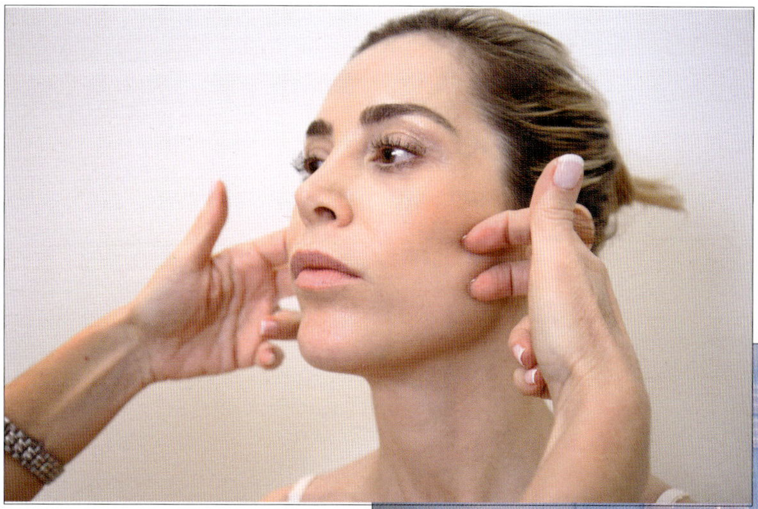

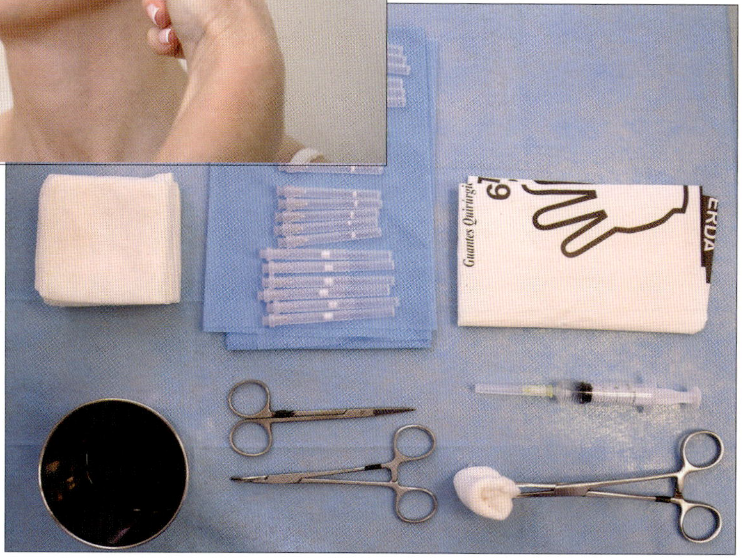

Organización del tratamiento

Una vez que hayamos consensuado con nuestro paciente recurrir a un procedimiento mínimamente invasivo con aplicación de hilos, deberemos comenzar a organizar el tratamiento y plantearnos distintas alternativas, como, por ejemplo, qué tipo de tratamiento estamos buscando, qué tipo de hilos usaremos, cuáles serán sus características y que cantidad será necesario aplicar (Foto 4.1).

Es importante en estos momentos pensar y diagramar el procedimiento.

Para esto debemos tener en cuenta lo siguiente:

- El lugar donde realizaremos dicho tratamiento. Podremos hacerlo en el consultorio o en el quirófano según la complejidad de cada caso. Lo importante es saber que la práctica con hilos es una práctica médico-quirúrgica mínimamente invasiva, que está comprendida en las llamadas cirugías básicas mientras amerite su realización bajo anestesia local. "Puede cumplirse en cualquier espacio limpio (consultorio médico) siempre que se garantice la existencia de dos pequeñas áreas estériles: el campo quirúrgico donde se interviene y una superficie para la exposición del instrumental" (Arribalzaga E, Jacovella P y cols.). En general, cuando usamos hilos lisos, también llamados monofilamento o de biorrevitalización podemos hacerlo en consultorio (Foto 4.2).
- El instrumental. Si lo hacemos en consultorio por supuesto armaremos una mesa pequeña con campos, gasas, guantes y una cajita de cirugía menor estériles (Foto 4.3). Si, en cambio, el tratamiento llevara hilos espiculados de cualquier tipo, ya sean con aguja o con cánula, y, sobre todo, si trabajáramos con suturas que pueden necesitar una pequeña incisión y eventualmente un punto al finalizar, lo haremos siempre en quirófano (Foto 4.4).
- El ayudante. ¿Lo haremos solos? ¿O necesitaremos alguien que nos instrumente o algún colega que nos ayude? En el último caso, por supuesto, tendremos una instrumentadora y un o una anestesista si el procedimiento lo hiciéramos bajo neuroleptoanalgesia.
- La anestesia. Como ya mencioné, si el procedimiento lo amerita o el cirujano lo prefiere, la neuroleptoanalgesia es la elección. Si es un procedimiento sencillo, rápido y poco doloroso se recomienda el uso de anestesia local, en

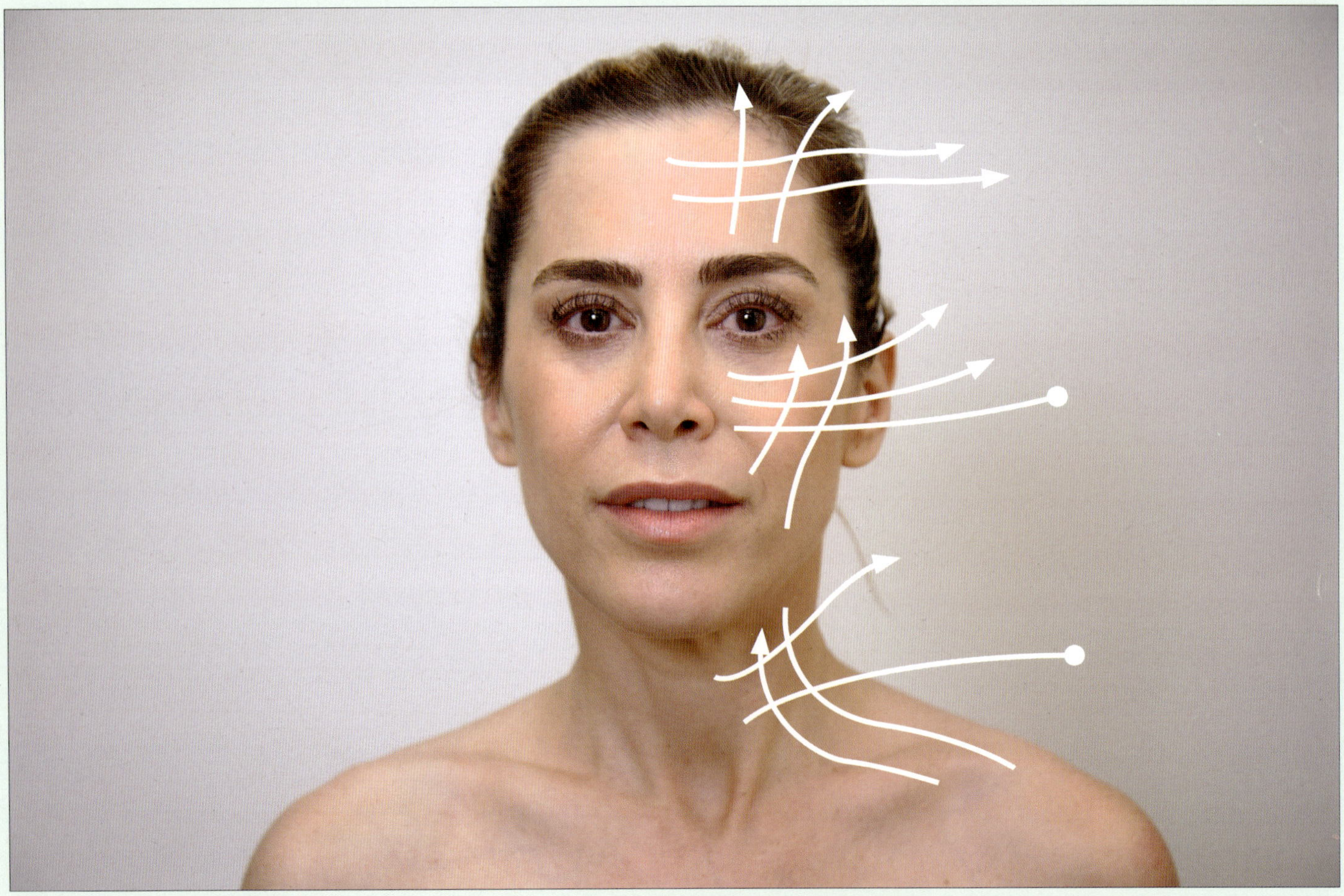

Foto 4.1 En el momento de organizar el tratamiento, nos plantearemos distintas alternativas de colocación de hilos. También se tendrá en cuenta el tipo y la cantidad que usaremos.

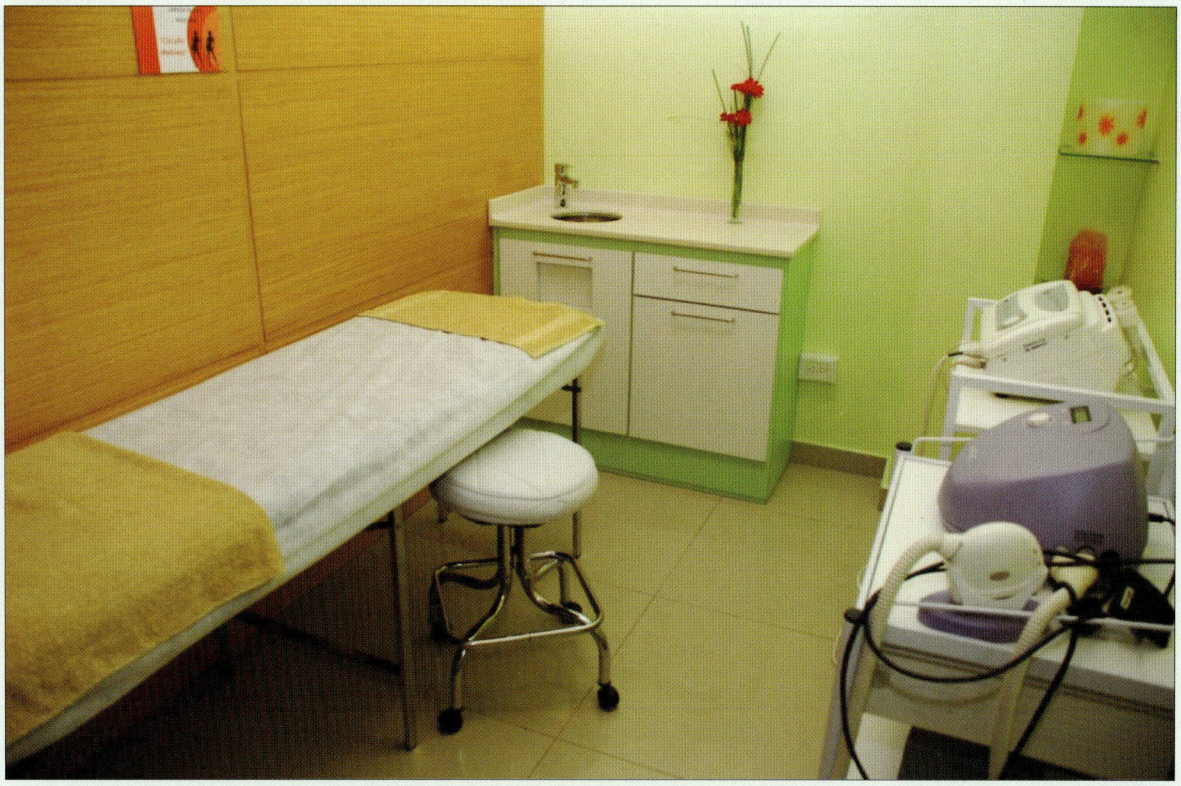

Foto 4.2 Decidiremos el lugar donde se llevará a cabo el procedimiento de acuerdo a su complejidad. Si es un procedimiento simple podrá ser en consultorio.

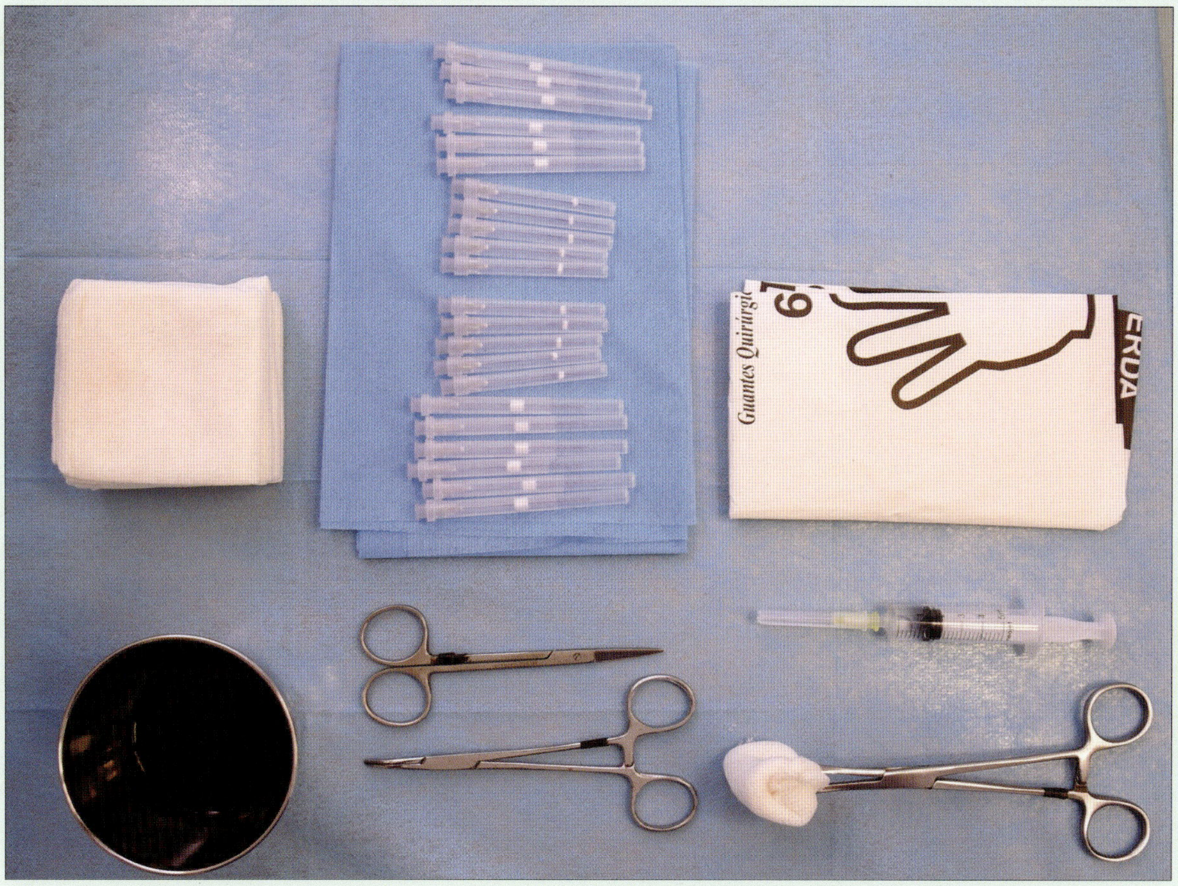

Foto 4.3 Mesa de instrumental sencilla para aplicación en consultorio. Campos, gasas, guantes e instrumental estériles.

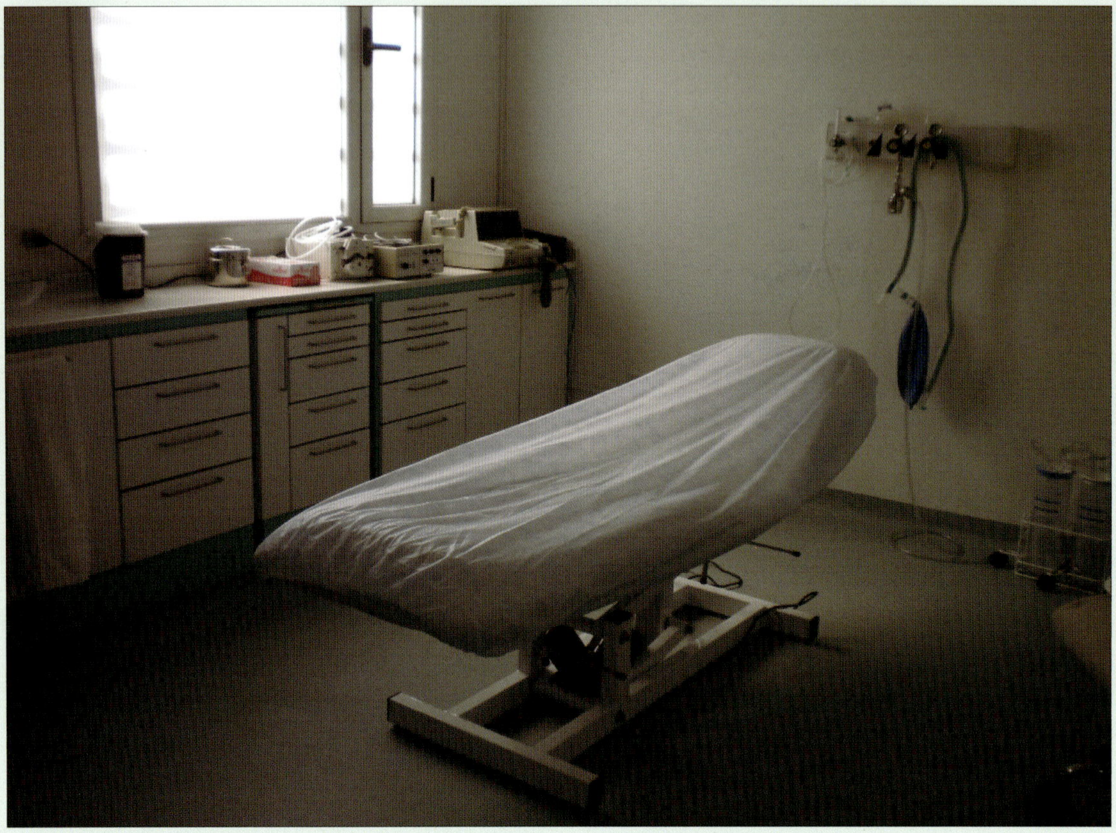

Foto 4.4 Podremos optar por hacerlo en quirófano, con mayor comodidad y todos los elementos necesarios.

cuyo caso utilizo lidocaína al 2% con epinefrina (Foto 4.5 y Tabla 4.1).

Una vez definido todo lo anterior, veremos si el procedimiento será facial o corporal.

Para procedimientos faciales debemos pensar cuál es el efecto que se quiere lograr:

- Efecto *lifting*:
  - De todo el rostro.

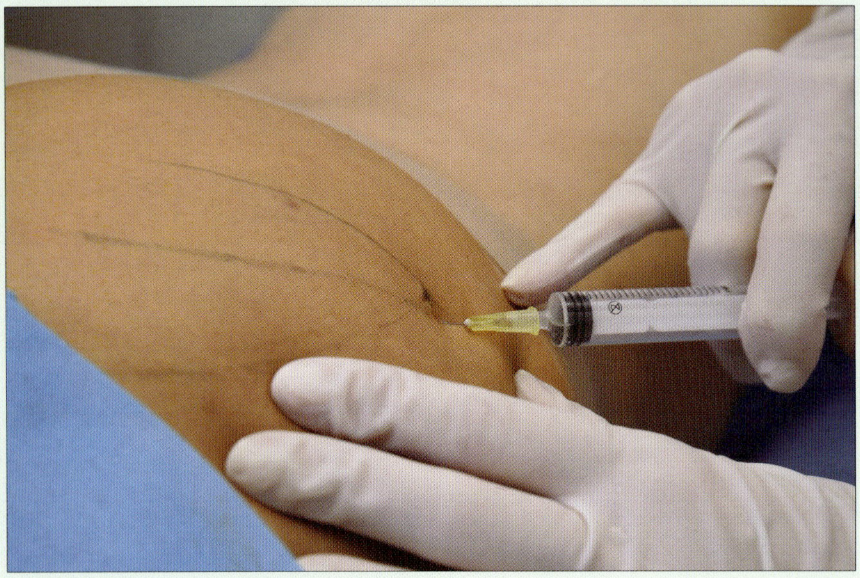

Foto 4.5 Anestesia local con lidocaína al 2% con epinefrina.

Tabla 4.1 Organización del tratamiento

- Lugar:
  - Consultorio
  - Quirófano
- Instrumental:
  - Caja de cirugía menor
  - Caja especial
- Ayudante
- Anestesia:
  - Local
  - Neurolepto anestesia
- Hilos:
  - Faciales:
    - Autosustentación
    - Anclaje
  - Corporales:
    - Autosustentación
    - Anclaje

  - De cejas.
  - De pómulos.
  - Del tercio inferior.
  - Del cuello.
- Voluminización:
  - De pómulos.
  - Del arco superciliar.
  - Del mentón.
  - Del dorso nasal.
  - De labios.
- Biorrevitalización:
  - De la piel en general.
  - De una zona en particular.

Para procedimientos corporales se seleccionará la zona que se va a tratar:

- Brazos.
- Muslo interno.
- Muslo externo.
- Región anterior del muslo y superior a la rodilla.
- Abdomen.
- Escote.
- Glúteos.

En todos los casos de procedimientos corporales, se verá cuál es la necesidad. Puede ser que se busque un efecto *lifting* o solo una revitalización del tejido.

De acuerdo a todo esto deberemos pensar qué tipo de hilos vamos a utilizar (Foto 4.6). Podrán ser de los siguientes tipos:

- Hilos de revitalización, llamados mono, lisos, bio, etc.
- Hilos de autosustentación, llamados espiculados, cog, bidireccionales, 3D, 4D, con agujas o con cánulas y seguirán las distintas nomenclaturas de acuerdo con el tipo de cánula o de aguja, si es con punta roma o con punta cortante, según el ángulo del bisel de la aguja, etc.

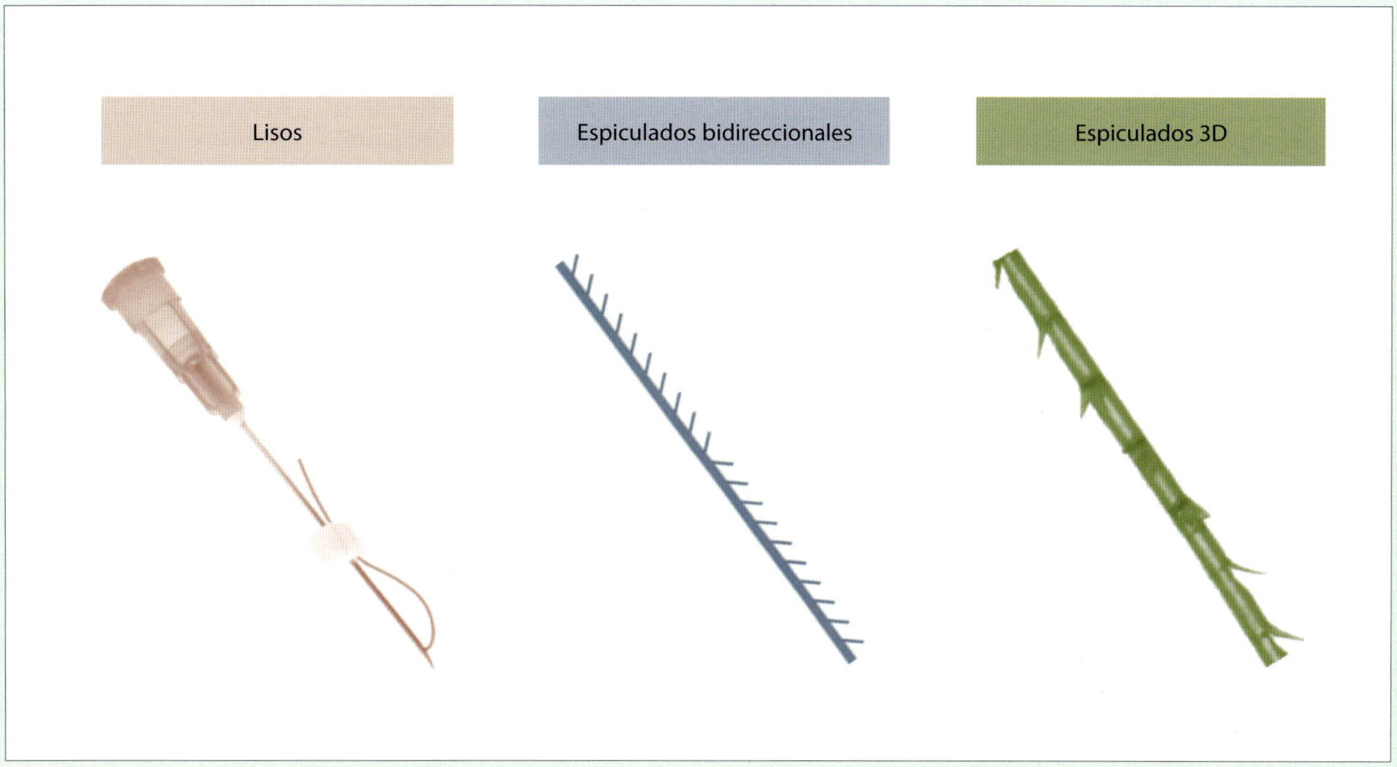

Foto 4.6 Decidiremos el tipo de hilo que vamos a utilizar, el tamaño y la dirección en que lo implantaremos.

- Hilos de anclaje o suturas. Fiberlift®, Serdev Sutures®, etc.

Por último, deberemos saber qué cantidad de hilos se colocarán. Esto dependerá de varios factores:

- Edad del paciente.
- Grado de fotoenvejecimiento.
- Experiencia y destreza del médico tratante.
- Posibilidad económica del paciente. A veces, vemos condicionado nuestro tratamiento por este factor, pero las técnicas con hilos nos permiten realizarlo en distintos tiempos e ir logrando el objetivo en forma paulatina.

Es imprescindible que hagamos un diagrama y se lo mostremos al paciente para explicarle el porqué de determinada colocación, haciendo mención a la forma de actuar de los distintos segmentos que se implantarán y cómo será su tracción.

Anteriormente, no olvidemos evaluar y chequear el tejido disponible de cada paciente para efectuar estos procedimientos, ya que no deben realizarse en pacientes muy delgados o que han perdido mucho peso en los últimos tiempos. En aquellos que tengan *lifting* previos, evaluar que el tejido celular subcutáneo sea suficiente para la implantación correcta de los hilos.

Luego de mostrar el diagrama, le explicamos al paciente, una vez más, que este procedimiento se realiza con anestesia local y que no sentirá dolor. Este es un tema recurrente en las preguntas de los pacientes al igual que aquellas relacionadas con los resultados esperados.

Es muy importante que el paciente firme el consentimiento informado, donde se manifestarán todos los detalles necesarios (*v*. Figuras 3.1 a 3.3 en el Capítulo 3, "La historia clínica").

Asimismo, le pediremos que nos firme un consentimiento de imagen que necesitaremos a la hora de presentar sus fotografías, por ejemplo, en un congreso de la especialidad u otros ámbitos académicos.

Este será el momento de evaluar los análisis clínicos, tal como se expuso en el capítulo anterior, y entregar al paciente los cuidados posprocedimiento y las recetas de medicamentos.

Tomaremos las fotografías necesarias en forma correcta, según cada procedimiento, como se detalla en el Capítulo 11, "Los mejores consejos para un tratamiento exitoso".

Desarrollo de la técnica

Consideraciones generales

Ya estamos en condiciones de comenzar a trabajar en el desarrollo de la técnica de colocación de hilos.

Antes de comenzar, se deberá interrogar al paciente acerca de las posibles dudas que hayan quedado. En caso de que las tuviera, corresponderá que volvamos a explicar con lujo de detalles —y siendo lo más esclarecedores posible— cómo será el procedimiento. Hablaremos de la anestesia y, respecto al dolor, mencionaremos que, habitualmente, son procedimientos prácticamente indoloros. También le recordaremos los cuidados posquirúrgicos y las indicaciones respecto a la toma de analgésicos y antiinflamatorios que previamente le hemos transmitido en un folio informativo junto con las recetas. Por último, le contaremos cuál es la duración aproximada de la intervención.

Volveremos a ver los exámenes de laboratorio o estudios complementarios que hayamos solicitado como Rx, tomografías, resonancias, ECG, etc. con el fin de tener presente todo dato de interés para este momento.

Si hubiéramos decidido el uso de anestésicos locales, preguntaremos si es alérgico a la anestesia, por ejemplo de uso odontológico, ya que habitualmente utilizamos la misma lidocaína que usan los dentistas.

Nuestro asistente en este momento comprobará que el paciente haya traído vestimenta adecuada para pasar fácilmente la cabeza en el caso de hilos faciales o ropa suelta y cómoda en el caso de hilos corporales. Además, si el procedimiento es facial, en mi centro indicamos el uso de una vincha colocada como una mentonera para ser usada como elasto-compresión ligera durante la noche y algunos momentos del día en que esto sea posible, por un lapso de 5 a 7 días. Si la técnica de aplicación de hilos fuera corporal, se habrá indicado que el paciente traiga una faja o mangas o una calza de gimnasia según la zona que vayamos a tratar.

Luego se procederá a la toma de fotografías.

Toma de fotografías

La fotografía es, junto con la historia clínica, el único documento del que dispone el médico. Será de gran importancia a la hora de ver los resultados que, algunas veces, los pacientes no saben apreciar y se angustian hasta que nosotros, comparando las fotos tomadas antes del tratamiento, logramos que vean y comprendan dónde deben buscar esos resultados.

Para que los resultados sean evidentes, la toma de fotografías debe ser muy cuidada. Todas las fotos se deberán sacar a la misma distancia, sobre el mismo fondo y, por supuesto, en las mismas posiciones antes y después del procedimiento (Foto 4.7).

Marcación correcta

La marcación del paciente es un paso muy importante. Si la marcación es acertada, la colocación será precisa (Foto 4.8).

Marcación para la colocación de hilos faciales de autosustentación lisos o espiculados

Lo que detallo a continuación es mi técnica personal de marcación. La practico desde hace muchos años y me ha dado muy buenos resultados.

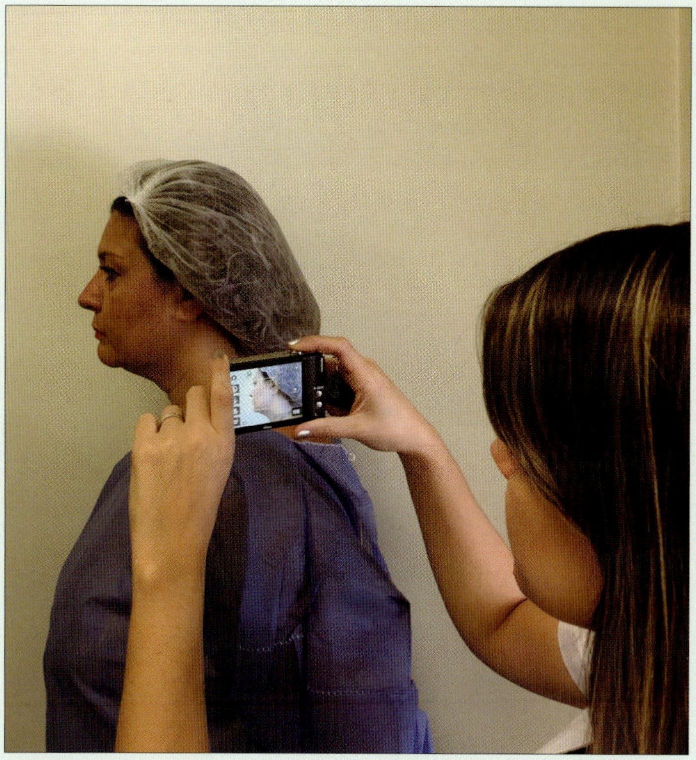

Foto 4.7 Comenzaremos a organizarnos tomando las fotografías. La forma correcta para este paso la describimos en el Capítulo, "Los mejores consejos para una tratamiento exitoso".

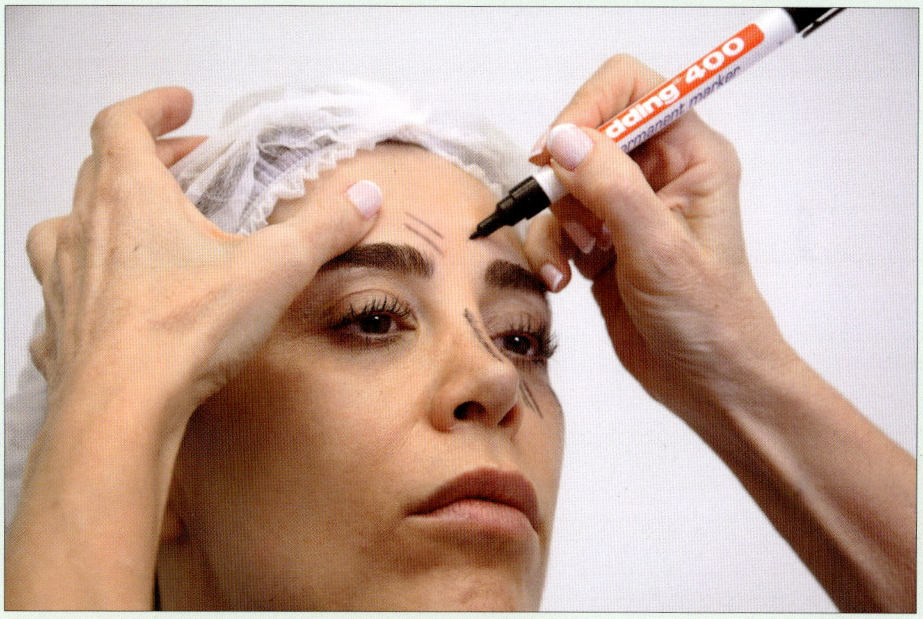

Foto 4.8 Durante el desarrollo de la técnica de colocación de hilos, primero realizaremos la marcación correspondiente.

Cada uno puede tener la suya propia o elegir la que le ofrezca mejores resultados.

Los pasos son los siguientes:

1. De pie frente al paciente, que puede estar también de pie o sentado frente a nosotros, palpamos los tercios medio e inferior del rostro con el objetivo de corroborar la existencia de tejido adiposo en ellos. Si estuviéramos frente a un paciente con un rostro demasiado delgado o quizá con un *lifting* quirúrgico previo en el cual durante el proceso de despegamiento de la piel se haya adelgazado demasiado el tejido celular subcutáneo, se deberá evaluar si existe la posibilidad de colocar hilos sin que estos se perciban, se vean o se palpen (Fotos 4.9 y 4.10). Si comprobamos que el tejido adiposo del rostro es suficiente, se podrá pasar al próximo paso.

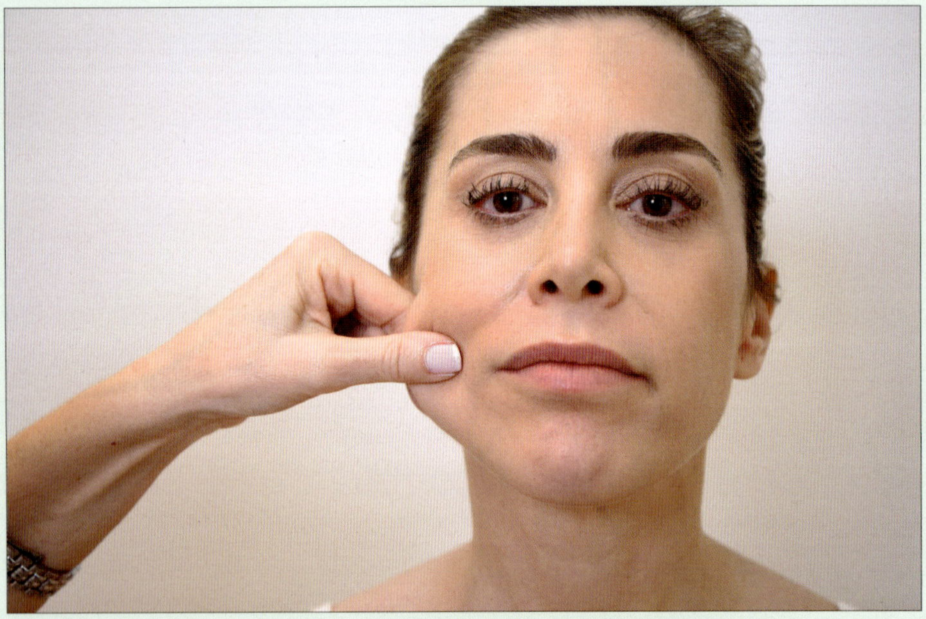

Foto 4.9 Antes de la marcación se debe comprobar la existencia de tejido adiposo.

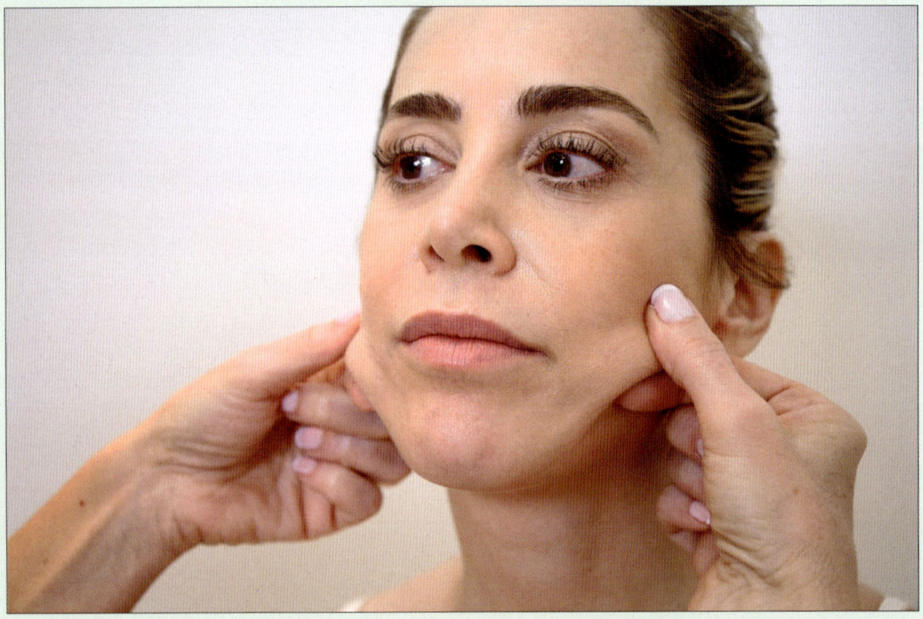

Foto 4.10 En pacientes muy delgados o que han perdido peso y no hay tejido adiposo suficiente, no se deberían colocar hilos.

2. Ejerciendo una suave presión sobre el tejido de los tercios inferior y medio con el dorso de los dedos índice y medio de cada mano, se ensayará cuál es la mejor posición del marco facial de ese paciente. Hago especial mención a la individualización de cada marcación, según cada rostro. En esta instancia, las posiciones de nuestros dedos irán variando de acuerdo a lo que vayamos viendo y consensuando con el paciente de acuerdo a un criterio estético natural, sin "*look* operado" y armónico con el conjunto de su rostro que trataremos de transmitir al paciente y explicar por qué nos parece correcto (Fotos 4.11 y 4.12).
3. Una vez decidida la posición de los hilos, procederemos a la marcación, que se realizará con el tipo de lápiz al que cada médico esté acostumbrado; puede optarse por lápices dérmicos blancos o de color, crayones de uso cosmético, como, por ejemplo, delineadores de ojos o cejas, o las simples fibras indelebles de diferentes colores que nos pueden ser útiles para marcar, además, asimetrías preexistentes.
4. Hay múltiples formas de marcación y esto estará relacionado con la posición que queramos obtener, con la cantidad de hilos que decidamos colocar y con el tipo de hilo que se usará. Se podrá marcar para realizar el procedimiento

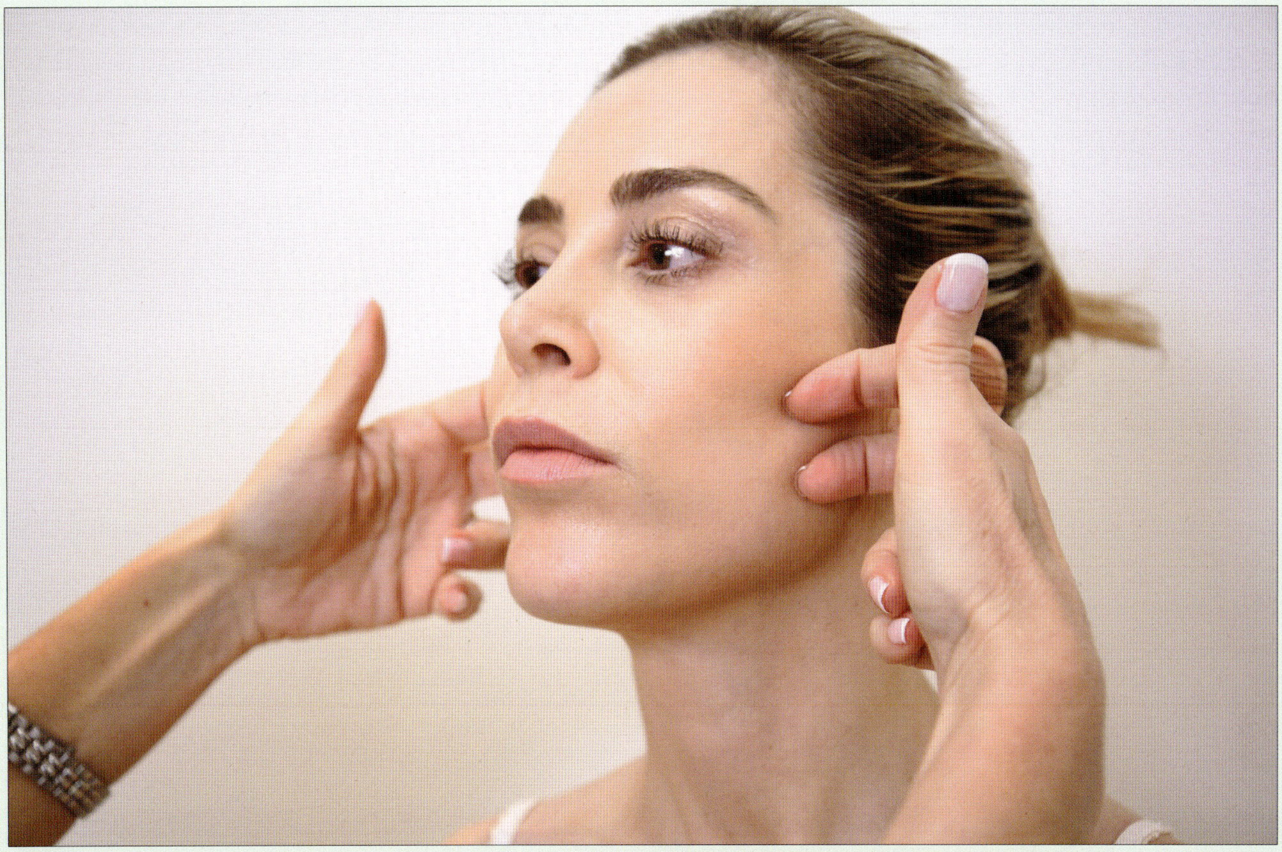

Foto 4.11 Maniobra premarcación para decidir la posición y dirección de los hilos en el rostro.

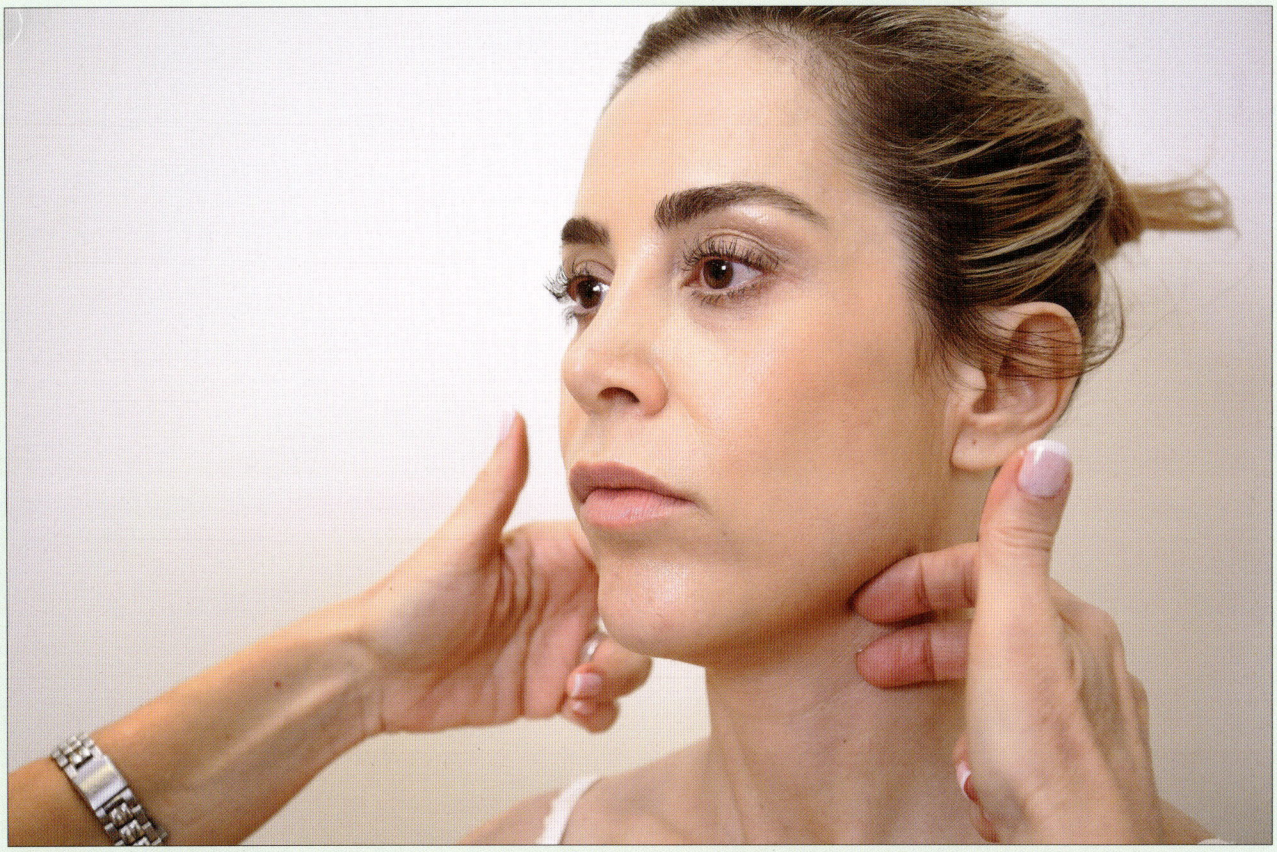

Foto 4.12 Maniobra premarcación para decidir la posición y dirección de los hilos en el cuello.

de "zetaplastia", en este caso describiremos una "z" con dos líneas horizontales paralelas y una diagonal cuyo punto de partida estará en el punto proximal del segmento horizontal superior (Fotos 4.13 y 4.14), o en "vela de barco" con dos líneas horizontales en paralelo ubicadas en el tercio inferior de la cara y dos líneas verticales y diagonales en forma de ángulo agudo. También podemos marcar para que nuestro hilo pase por el ligamento cigomático o el masetérico Lo relatado hasta aquí corresponde a hilos faciales de autosustentación ya sean lisos o espiculados (Fotos 4.15 y 4.16).

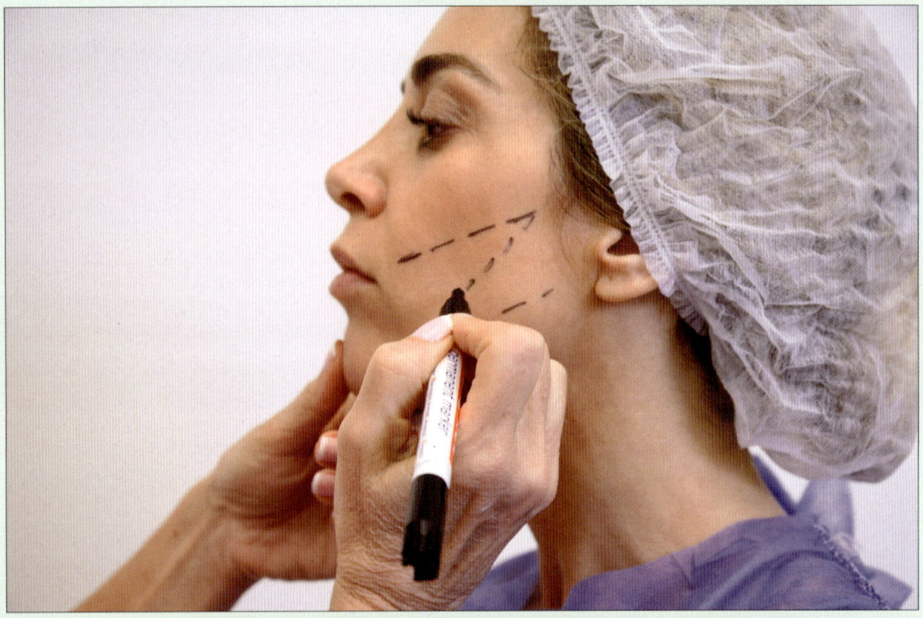

Foto 4.13 Marcación zetaplastia.

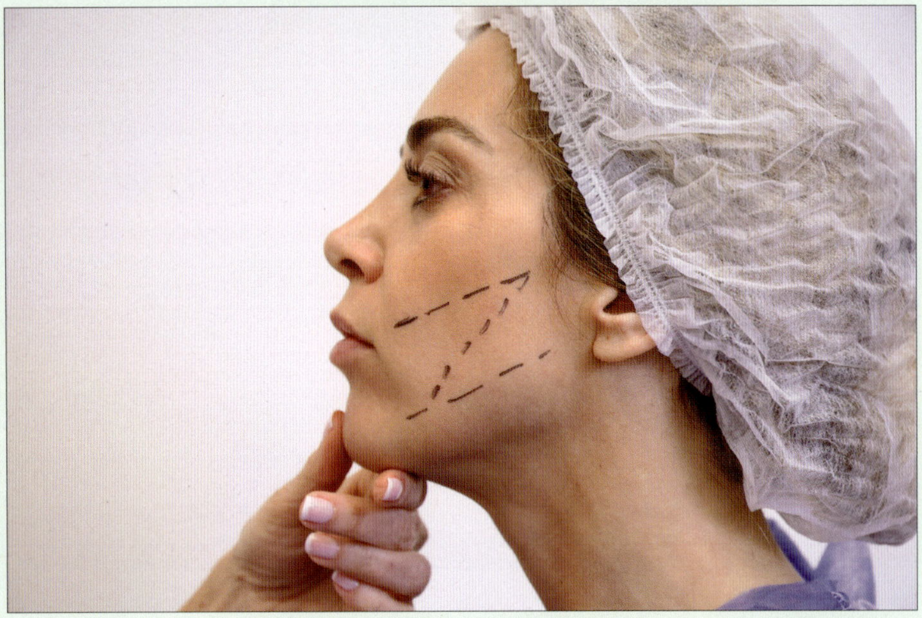

Foto 4.14 Marcación zetaplastia finalizada. Obsérvese que la zeta no es cerrada a fin de evitar la deformación de la boca.

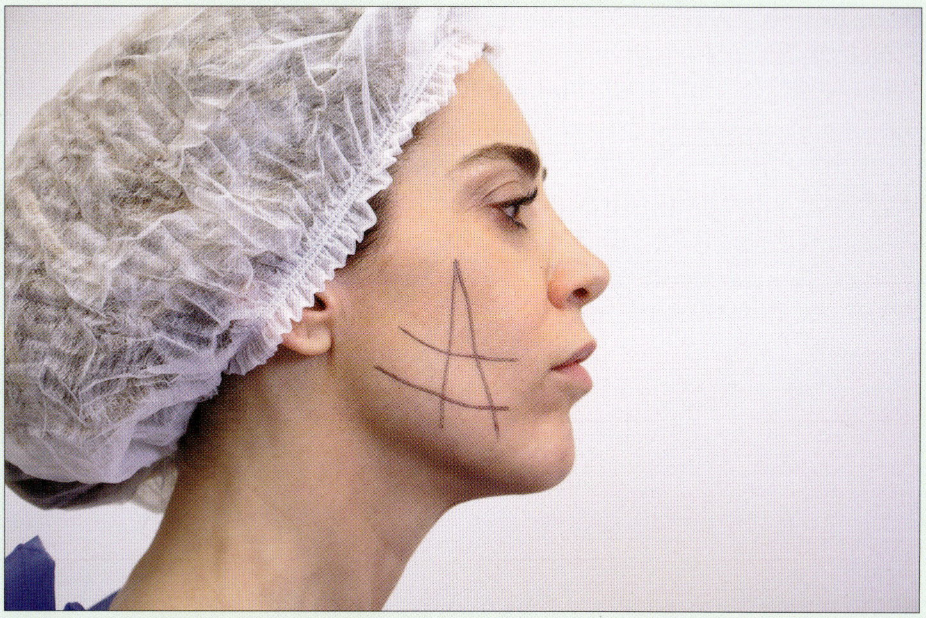

Foto 4.15 Marcación en vela de barco.

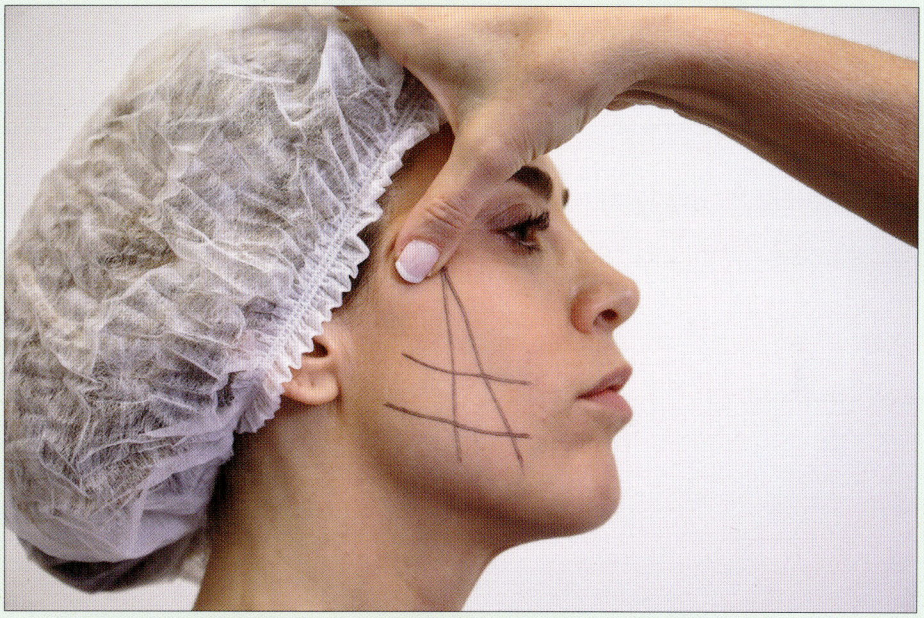

Foto 4.16 Se muestra que esta marcación pasa por el ligamento cigomático de McGregor.

Marcación para la colocación de hilos corporales de autosustentación lisos o espiculados

Los pasos 1, 2 y 3 son similares a los mencionados para la colocación de hilos faciales, haciendo la salvedad de que se realizarán sobre los tejidos de las zonas corporales a tratar. Estas son las siguientes:

- Brazos: para hacer esta marcación el paciente permanecerá de pie frente al médico con los brazos extendidos lateralmente a los costados del cuerpo en supinación, para dejar expuestas las zonas tricipital y bicipital que serán nuestro objetivo.
- Muslo interno:
  - Con el paciente de pie con una pierna en rotación externa podemos ver la zona de flacidez tisular del muslo interno.
  - La podremos marcar con líneas horizontales paralelas comenzando aproximadamente a 3-4 cm por debajo del

ligamento inguinal con el fin de preservar la arteria femoral.
- Haremos tantas líneas como hilos vayamos a colocar (Foto 4.17).

- Zona supracondílea de la cara anterior del muslo. En esta área, marcaremos una o dos líneas horizontales aproximadamente a 2-3 cm por encima de los pliegues de la rodilla y, por encima de estas, dibujaremos dos o más líneas verticales largas con la finalidad de que los hilos colocados en esa zona ejerzan un efecto *lifting* (Foto 4.18).
- Abdomen. Cada abdomen es distinto, por ende, tendrá diferentes necesidades, de acuerdo con distintas causas, como la edad del paciente, el grado de flacidez, etc. En el Capítulo 7, "Procedimientos corporales", se verán algunos ejemplos.

Lugar de trabajo

Como ya hemos dicho, habitualmente trabajamos en quirófano. Sin embargo, también hay algunos hilos que, por la

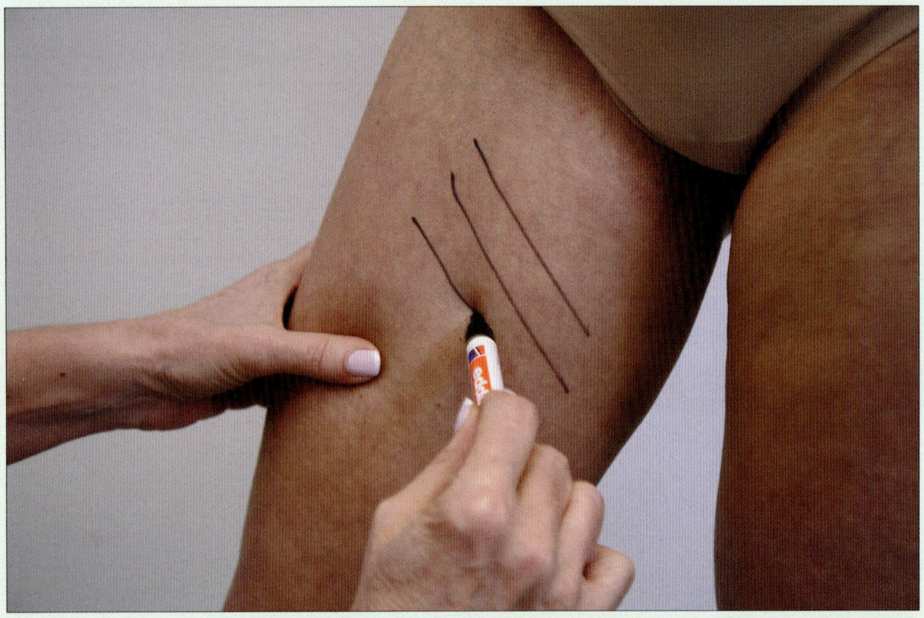

Foto 4.17 Marcación para hilos corporales en muslo interno.

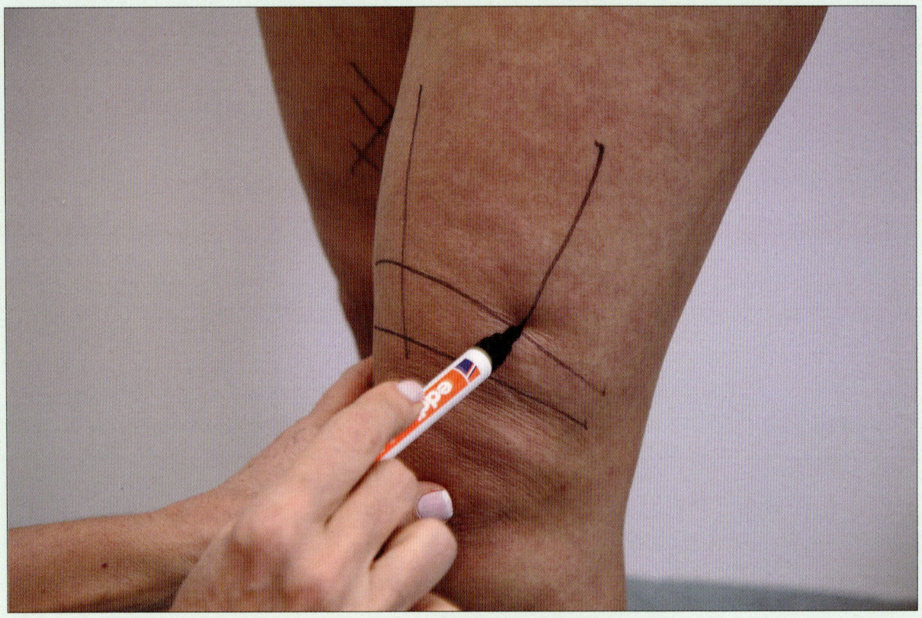

Foto 4.18 Marcación zona supracondílea.

sencillez que presenta su colocación, pueden colocarse en consultorio, siempre y cuando sea un lugar limpio, cómodo, adecuado para una práctica médica mínimamente invasiva y se cuente con todos los elementos necesarios para tal fin.

Mesa quirúrgica o mesa de procedimiento

El instrumental que usaremos es muy sencillo (Tabla 4.2 y *v.* Foto 4.5).

Tabla 4.2 Instrumental de la mesa quirúrgica

- Tijera delicada (recta o curva)
- Pinza Halsted
- Pinza Pean
- Campo estéril
- Guantes estériles
- Antiséptico
- Jeringa 5 cc
- Aguja 40/8
- Aguja 30 G x ½ (las más comunes) o 31 / 32 / 33 / 34 G x ½ (otorgan mayor confort al paciente)
- Lidocaína 2% con epinefrina 1:200 000
- Hoja bisturí n.º 11 (en algunos casos)
- Hilos a elección

Instrumental adecuado

La aplicación de hilos faciales y corporales se caracteriza por ser un procedimiento en el cual se necesita una caja de instrumental muy sencilla, pero es importante que tengamos todo a mano. Como se mencionó en el punto anterior, tendremos una tijera muy delicada (se pueden utilizar los modelos para procedimientos oftalmológicos que resultan muy útiles por sus dimensiones), pinza Halsted, pinzas Adson y Adson Brown, pinza mosquito diente de ratón, pinza mosquito curva, mango de bisturí número 3 y hoja de bisturí número 11, agujas *crochet* de distintas medidas.

Como se vio arriba, en la mesa de procedimientos, solo con una tijera delicada y una pinza podremos trabajar, pero es bueno que el médico tenga preparada la caja completa por si algún imprevisto requiere su utilización.

Cuando trabajemos con hilos de anclaje, utilizaremos agujas especiales para tal fin, como, por ejemplo, las agujas curvas y semiflexibles de Serdev® u otras similares.

Anestesia

Personalmente, y como ya he mencionado, prefiero trabajar con anestesia local. Los anestésicos locales son fármacos capaces de bloquear de manera reversible la conducción del impulso nervioso en el lugar donde se apliquen, y originan una pérdida de sensibilidad. La recuperación de la función nerviosa es completa una vez finalizado su efecto.

Los anestésicos locales comúnmente usados son la lidocaína, la procaína y la bupivacaína entre otros.

Mi preferencia para los procedimientos de aplicación de hilos es la utilización de una solución de lidocaína al 2% con epinefrina 1 : 200 000, que actúa a través del bloqueo de canales de sodio de la membrana celular de neuronas periféricas sensitivas, lo que impide el movimiento de iones de sodio y potasio a través de los receptores del nervio y, por lo tanto, la conducción nerviosa. Es de acción rápida, entre 30 y 60 segundos, y llega a su máximo efecto a los 30 minutos con una duración de aproximadamente 2 horas La dosis máxima de la lidocaína es de 4 mg/kg.

Luego de realizar la antisepsia adecuada de la zona que se va a tratar con iodopovidona (Foto 4.19) se inyecta la anestesia en forma de habón, con aguja 30 G x ½ solamente en el orificio donde entrará la aguja guía y, eventualmente, en el orificio de salida si lo hubiera.

También puede colocarse previamente una crema anestésica en el lugar de la inyección para aumentar el confort del paciente.

En algunos casos, cuando trabajo con hilos de anclaje, amerita anestesiar también el recorrido por donde pasará la aguja. Ejemplo de esto es la técnica Fiberlift® que se desarrollará en el Capítulo 5, "Técnica Fiberlift®".

En los casos en los que la implantación de los hilos se lleve a cabo en la zona labial o nasal, es conveniente realizar un bloqueo anestésico locorregional con lidocaína al 1%.

La inervación sensitiva de la cara y del cuello está dada por el V par craneal o nervio trigémino a través de sus ramas oftálmica, maxilar y mandibular.

En las técnicas de rinoplastia con hilos, empleamos el bloqueo del nervio infraorbitario, rama terminal del nervio maxilar (en el agujero infraorbitario), que anestesia el párpado inferior, las alas nasales y el labio superior.

Cuando necesitamos trabajar en el labio inferior y el mentón utilizamos el bloqueo del nervio mentoniano, rama terminal del nervio dentario inferior, rama del nervio mandibular, ubicándolo en el orificio mentoniano, en la vertical entre los premolares mandibulares.

En cuanto al labio superior, el nervio dentario superior anterior se anestesia en forma independiente desde el vestíbulo de la mucosa oral a la altura del canino de cada lado.

Si el médico lo prefiere o la situación lo amerita, se efectuará una neuroleptoanestesia para lo cual convocaremos al colega anestesista.

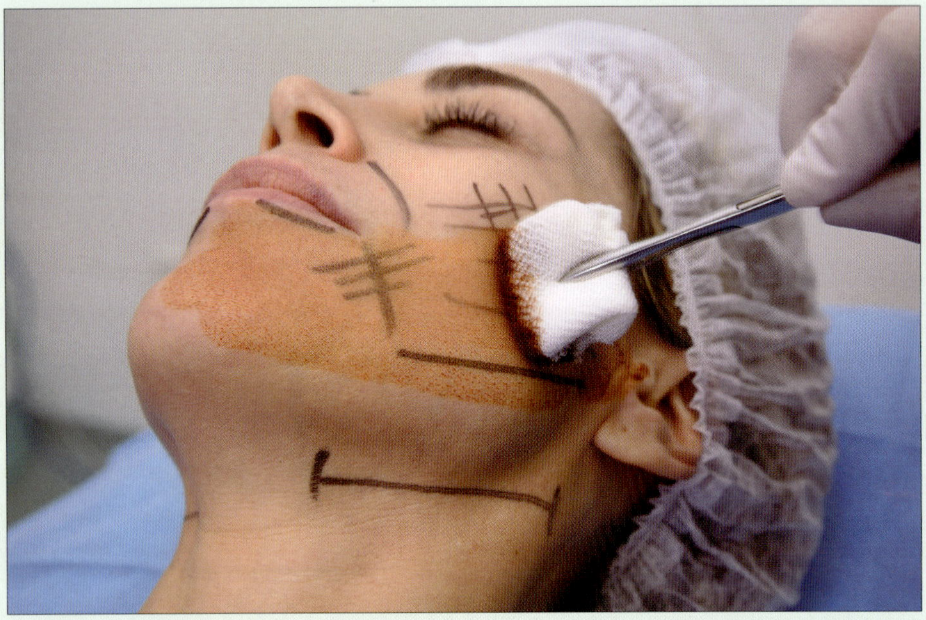

Foto 4.19 Antisepsia con iodopovidona.

En la Argentina, el Dr. Oreste Ceraso comenzó a usar esta técnica anestésica en 1973.

La neuroleptoanalgesia es una sedación de tipo psicomotora con analgesia central. Para esto se usan simultáneamente un neuroléptico y un fármaco morfinosímil. Cuando a estos fármacos se les agrega un hipnótico, se habla de neuroleptoanestesia (NLA).

Los fármacos utilizados para la NLA son los siguientes:

- Fentanilo: es un narcótico agonista opioide setenta veces más potente que la morfina. Aumenta el umbral del dolor.
- Remifentanilo: otro opioide de corta duración más potente que el fentanilo. Recuperación más rápida.
- Midazolam: es una benzodiacepina. Inductor del sueño. Es de acción rápida.
- Droperidol: es un neuroléptico potente pero de baja duración de acción, por eso no se usa en psiquiatría. Es un hipnótico sedante inductor de la neuroleptoanestesia y antiemético. Actúa bloqueando los receptores dopaminérgicos.
- Propofol: agente anestésico intravenoso, sedante, hipnótico muy rápido para la inducción de la anestesia o la sedación.
- Óxido nitroso: es un gas para inhalación que pertenece al grupo de los anestésicos generales (SNC). Aumenta el umbral del dolor.
- Oxígeno: gas para inhalación que se combina con el anterior para conseguir un efecto sedante. El oxígeno se debe seguir inhalando durante al menos 5 min luego de haber apagado el óxido nitroso.

La neuroloeptoanestesia ofrece al paciente un despertar tranquilo, sin vómitos, en el que puede contestar preguntas y con la idea de que el tiempo transcurrido ha sido menor que el real.

Planos de colocación de los hilos

El plano de colocación dependerá de los hilos con los que decidamos trabajar.

Si el procedimiento elegido se realizará con hilos lisos, mono, bio, de revitalización, ya sea facial o corporal, los colocaremos en el plano dérmico medio.

Si el procedimiento tiene un propósito de efecto *lifting* y se usarán hilos espiculados, faciales o corporales, el plano de colocación será el espesor del tejido celular subcutáneo, que es muy fácil de reconocer ya que es muy suave su abordaje transcutáneo y la progresión de la aguja en su espesor no presenta resistencia (Foto 4.20).

Si, en cambio, trabajamos con hilos de anclaje, tendremos distintos planos según las distintas técnicas que se desarrollarán en capítulos siguientes. Estos planos podrán ser la galea, la fascia, el periostio o la dermis.

Retiro de las agujas y corte de los hilos

Algunos tipos de hilos, como los lisos o de revitalización, necesitan, algunas veces, que realicemos una maniobra que consiste en rotarlos antes de retirar la aguja con el objetivo de fijarlos en la dermis y que no haya punta que cortar (Foto 4.21).

Cuando se trabaja con hilos espiculados retiraremos las agujas sin maniobras particulares, pero sí con la delicadeza adecuada para mantener el confort del paciente. En estos casos, no es necesario rotarlas, ya que el anclaje está relacionado con el espiculado.

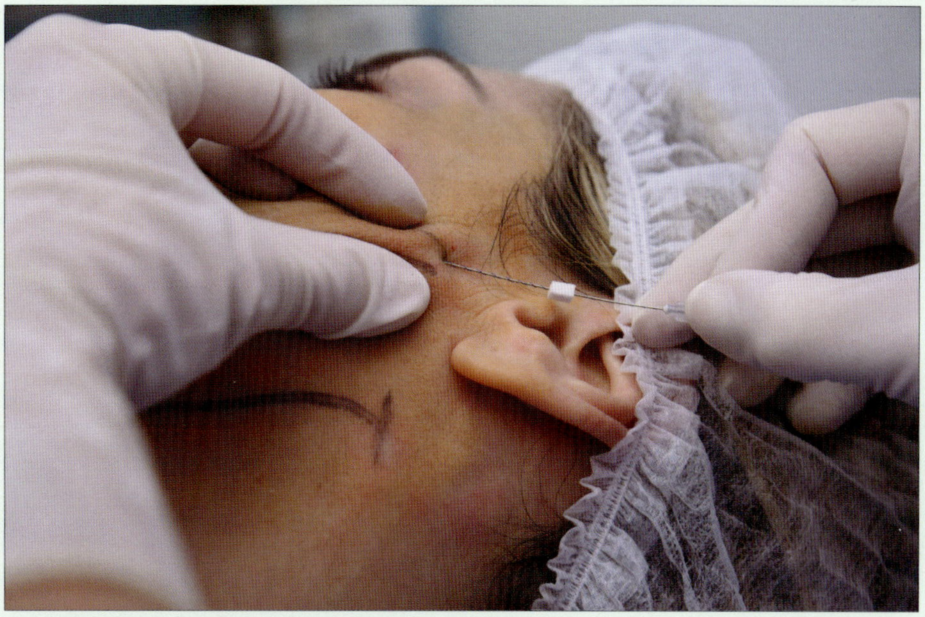

Foto 4.20 Maniobra para implantar el hilo, tomando el tejido entre los dedos para abordar el plano correcto.

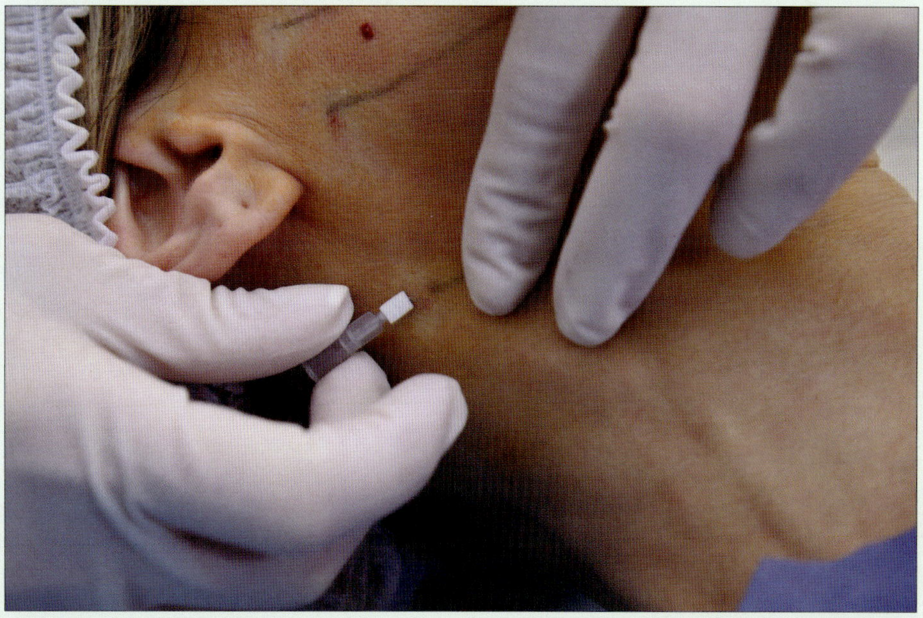

Foto 4.21 La aguja se retira haciendo algunos giros de anclaje en el caso de los hilos lisos. Cuando los hilos son espiculados se quita suavemente en forma lineal.

Anclaje

Como he mencionado anteriormente, los hilos lisos quedan anclados a través de su única seudoespícula representada por el doblez de la sutura sobre la aguja y gracias a la ayuda de los movimientos de rotación que hacemos con esta antes de quitarla.

Los hilos espiculados mantienen su posición en el tejido celular subcutáneo a raíz de las espículas y por una maniobra que hacemos luego de quitar la aguja. Esta consiste en "jalar" suavemente del hilo con la ayuda de una pinza Halsted o similar (Foto 4.22).

Luego de esta maniobra, deslizamos suavemente nuestros dos pulgares a lo largo del área de proyección del hilo en la piel, ejerciendo una presión muy leve, a fin de abrir las espículas y evitar que el paciente sienta molestias en los días sucesivos. Hecho esto, es conveniente repetir la maniobra con la que jalamos el hilo antes de proceder al corte de la o las puntas.

Corte preciso de los extremos del hilo

El corte del hilo debe realizarse retrayendo previamente la piel hacia atrás con la ayuda de nuestros dedos índice y medio de la mano izquierda. De este modo, se consigue que la punta del hilo quede escondida y cubierta por la piel sin que protruya sobre esta (Foto 4.23). Esta simple maniobra evitará complicaciones que nos pueden llevar desde pocos minutos hasta algunas horas si tuviéramos que tratarlas, tal como se explica en el Capítulo 10, "Complicaciones en la aplicación de hilos".

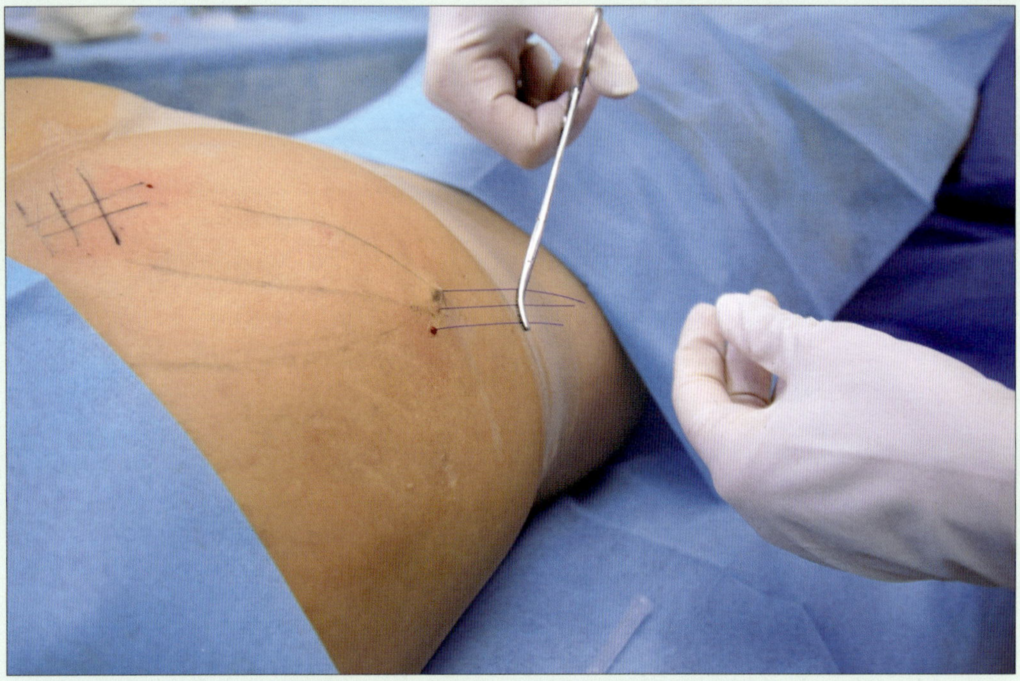

Foto 4.22 Con una maniobra suave se tensan los hilos con la ayuda de una pinza Halsted.

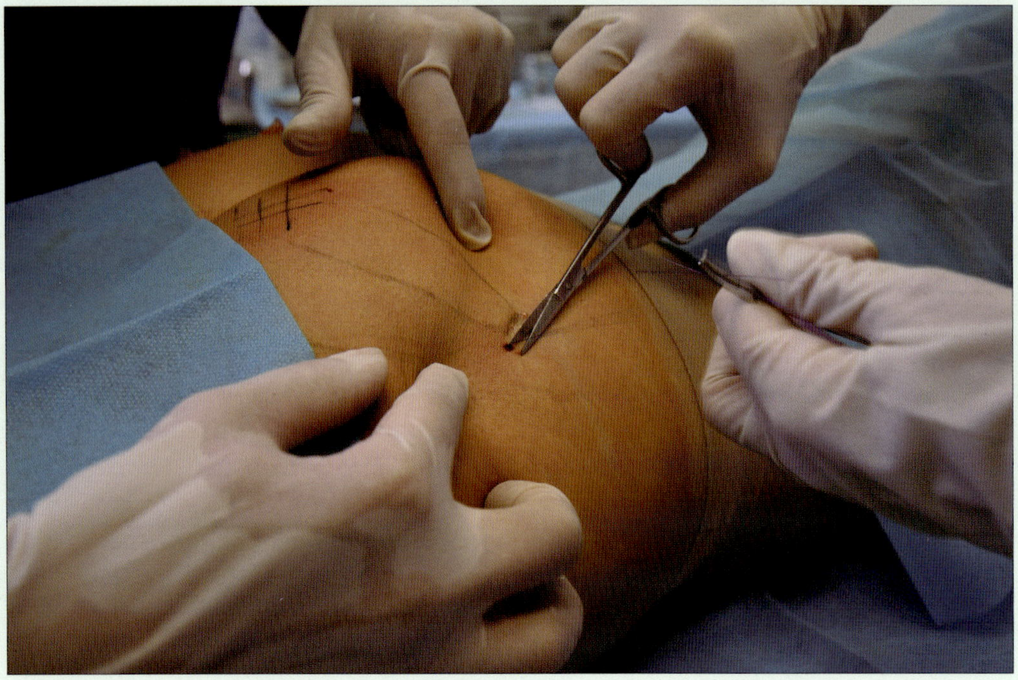

Foto 4.23 El ayudante retrae la piel para que podamos efectuar el corte correcto. Si trabajamos solos lo haremos con nuestros dedos índice y medio de la mano contaria a la que usamos para trabajar.

Cuidados inmediatos poscolocación

Antes de que el paciente esté en condiciones de verse y retirarse, debemos limpiarle la cara o la zona corporal tratada quitando los restos de antiséptico o sangre que puedan haber quedado.

Es conveniente que el paciente se retire con pequeños apósitos de Micropore® estéril en cada orificio de entrada con el simple propósito de evitar la contaminación externa.

Se le entregarán también los cuidados por escrito y las indicaciones médicas si ya no lo hubiéramos hecho con antelación.

Cabe recordar el uso de una vincha o una mentonera como elastocompresión ligera por espacio de 5 a 7 días, de uso nocturno, en el caso de hilos faciales, y de una faja o calza ajustada en el caso de hilos corporales. En este último caso, la indicación del tiempo de uso variará y estará en el orden de los 28 días.

Lo citaremos a las 48 h para un control posoperatorio, quitar apósitos y realizar una meticulosa palpación de las zonas tratadas a fin de comprobar si es necesaria una maniobra de apertura de espículas, que la llevaremos a cabo desplazando nuestros dedos pulgares a lo largo del trayecto del hilo.

Recién a los 15 días podremos evaluar incipientes resultados.

5 Técnica Fiberlift®

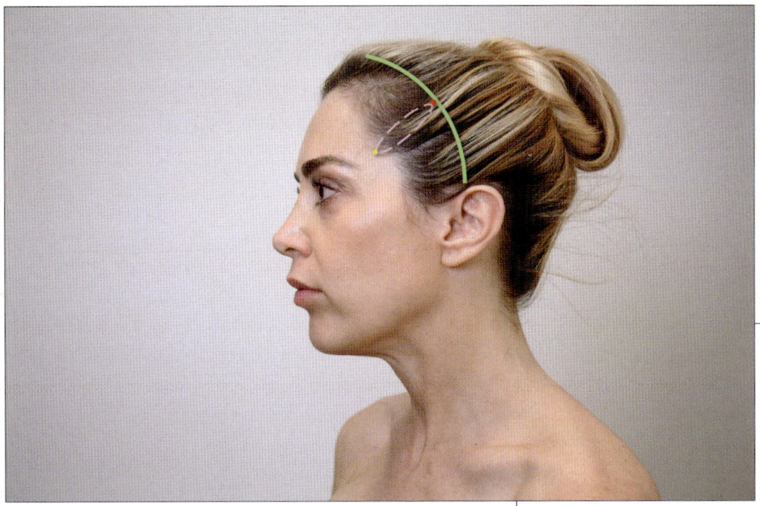

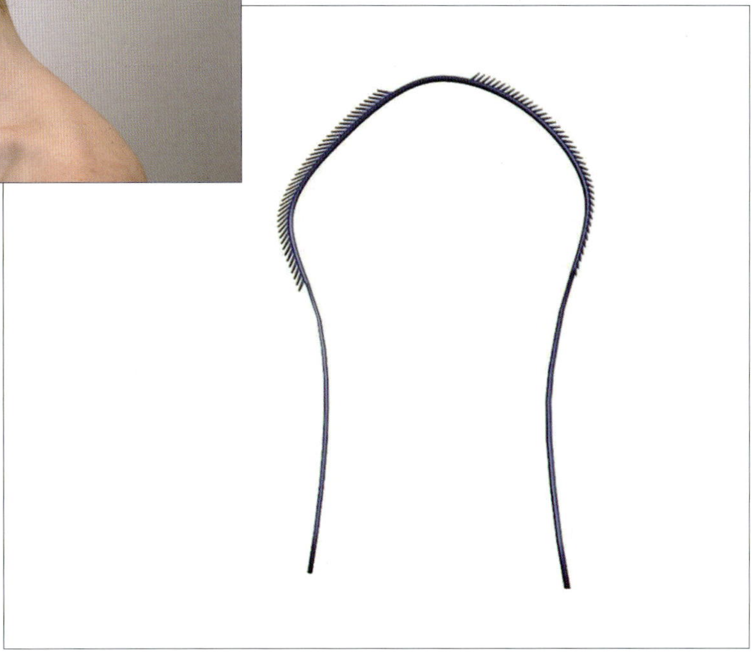

Fiberlift®: características, objetivos, materiales e instrumental

La técnica Fiberlift® es un método de *lifting* sin cortes ni cicatrices que desarrollé con mi equipo de colaboradores en el año 2004.

Fiberlift® se hace con hilos de anclaje y puede usarse para el tercio superior, el tercio medio y el cuello (Fotos 5.1, 5.2 y Cuadro 5.1).

Su objetivo es llevar un tejido móvil a un punto fijo. Es de aplicación sencilla y sus resultados son satisfactorios (Foto 5.3).

Cuadro 5.1 Técnica Fiberlift®

- Es una técnica de triple anclaje con entrada y salida doble que describe una "V" en cuyo vértice está dado el primer anclaje.
- El segundo lo ofrecen las espículas divergentes y el tercero, el nudo que se hace en la subgalea.
- Se pasaba co aguja 21 G x 2.

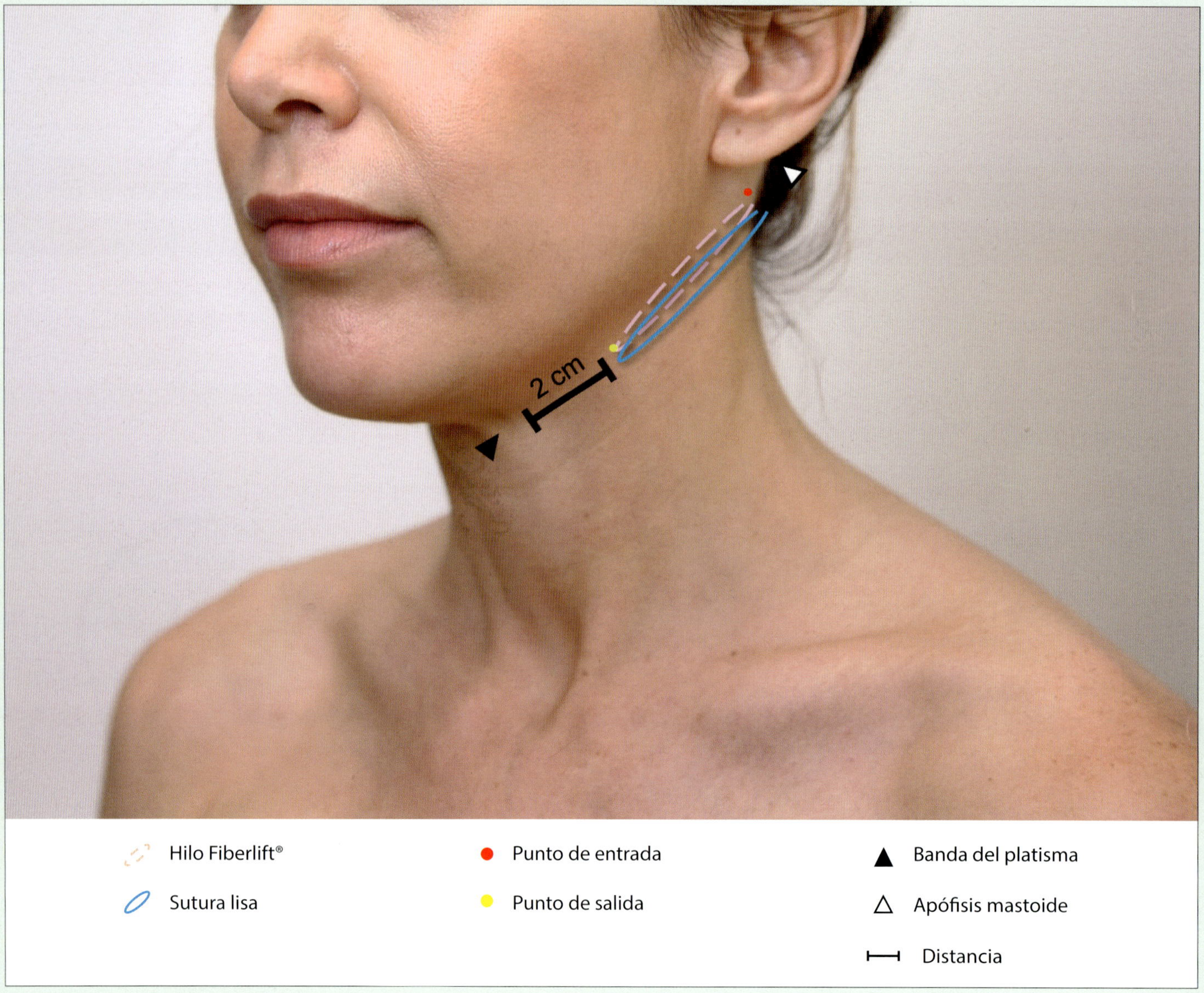

Foto 5.1 Técnica de anclaje Fiberlift® de cuello.

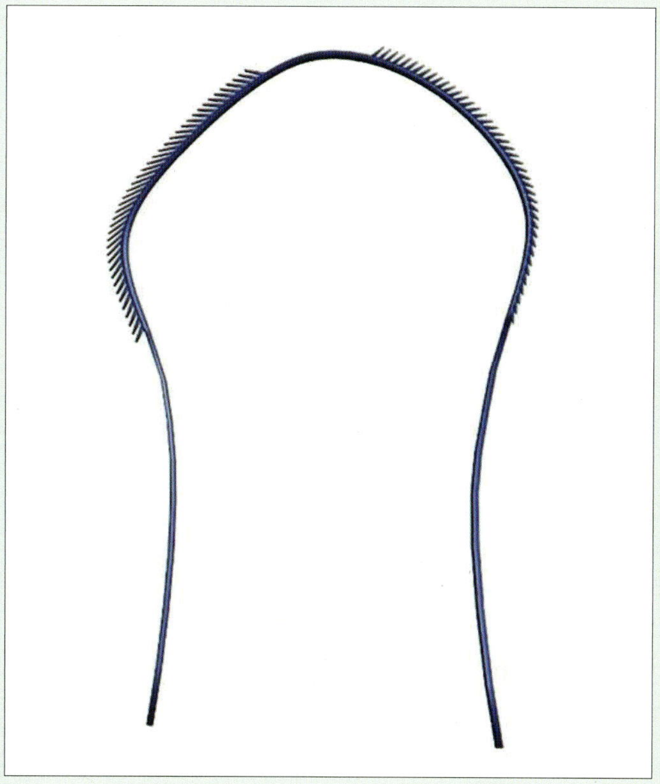

Foto 5.2 Esquema hilo Fiberlift.

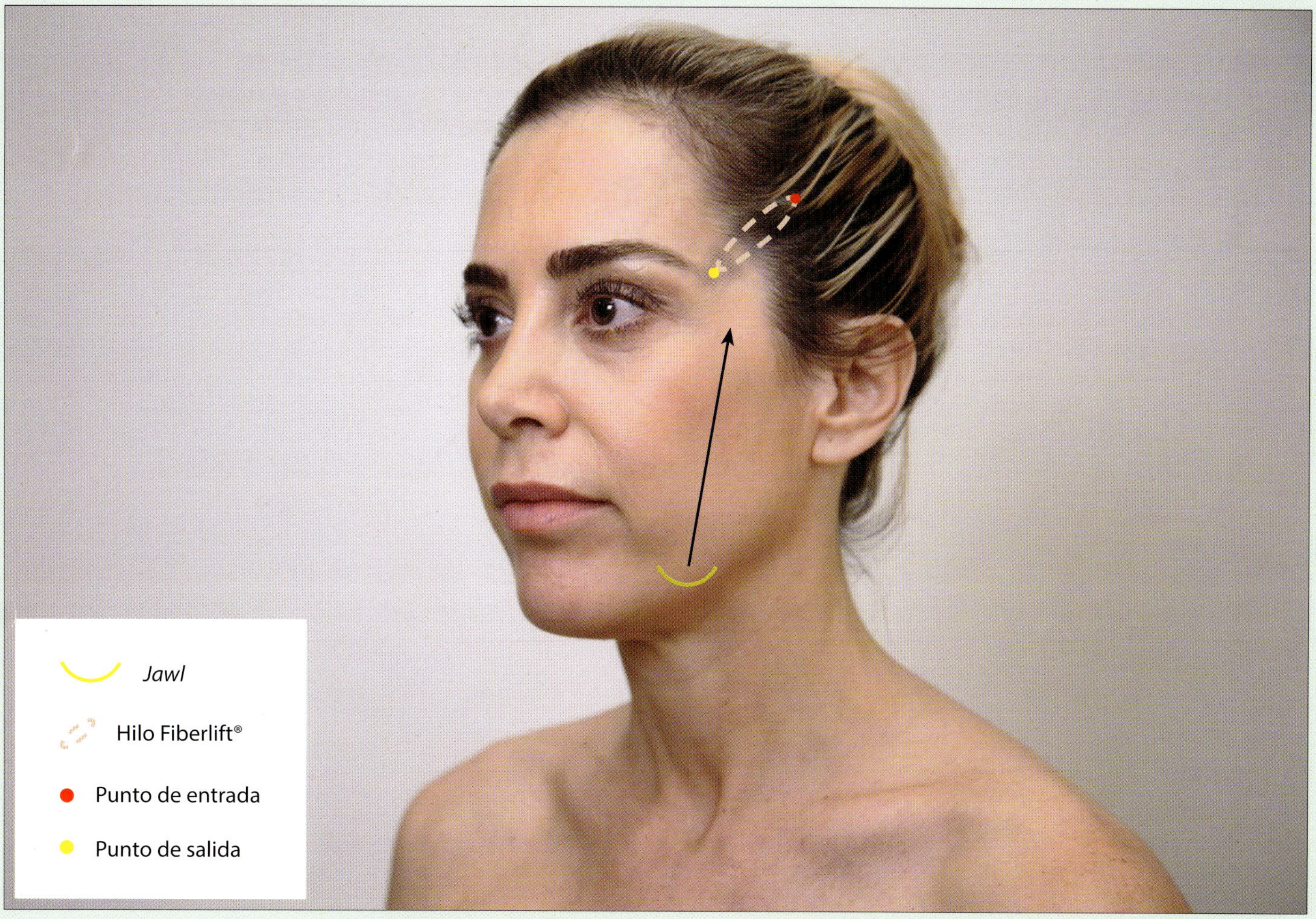

Foto 5.3 Dirección de tracción del hilo de anclaje.

Evolución de Fiberlift® desde el año 2004 hasta 2007

Hilo Fiberlift®

- Sutura de triple anclaje de polipropileno 3.0, de 30 cm de longitud.
- Especulado en forma divergente en dos segmentos de 3 cm a cada lado del hilo. Presenta un centro liso de 3 cm y dos cabos lisos de 10,5 cm cada uno.

Técnica Fiberlift®

Consiste en un método de triple anclaje con entrada y salida doble que describe una "V" en cuyo vértice está dado el primer anclaje. El segundo lo ofrecen las espículas divergentes y el tercero, el nudo que se hace en la subgalea o el periostio (Gráfico 5.1).

Se utilizan agujas 21 G x 2.

Desarrollo de la técnica

Fotografías

Se tomarán fotografías de frente, perfil, tres cuartos de perfil y detalles de la línea maxilar o de las cejas o del cuello según la zona que se desee tratar. Las fotografías deberán ser tomadas siguiendo las pautas que se explican detalladamente en el Capítulo 11, "Los mejores consejos para un tratamiento exitoso".

Tercio superior

Marcación. Se dibuja un segmento vertical o diagonal desde un punto situado a 1 cm. por encima de la cola o cuerpo de la ceja hasta la línea capilar.

Peinado. Se peina y se deja la zona de trabajo lo más despejada posible.

Antisepsia. Con iodopovidona o clorhexidina.

Procedimiento.

- Anestesia local: lidocaína al 2% con adrenalina 1:200 000. Se aplican 0,5 cm^3 con aguja 30 G x ½ en el punto de entrada de la aguja en la línea capilar y 0,5 cm^3 en el punto distal de salida. Se puede anestesiar el trayecto con solo 0,3 cm^3 a 0,5 cm^3 en toda su extensión.
- Se realiza una pequeña incisión de 1 cm de longitud, paralela a las líneas de Langer, en la línea capilar.
  - Con la aguja 21 G x 2 se ingresa por el borde derecho de la incisión buscando el plano subcutáneo y avanzando en forma ligeramente diagonal hasta salir en el punto distal marcado previamente.
  - Se introduce el hilo de polipropileno espiculado que se describió más arriba dentro de la aguja desde su bisel y se la retira.
  - Se entra con la aguja por el borde izquierdo de la incisión y se avanza por el mismo plano subcutáneo describiendo un nuevo canal ligeramente diagonal para alcanzar el mismo punto de salida.
  - Se introduce nuevamente el hilo de polipropileno espiculado dentro de la aguja y se la retira.
- Se tensan ambos cabos lisos del hilo, se hace un nudo simple y otro nudo doble, se cortan las puntas por encima del

Gráfico 5.1 Recorrido de la técnica con incisión y aguja 21 G x 2. A partir del año 2007, se modificó utilizando aguja de Serdev®, lo que permite no hacer incisión.

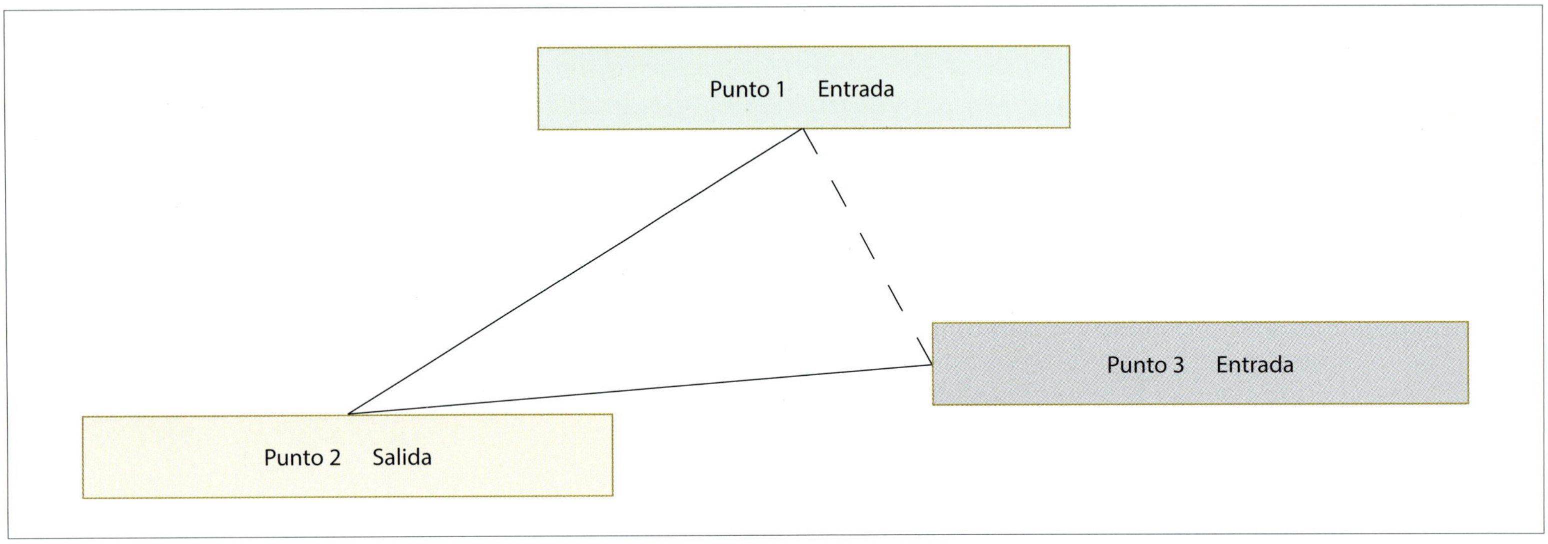

nudo y se lo empuja con una pinza mosquito para que quede escondido.

- Se da un punto de sutura en la piel con *nylon* 4.0 (Fotos 5.4-5.6).

Existe otra forma de realizar el *lifting* de cejas, que es una técnica muy utilizada por mí. Su autor es Nikolay Serdev, de Bulgaria, y su método se lleva a cabo con suturas finas, número 0 de policaproamida trenzada, elástica, abacterial de

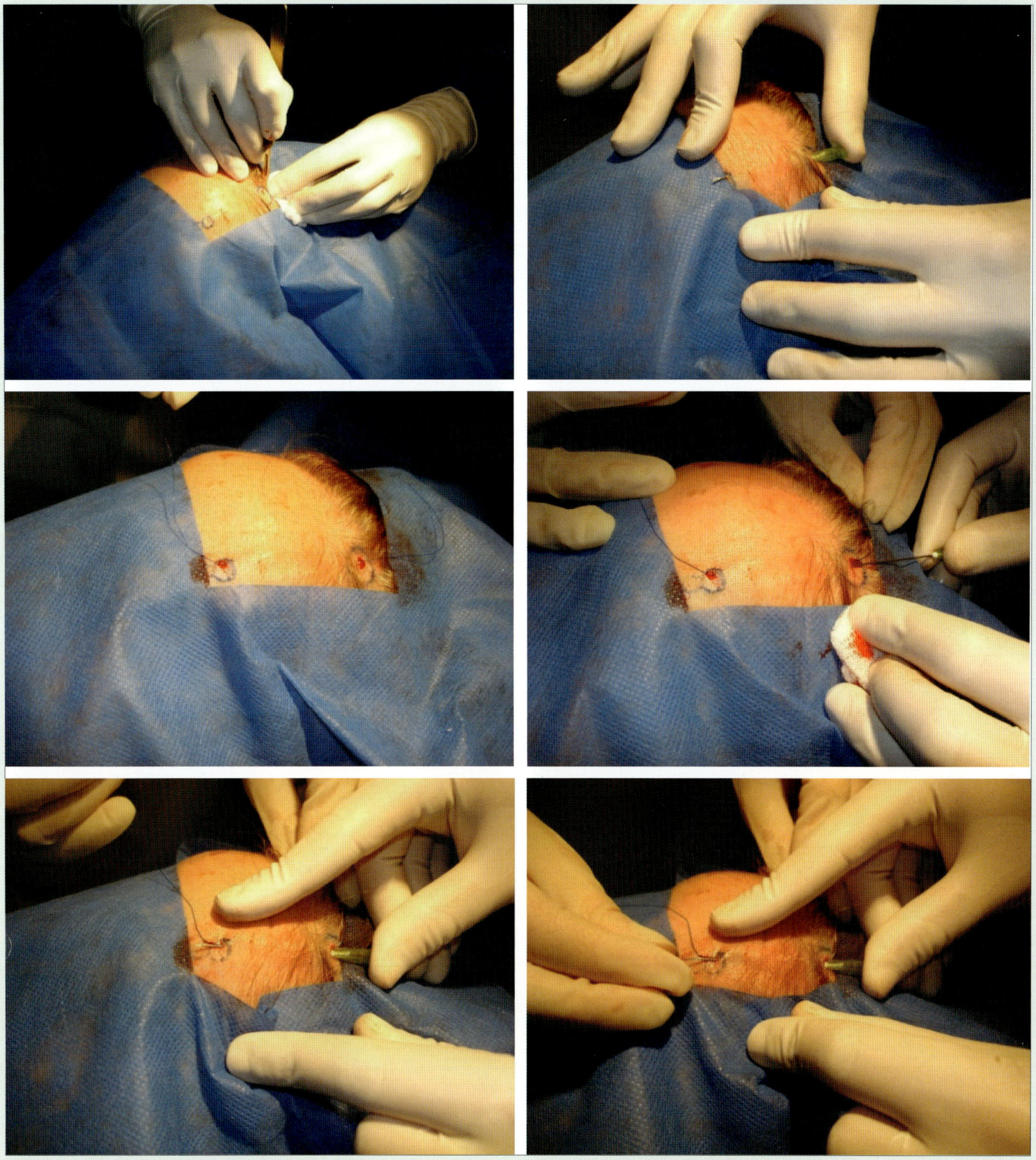

Foto 5.4 Hilo Fiberlift®. Los seis primeros pasos de la técnica: incisión de 1 cm, primer pasaje de la aguja por el bore derecho, introducción del hilo en la aguja, retiro de la aguja, segundo pasaje de la aguja por el borde izquierdo, introducción del hilo en la aguja, retiro de la aguja.

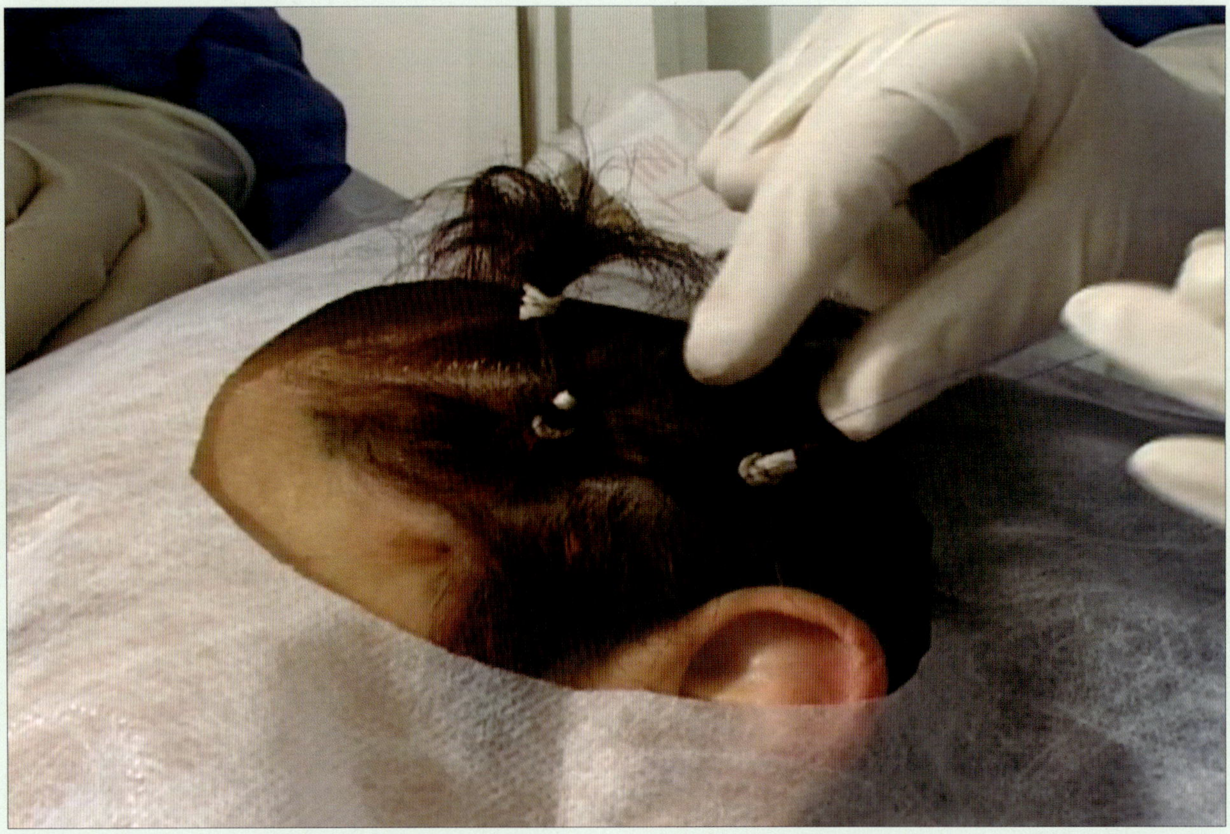

Foto 5.5 Tensión media del hilo.

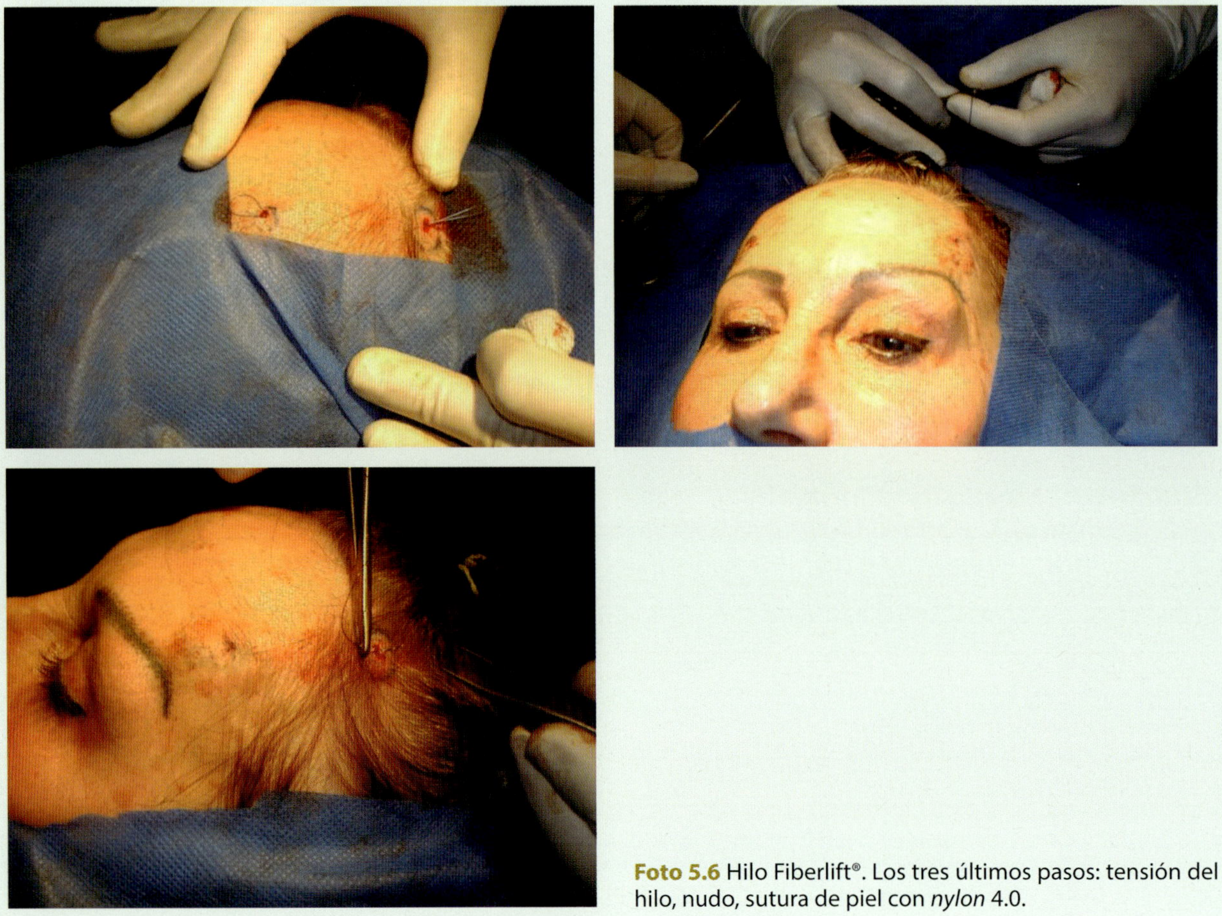

Foto 5.6 Hilo Fiberlift®. Los tres últimos pasos: tensión del hilo, nudo, sutura de piel con *nylon* 4.0.

origen búlgaro (Serdev Sutures®) y con agujas con ojal para enhebrarla, que tienen características curvas, semiflexibles y se presentan en distintas longitudes apropiadas para cada una de las zonas donde se desee trabajar (Serdev Needles®) (Foto 5.7; *v.* Foto 8.21 en el Capítulo 8, "Técnicas combinadas").

Es una técnica sencilla cuya marcación se puede ver en la foto. Lo importante es levantar la ceja con nuestro dedo aproximadamente 0,5-1 cm para colocar en ese lugar 0,5 cm^3 de anestésico local (lidocaína al 2% con epinefrina 1:200 000). Se inyecta en el punto de entrada en forma de retroinyección desde el periostio hacia la epidermis y en el punto de salida, solamente a nivel superficial.

El primer paso, entrando con la aguja por el punto de entrada —sin necesidad de incisión— se debe llegar al periostio con la aguja mencionada de tamaño mini-mini de 50 mm de longitud en forma perpendicular a la piel, siendo muy cuidadosos, y "engancharlo" para poder avanzar hasta el punto de salida (para comprobar si estamos en el plano correcto la aguja debe quedar fija, si no es así, se recomienda volver a intentarlo hasta asegurar el plano).

Seguidamente, salimos por el punto de salida y enhebramos la sutura amarilla de policaproamida, retiramos la aguja y nos queda un cabo de sutura en el punto de salida y otro en el punto de entrada.

El segundo paso consiste en volver a introducir la aguja por el punto de entrada, pero esta vez en forma superficial, yendo a buscar el cabo que quedó en el punto de salida. Se trae la sutura saliendo con la aguja por el punto de entrada, se hacen dos nudos dobles y se da por finalizado el procedimiento de ese lado.

Si quedara una pequeña depresión del tejido en el punto de entrada o de salida se corrige introduciendo en dicho punto una rama de una pinza mosquito y ejerciendo fuerza hacia arriba a fin de despegar la epidermis que puede haber sido pellizcada.

Tercio medio

Marcación. Marcaremos el punto de entrada en la línea coronal en el lugar de mayor excursión de tejido que se desea levantar y el punto de salida en la línea capilar aproximadamente a 2 cm por encima de la oreja.

Peinado. Peinaremos despejando la zona de trabajo.

Procedimiento.

- Antisepsia con clorhexidina.
- Anestesia local con lidocaína al 2% con epinefrina 1:200 000.
- Se realiza una pequeña incisión de 3 mm o 4 mm en el punto de entrada, se hace una ligera maniobra de divulsión.
  - Se ingresa con la aguja 21 G x 2 por el borde derecho para describir un canal entre las dos fascias hasta salir en el punto distal.

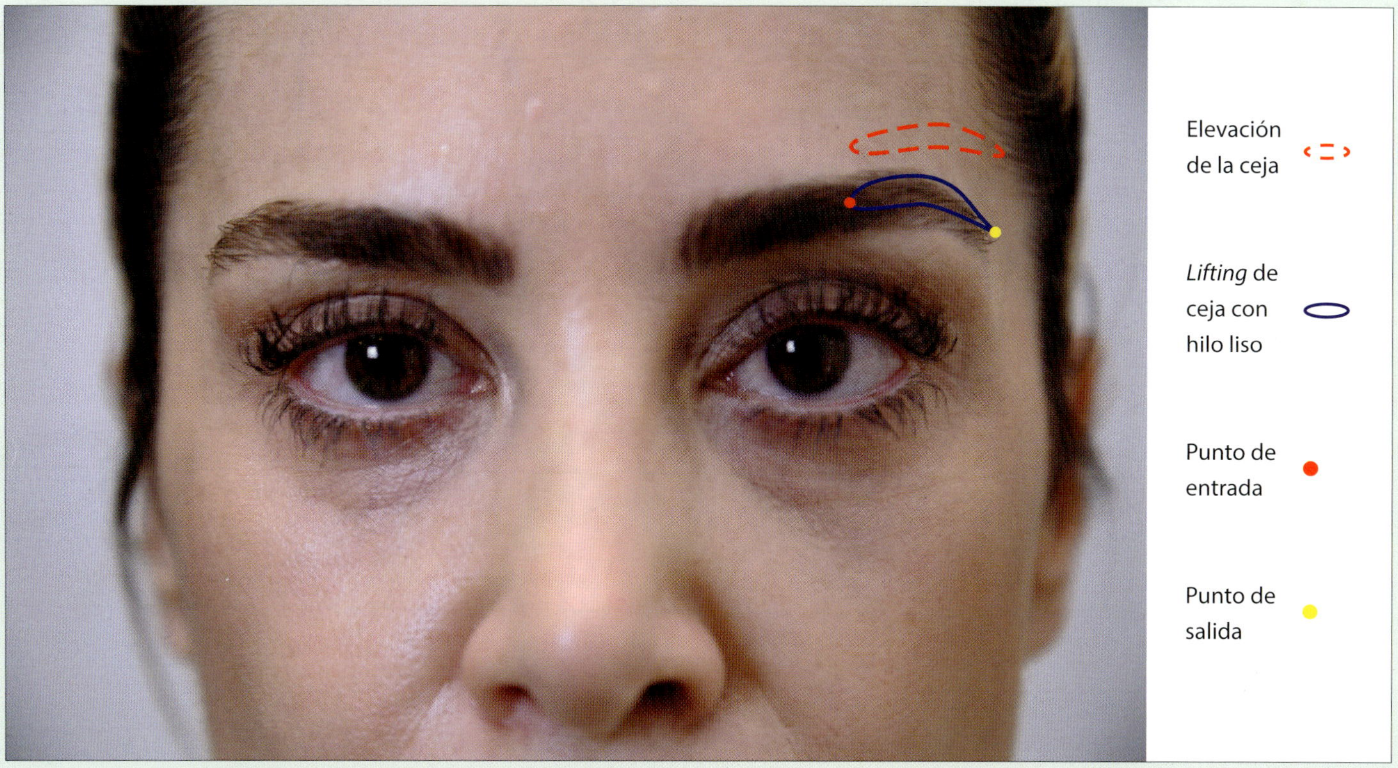

Foto 5.7 Esquema orientativo de elevación de la ceja para *lifting* de ceja con técnica de Serdev, usando agujas e hilos Serdev Sutures®.

- Se introduce el hilo de polipropileno espiculado por el bisel de la aguja y se la retira.
- Se repite el mismo procedimiento de entrada con la aguja por el borde izquierdo de la incisión y se avanza por el mismo plano entre las dos fascias describiendo un nuevo canal ligeramente diagonal para alcanzar el mismo punto de salida.
- Se introduce nuevamente el hilo de polipropileno espiculado dentro de la aguja y se la retira.
- Se tensa de ambos cabos lisos del hilo, se hace un nudo simple y otro nudo doble y se cortan las puntas por encima del nudo empujándolo con un pinza mosquito para que quede escondido
- Se sutura la piel del cuero cabelludo con *nylon* 4.0.

Cuello

Se realizan los mismos pasos de fotografías, antisepsia y anestesia que en los puntos arriba mencionados.

Marcación. El punto de entrada estará situado por detrás del lóbulo de la oreja en la apófisis mastoidea. El punto de salida a no más de 8 cm. del punto de entrada que es la medida de la aguja 21 G x 2 con la que trabajamos.

Procedimiento:

- Anestesia ídem tercio superior y medio.
- Se realiza una incisión de 2-3 mm. en la apófisis mastoidea y se divulsiona el tejido con una pinza halsted.
  - Se entra con la aguja 21 G x 2 por el borde derecho de la incisión en el periostio de la apófisis mastoidea con la aguja casi paralela y se avanza por el tejido subcutáneo enganchando el borde del platisma y se sale en el punto distal marcado.
  - Se introduce el hilo de polipropileno espiculado de 30 cm por el bisel de la aguja y se la retira.
  - Se repite el mismo procedimiento de entrada con la aguja por el borde izquierdo de la incisión y se avanza por el mismo plano subcutáneo enganchando nuevamente el borde del patisma y describiendo un nuevo canal ligeramente diagonal para alcanzar el mismo punto de salida.
  - Se introduce nuevamente el hilo de polipropileno espiculado dentro de la aguja y se la retira.
- Se tensan ambos cabos lisos del hilo, se hace un nudo simple y otro nudo doble y se cortan las puntas por encima del nudo; se lo empuja con una pinza mosquito para que quede escondido.
- Se sutura la piel con *nylon* 5.0.

Habitualmente puede quedar un pliegue que durará aproximadamente entre dos semanas y un mes y se resolverá espontáneamene en forma total.

Este tratamiento lo he realizado de este modo durante 3 años con resultados satisfactorios prácticamente sin complicaciones, pero con las limitaciones que surgían debido a la forma recta de la aguja y a su longitud.

En el año 2006, durante un curso de capacitación en la New Bulgarian Academy y en la clínica Serdev en Sofía, conocí y comencé a usar las agujas de Serdev® lo cual me llevó a simplificar y mejorar la técnica Fiberlift® tal como se describe a continuación (Cuadro 5.2).

Agujas Serdev® son curvas, semielásticas y permiten recorrer áreas con curvaturas como zona frontal y zonas de longitud importante como el caso del cuello, ya que tienen distintas longitudes y calibres.

Cabe aclarar que mi paso por la New Bulgarian University y especialmente por la clínica Serdev en Sofía, me ha permitido no solo conocer el instrumental mencionado, sino, además, las distintas técnicas del Profesor Serdev, que, por su excelencia, también las practico a diario, pero que, debido a su extensión, no las transmito en este libro.

Evolución de Fiberlift® a partir del año 2007

El haber conocido también las suturas Serdev Sutures® de policaproamida abacteriales de muy buena elasticidad absorbibles a largo plazo, en aproximadamente dos años, me permtió elegirlas en algunos casos en los que no debo priorizar el triple anclaje espiculado del hilo de polipropileno (*v.* Cuadro 5.2).

Cuadro 5.2 Técnica modificada a partir del año 2007. Con agujas de Serdev® y suturas Serdev Sutures®

- Luego simplifiqué esta técnica colocando el hilo con aguja de Serdev (aguja con ojal) o similar.
- Haciendo entrada y salida doble en un plano superficial y otro más profundo.
- Del mismo modo simplificamos la longitud del trayecto.
- Más rápido e igualmente efectiva.

Descripción de la técnica utilizando agujas de Serdev®

Técnica Fiberlift® para el tercio superior

Marcación (Foto 5.8). Al utilizar agujas de Serdev®, el punto de entrada estará en línea coronal y el punto de salida en la línea capilar

Procedimiento.

- Anestesia local: lidocina al 2% con adrenalina 1 : 200 000. Se aplican 0,5 cm^3 con aguja 30 G x ½ en el punto de entrada de la aguja en la línea coronal y 0,5 cm^3 en el punto distal de salida en la línea capilar. Se puede anestesiar el trayecto con solo 0,3 cm^3 a 0,5 cm^3 en toda su extensión.
- Incisión con una hoja de bisturí número 11 haremos una pequeña incisión de no más de 2-3 mm en el punto de entrada de la aguja.
    - Entramos con la aguja de Serdev® en el cuero cabelludo buscando el periostio para, luego, seguir por el plano de la galea. Salimos por el punto distal que hemos marcado sobre el punto de mayor excursión de la ceja, lo más cerca posible de la línea capilar.
    - Enhebramos el hilo en el ojal y retiramos la aguja.
    - Entramos nuevamente por el mismo lugar, pero avanzaremos en el plano subdérmico esta vez y saldremos por el mismo punto anterior.
    - Volvemos a enhebrar el hilo y retiramos la aguja.
- Se tensan los cabos del hilo y se hace un nudo doble y otro simple para, luego, cortar ambos extremos y esconder el nudo en los planos profundos. No es necesario dar punto de sutura en piel, ya que la incisión ha sido puntual (Foto 5.9).

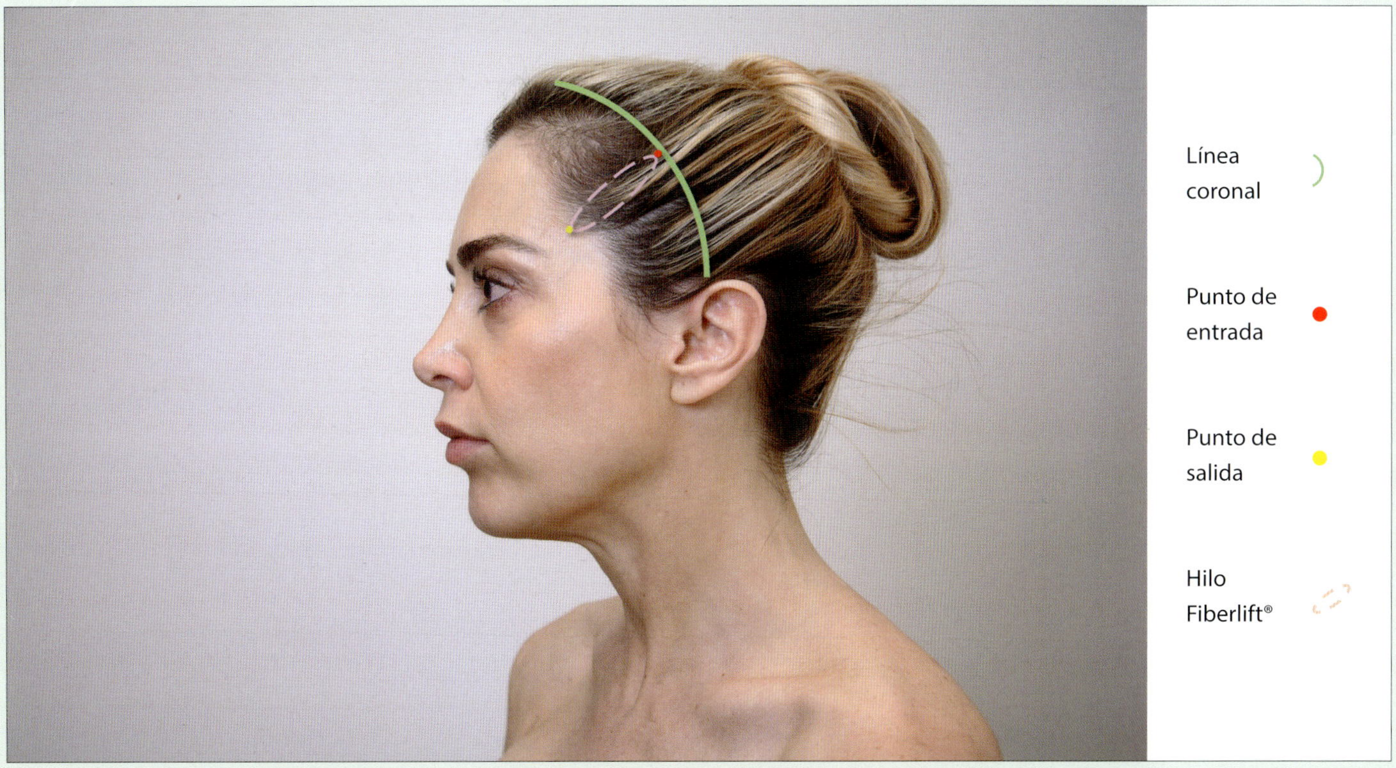

Foto 5.8 Técnica Fiberlift® de anclaje para el tercio superior con el objetivo de levantar las cejas. El trayecto va desde la línea coronal hasta la línea capilar.

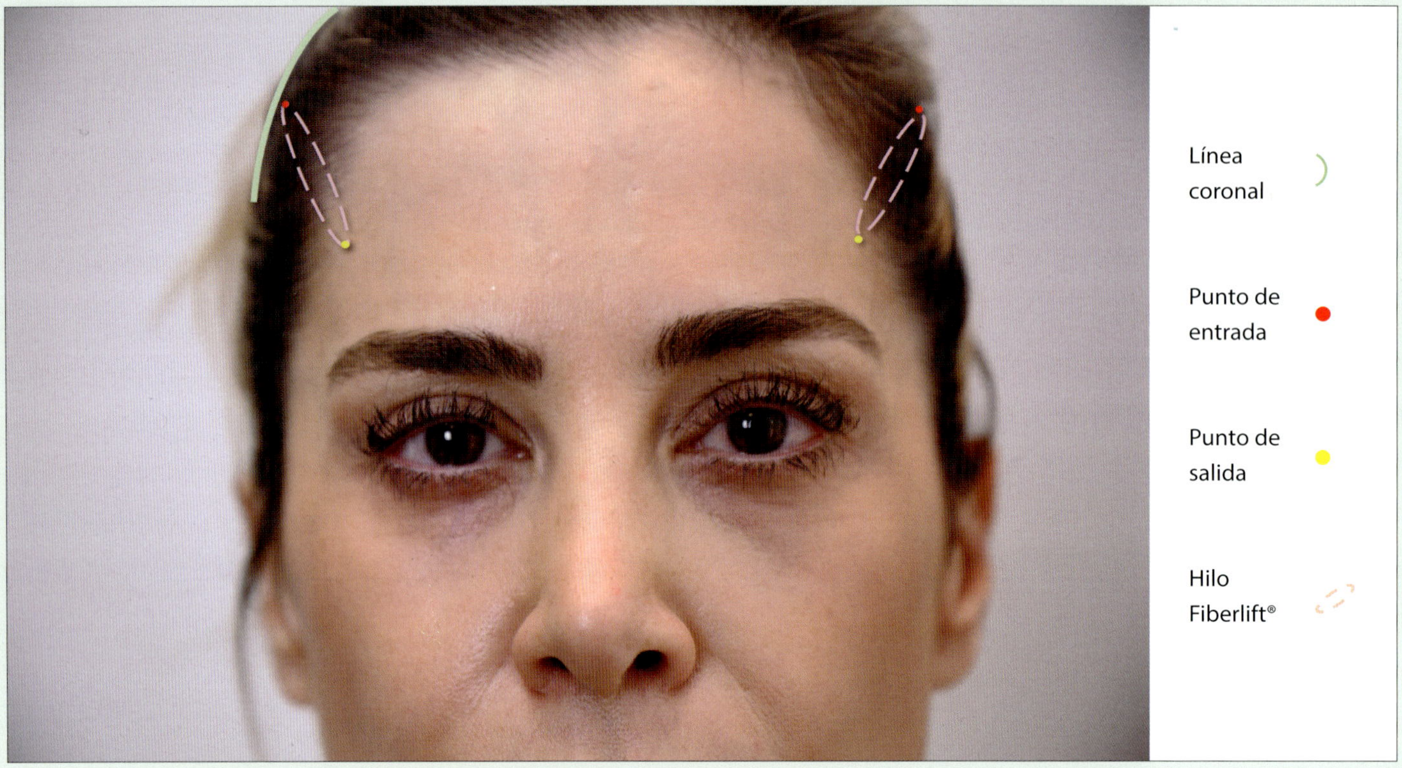

Foto 5.9 Esquema Fiberlift® para levantamiento de cejas visto de frente en dos posiciones distintas, ambas tienen su punto de entrada en la línea coronal y la salida próxima a la línea capilar.

Técnica Fiberlift® para el tercio medio

Marcación. La marcación la haremos levantando el tejido del tercio medio desde la zona temporal y dibujaremos un vector desde la línea capilar, hasta la línea coronal donde estará situado el punto de entrada.

- Anestesia (igual que la anestesia de la técnica Fiberlift® para el tercio superior).
- Ingresaremos con la aguja de Serdev® en el periostio o la fascia temporal y avanzaremos entre las dos fascias hasta el punto marcado en la línea capilar.
  - Enhebramos el hilo elegido que podrá ser polipropileno espiculado como se describió más arriba o Serdev Sutures® y retiramos la aguja.
  - Volvemos a entrar en el mismo punto en la línea coronal, pero esta vez avanzaremos por el plano subdérmico y saldremos por el mismo punto de la línea capilar.
  - Enhebraremos el cabo de la sutura que quedó por fuera y retiraremos la aguja nuevamente.
- Con los dos cabos del hilo haremos un nudo doble y uno simple ejerciendo una presión media y habremos terminado el procedimiento luego de cortar los extremos de la sutura.

Técnica Fiberlift® para el tercio inferior y cuello

La importancia de este procedimiento está relacionada con el efecto que el músculo cutáneo del cuello o platisma le da al rostro cuando hay ptosis o laxitud marcadas.

Estos pacientes manifiestan que les molesta el aspecto envejecido de su rostro, que les da, además, una sensación de tristeza o cansancio o depresión que verdaderamente no padecen, pero que es visto y considerado así por los demás.

Esta técnica (Fotos 5.10-5.12) lleva un tejido móvil a un punto fijo, lo reposiciona y logra recuperar las proporciones y la armonía del rostro. Además, como efecto a mediano plazo se ve una mejoría importante en la calidad de los tejidos dada por la nueva colagenización, neovascularización, recuperación de fibras elastínicas a las que esta reposición conduce. En este caso, el tejido móvil está representado por la piel y el platisma; y el punto fijo se encuentra en el periostio de la apófisis mastoidea.

Recuerdo anatómico

El músculo platisma o músculo cutáneo del cuello es un músculo que se presenta como una ancha lámina muscular

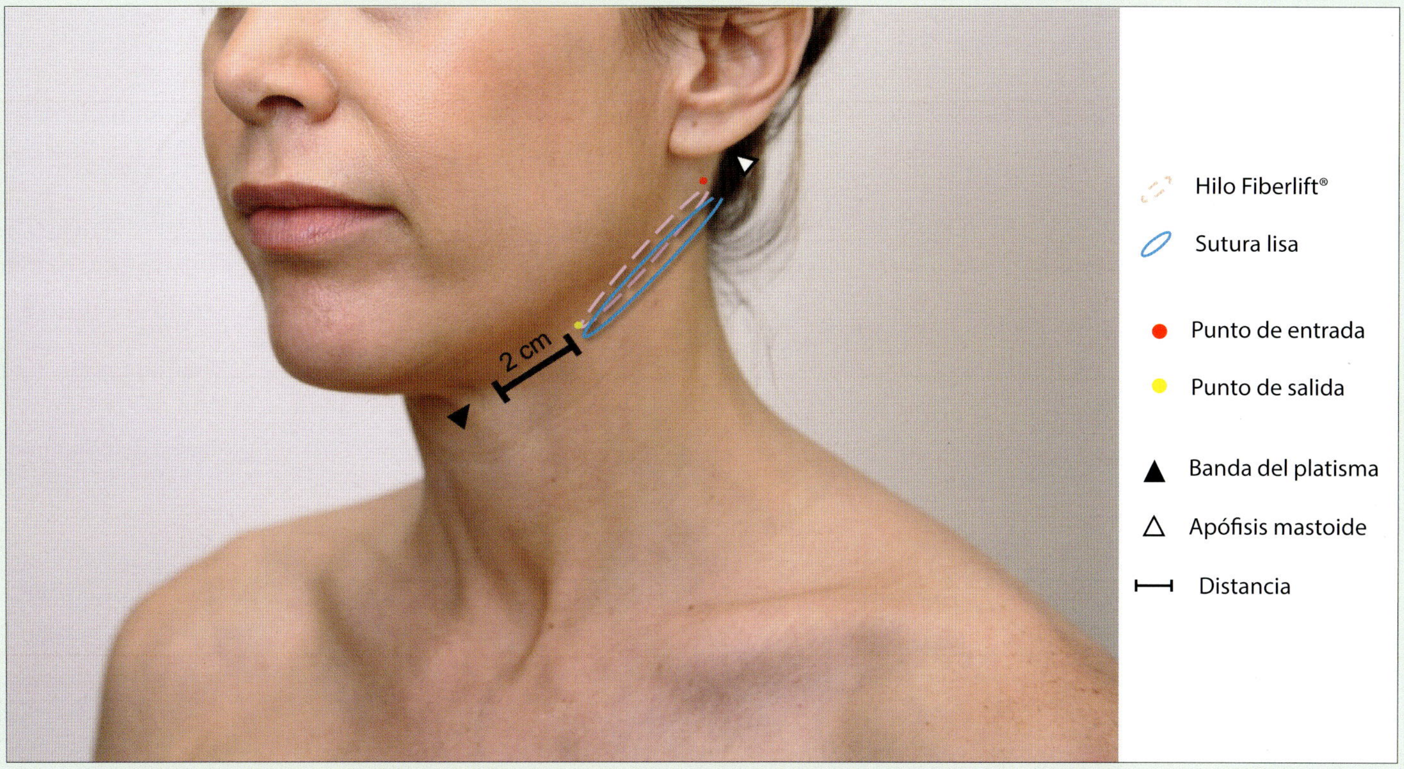

Foto 5.10 Esquema Fiberlift® de cuello visto de perfil.

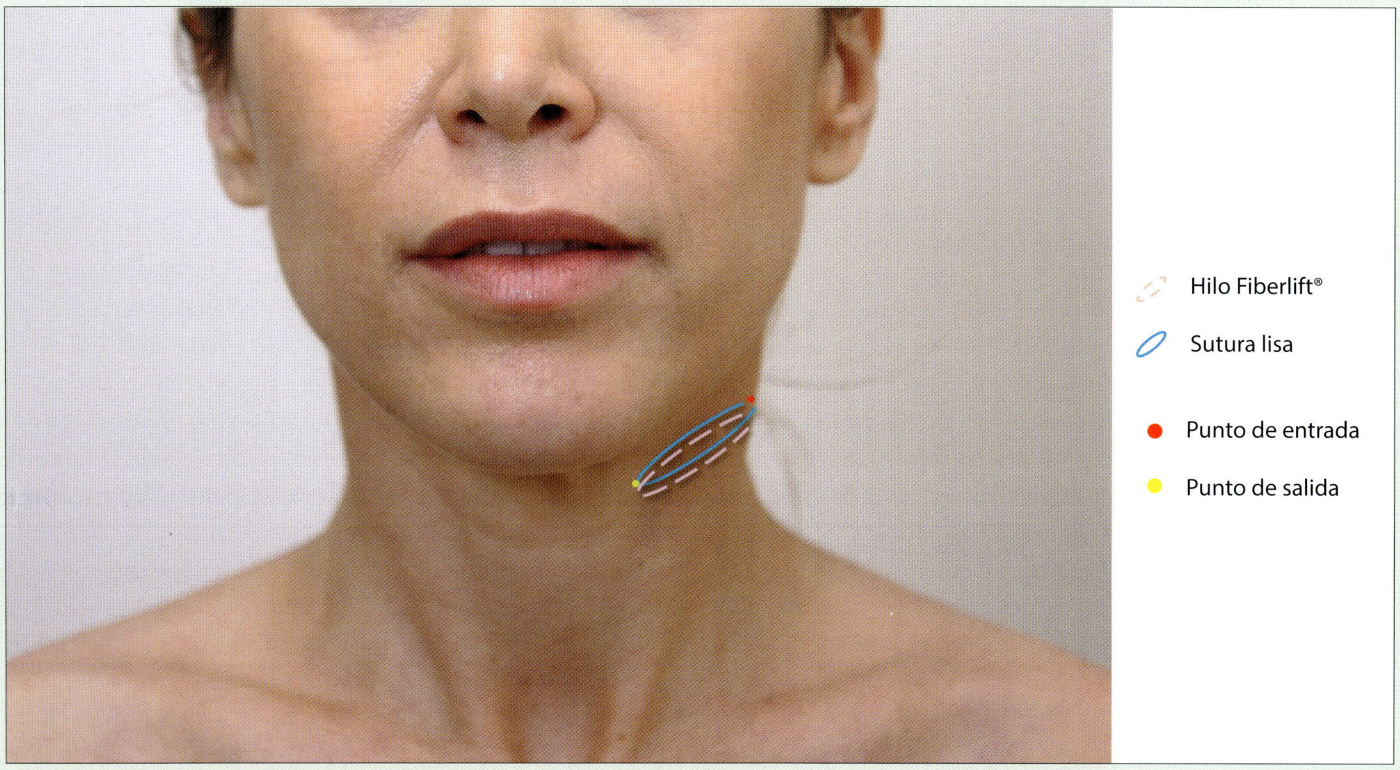

Foto 5.11 Esquema Fiberlift® de cuello visto de frente.

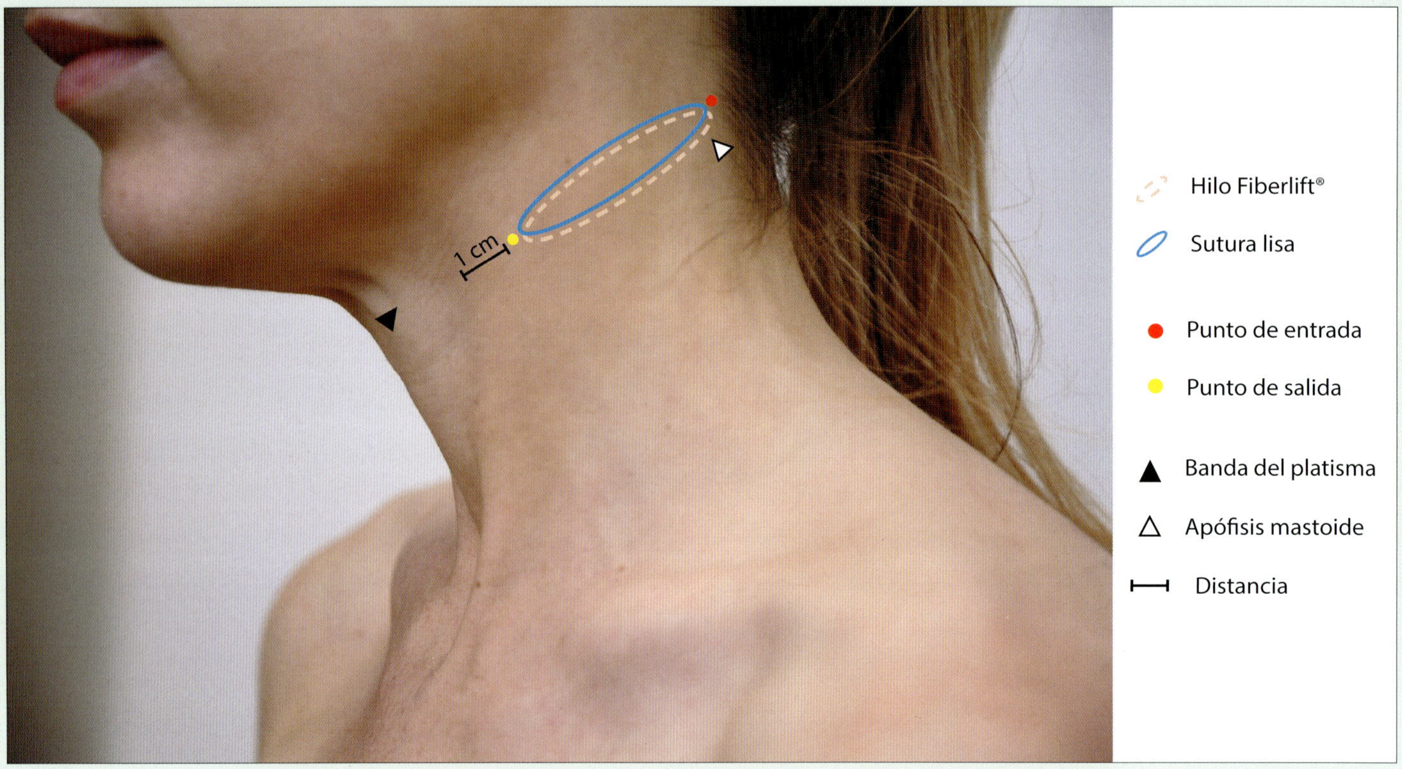

Foto 5.12 Técnica Fiberlift® para cuello. Se puede realizar con hilo de polipropileno espiculado de 30 cm o con sutura lisa de policaproamida Serdev Sutures® que ofrece muy buena elasticidad. El trayecto va desde la apófisis mastoidea hasta 2 cm antes de la banda del platisma.

cuadrilátera y muy delgada perteneciente a los músculos supraaponeuróticos del cuello.

Se extiende desde la parte superior del tórax hasta el borde inferior de la mandíbula y se halla inmerso en el tejido celular subcutáneo del cuello (fascia cervical superficial). Se inserta en los planos profundos en la aponeurosis cervical y en los planos superficiales directo en la piel de la cual lo separa una delgada capa de grasa. Su irrigación es a través de ramas de las arterias submentenoniana y escapular superior. Su inervación está dada por el nervio facial. Su función es cubrir el resto de las estructuras a manera de funda.

Este músculo se encuentra comprendido en un desdoblamiento de la fascia cervical superficial. Su cara superficial se corresponde con la piel, a la que se adhiere por debajo de una manera íntima y de la que se halla separada por arriba por una capa más o menos gruesa de grasa. Su cara profunda descansa sobre la hoja superficial de la fascia cervical profunda.

Para resumir y tener más claro cuál es el plano donde debemos trabajar, repasemos la anatomía topográfica del cuello.

Planos del cuello

Adherida a la piel encontramos una capa delgada de tejido adiposo, que se fija a la fascia superficial y cubre el músculo cutáneo del cuello también llamado platisma (Gráfico 5.2).

Inmediatamente por debajo del músculo platisma hay una capa delgada de tejido que corresponde a la fascia cervical profunda, que envuelve al músculo esternocleidomastoideo, los músculos suprahioideos e infrahioideos y se extiende hacia atrás para envolver al músculo trapecio.

La fascia profunda tiene una capa anterior, que cubre los músculos infrahioideos, y una capa posterior pretraqueal, que cubre la glándula tiroides, y otra capa posterior prevertebral que está por delante de los músculos prevertebrales.

La capa prevertebral y la pretraqueal dan lugar a la vaina carotídea.

El SMAS es la capa fibromuscular que conecta el platisma con la galea y actúa como suspensión para la piel de la cara. Es semejante a una funda que distribuye las fuerzas de la expresión facial.

Gráfico 5.2 Planos del cuello.

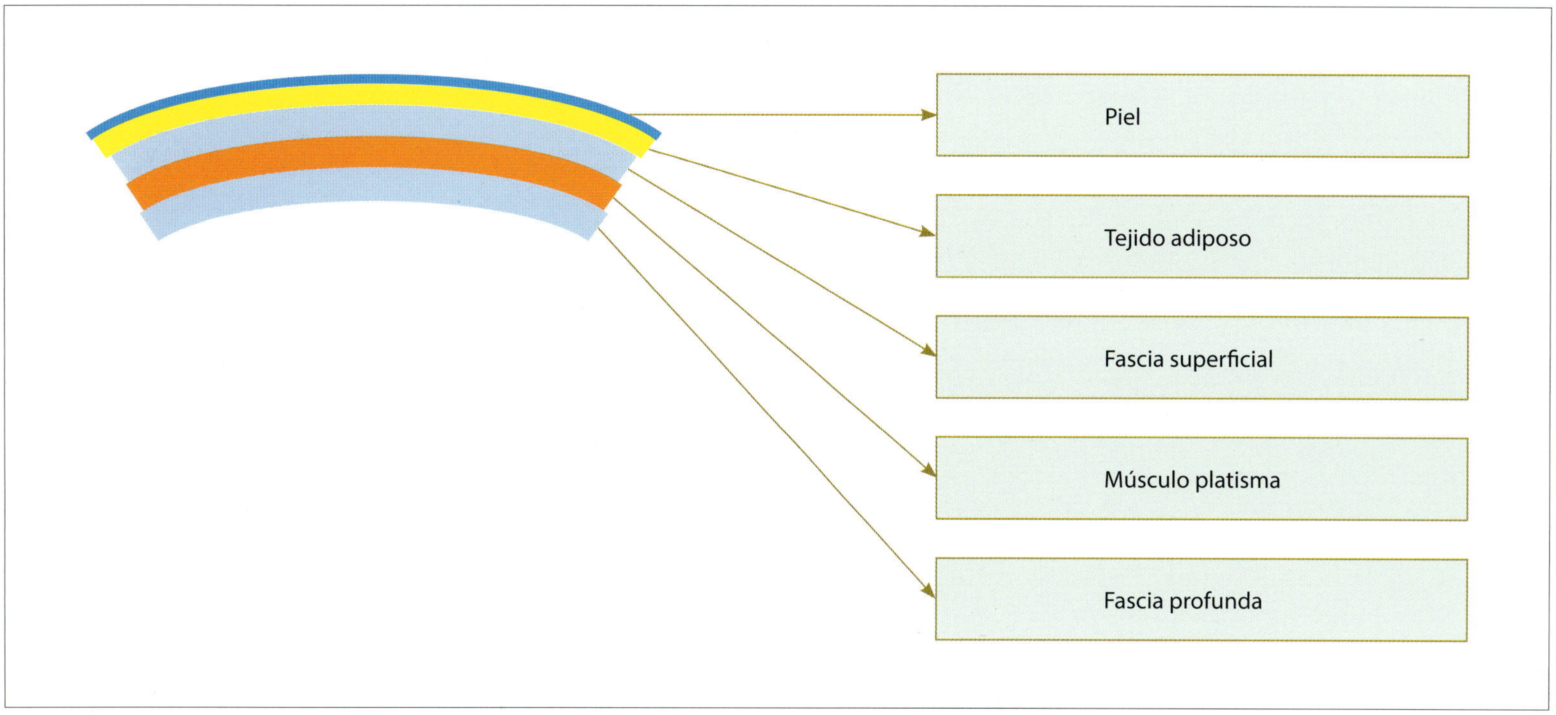

Los vasos subdérmicos son superficiales al SMAS y los nervios motores y los músculos de la cara son profundos a este.

Para el tratamiento del cuello y el tercio inferior haremos dos pasajes del hilo que será una poliamida trenzada, puede usarse la policaproamida búlgara, Serdev Sutures® número 2 u otra similar como el nurolón o la seda.

Marcación (*v.* Foto 5.1). El punto de entrada estará en la apófisis mastoidea y el punto de salida a 2 cm de la banda central del platisma (Foto 5.13).

Procedimiento.

- Anestesia (igual que la anestesia de la técnica Fiberlift® para el tercio superior).
- El primer pasaje lo haremos desde el punto de entrada que estará en el periostio de la apófisis mastoidea donde entraremos en forma oblicua formando un ángulo agudo de no más de 20° con aguja de Serdev® tamaño medio o similar, siendo muy cuidadosos de permanecer en el periostio para no perforar esta estructura ósea, que podrá ocurrir si colocamos la aguja en forma perpendicular. Avanzaremos desde el punto A siempre superficialmente a través de la fascia y de los tejidos subcutáneos en forma paralela a la piel, enganchando el borde lateral del platisma y continuando en el plano subcutáneo hasta el punto de salida B, situado sobre una línea horizontal del cuello paralela al arco del maxilar inferior, que se cruza con la línea paramedial a 2-3 cm de distancia de la línea media vertical del cuello.
- Se enhebra el hilo y se retira la aguja.
- El segundo pasaje tendrá su entrada en el mismo punto A, pero, al entrar, lo haremos superficialmente para avanzar por un nuevo canal en el plano dérmico hasta llegar al punto de salida B.
- Se enhebra el hilo cuyo cabo había quedado en este punto B luego del primer pasaje. Se retrocede hasta retirar la aguja.
- Se hace un nudo doble y uno simple bajo tensión media, se cortan ambas puntas y se finaliza el procedimiento sin necesidad de hacer puntos de sutura. Solo se coloca un Micropore® para proteger ambos puntos de entrada y salida (*v.* Foto 5.1).

Al trabajar en esta zona del cuello se recomienda permanecer en forma superficial para evitar lesiones en las venas yugular interna y externa.

Si quedara algún pliegue cercano al punto de entrada, se resolverá espontáneamente en uno o dos meses.

Cuando el excedente de piel es muy importante sugiero realizar un mini *lifting* con incisión perilobular que comprometerá solo el plano cutáneo y resolverá el tema (Fotos 5.14 a 5.16).

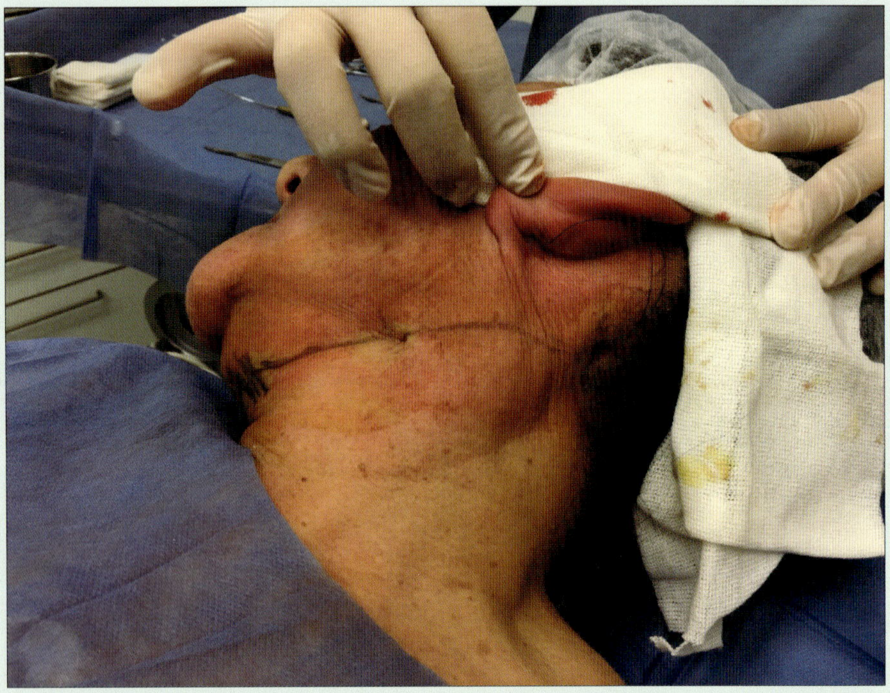

Foto 5.13 Marcación para técnica *Fiberlift*® de cuello con hilo de policaproamida trenzada y aguja de ojal.

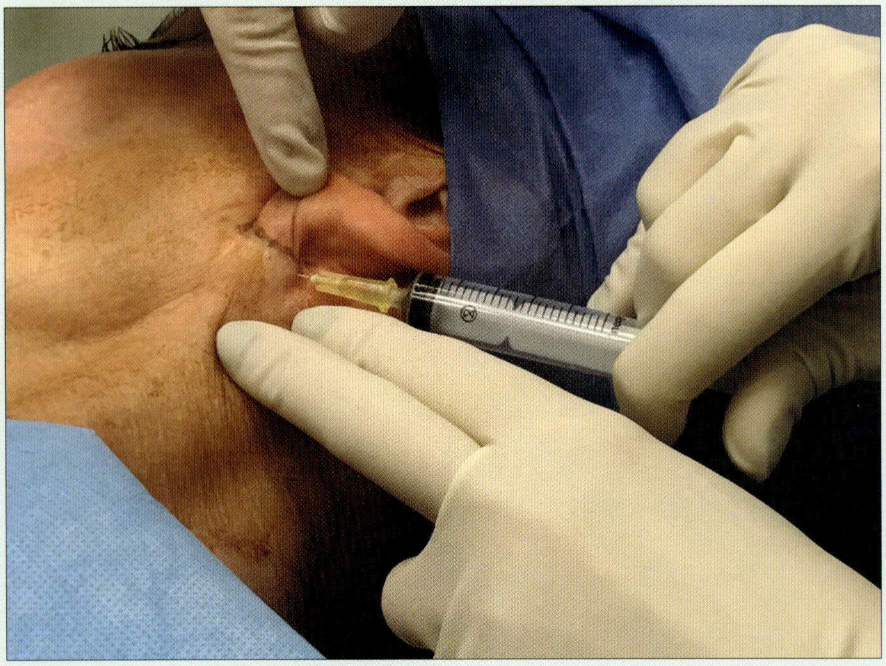

Foto 5.14 Anestesia local para mini *lifting* perilobular.

La técnica Fiberlift® es compatible con todas las demás técnicas de hilos que se expondrán en el Capítulo 6, "Procedimientos faciales", y, además, cooperará en resolver la situación de disarmonía facial, cambiar el aspecto de cansancio o depresión y ayudará a mejorar la imagen del paciente para los demás y para él mismo.

Un aspecto para destacar de este método es su larga duración.

Habiéndolo practicado durante más de diez años, puedo asegurar que los pacientes se muestran muy satisfechos y son muchos los que, transcurridos más de 5 años, consultan para repetir el mismo procedimiento Fiberlift®.

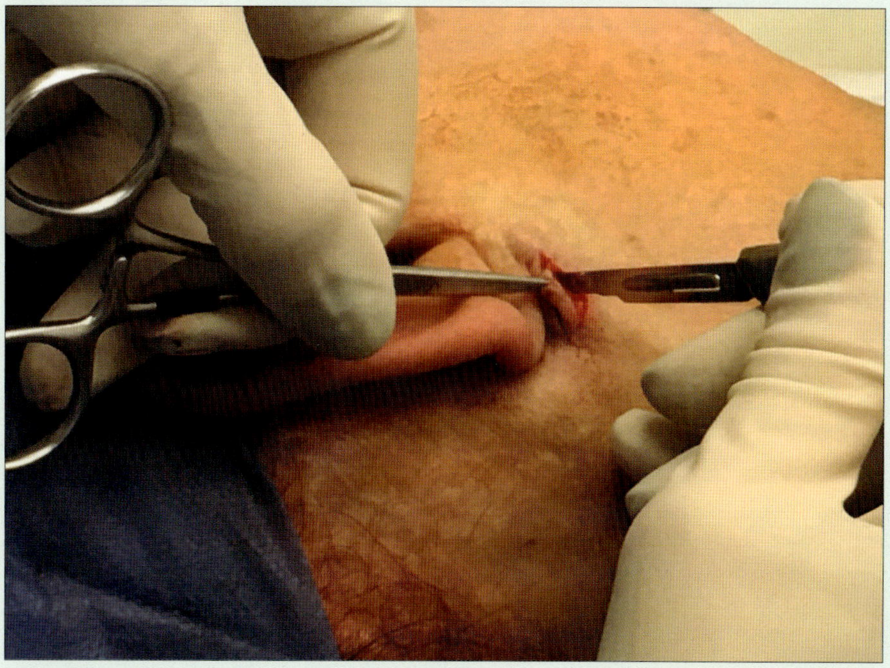

Foto 5.15 Incisión para mini *lifting* perilobular.

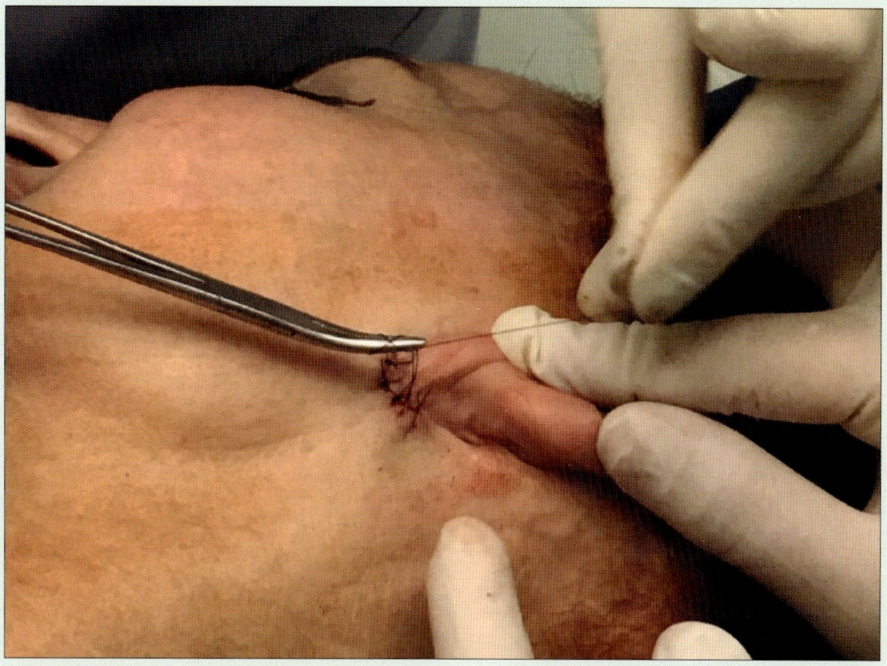

Foto 5.16 Sutura mini *lifting* perilobular.

Presentación de casos

Antes

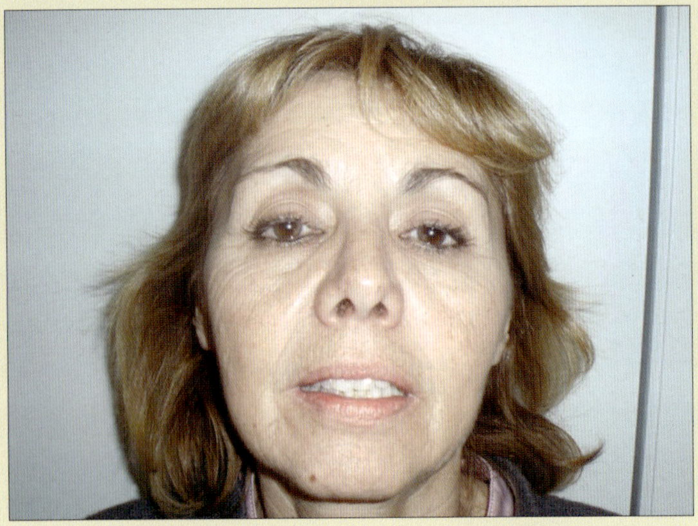

Después

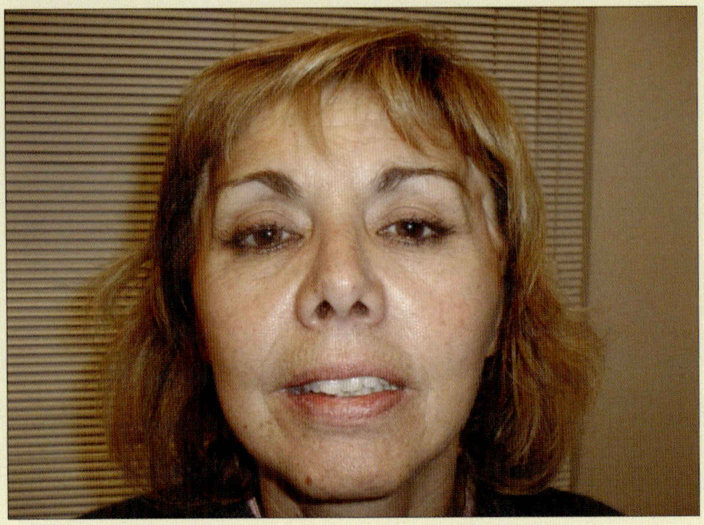

Lifting sin cortes del tercio medio, con técnica de anclaje obsérvese el reposicionamiento de la zona malar y el *refreshing* de la mirada.

Antes

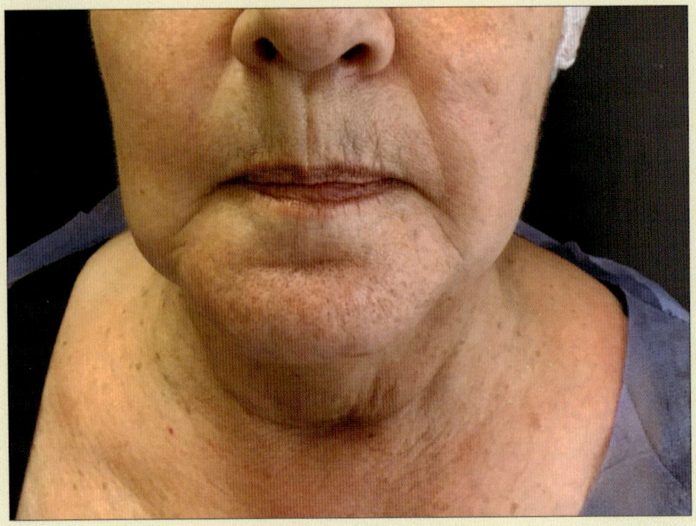

Después

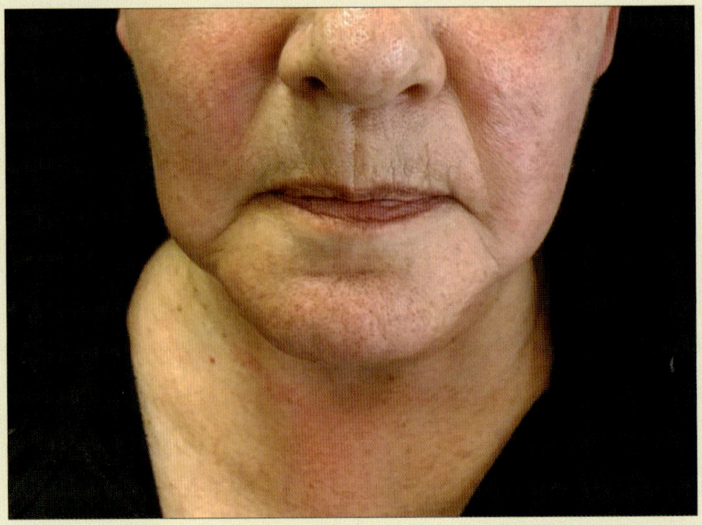

Fiberlift® de cuello, técnica de anclaje a la apófisis mastoidea.

Antes

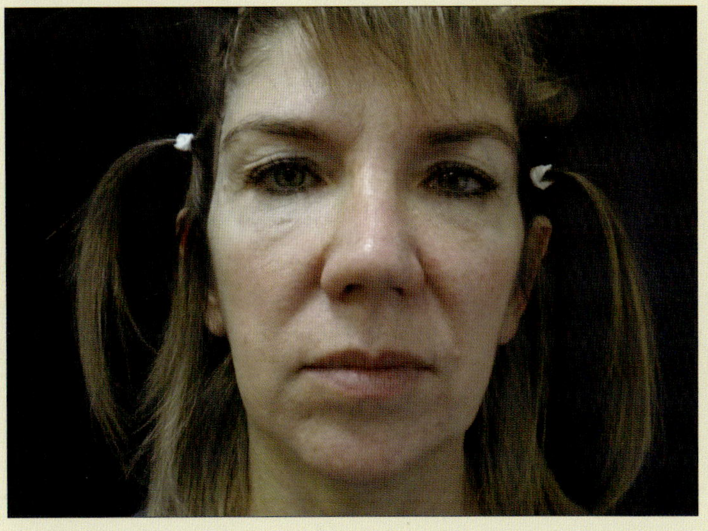

Después

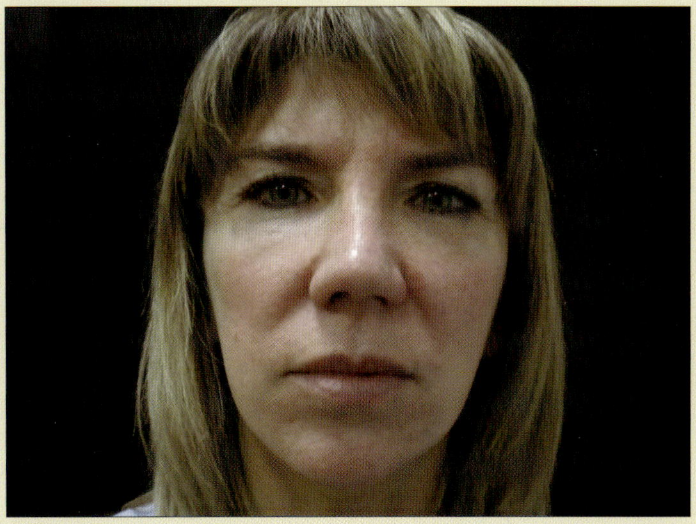

En una mujer joven, se realizó técnica de levantamiento del tercio medio con hilos de anclaje Fiberlift®, con la que se mejoraron los pómulos, los surcos nasogenianos y las líneas de marioneta.

Antes

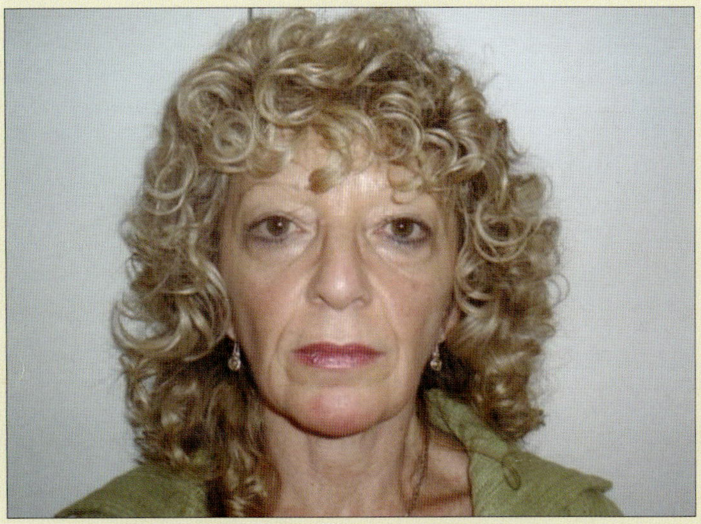

Después

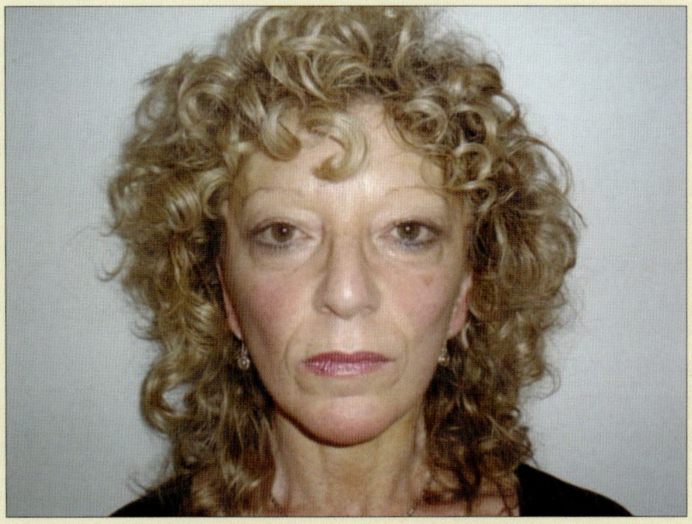

Lifting del tercio medio con hilos de anclaje con resultados muy satisfactorios, aún en personas de mayor edad con respecto al caso anterior.

Antes

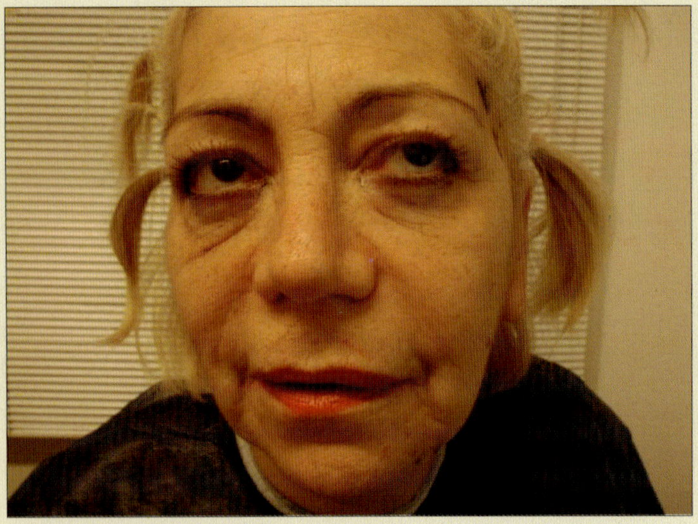

Después

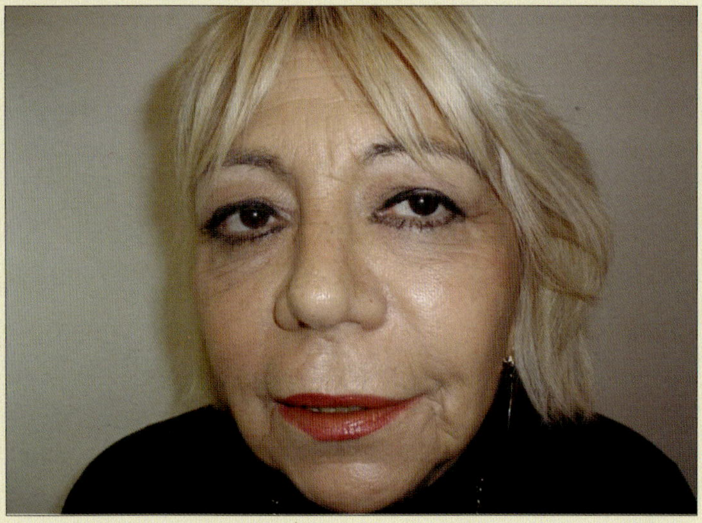

A una paciente con ptosis palpebral con indicación quirúrgica, que no deseaba blefaroplastia, se le realiza Fiberlift® de los tercios superior y se consigue una leve mejoría y medio con resultados satisfactorios.

Antes

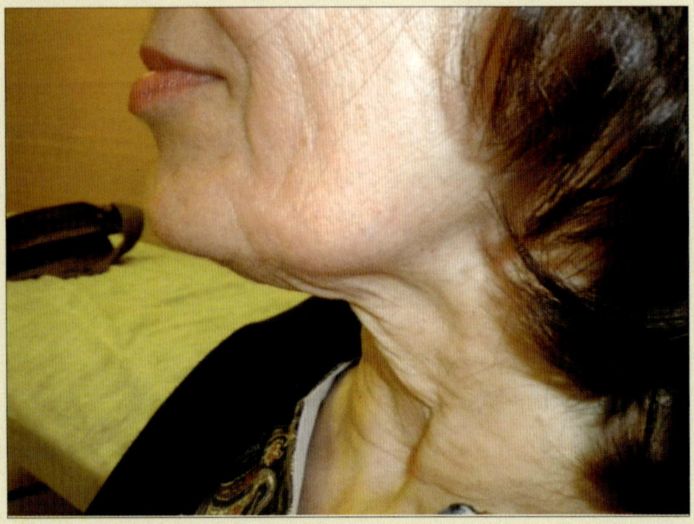

Después

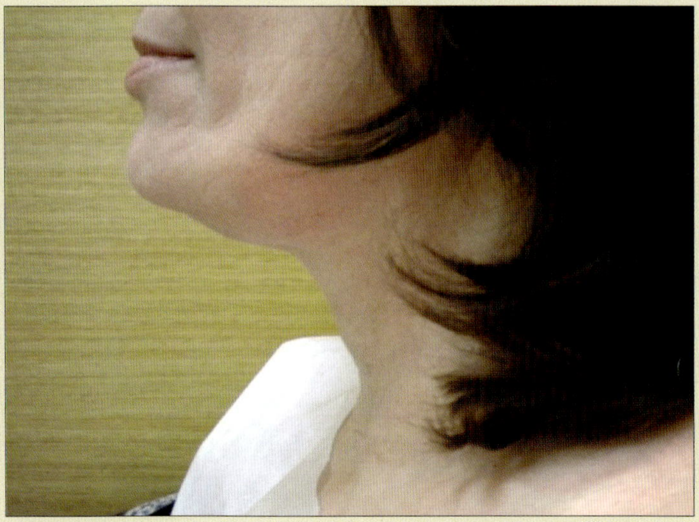

Tratamiento muy satisfactorio para el cuello de esta paciente de 72 años con técnica Fiberlift®.

Antes

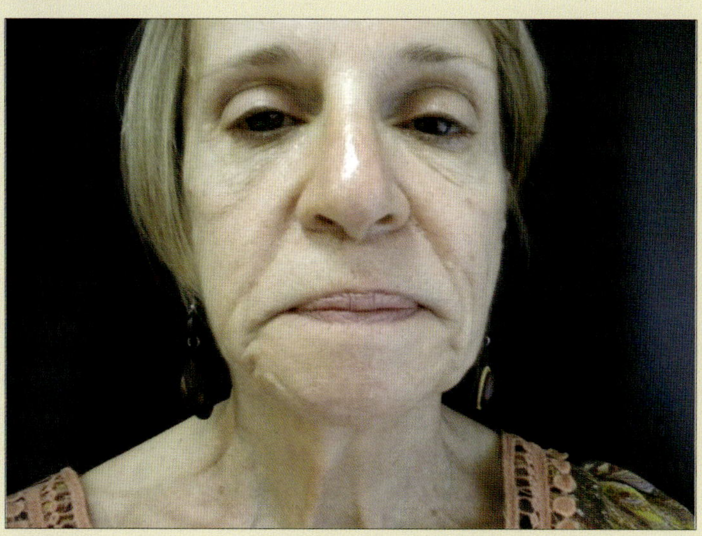

Después

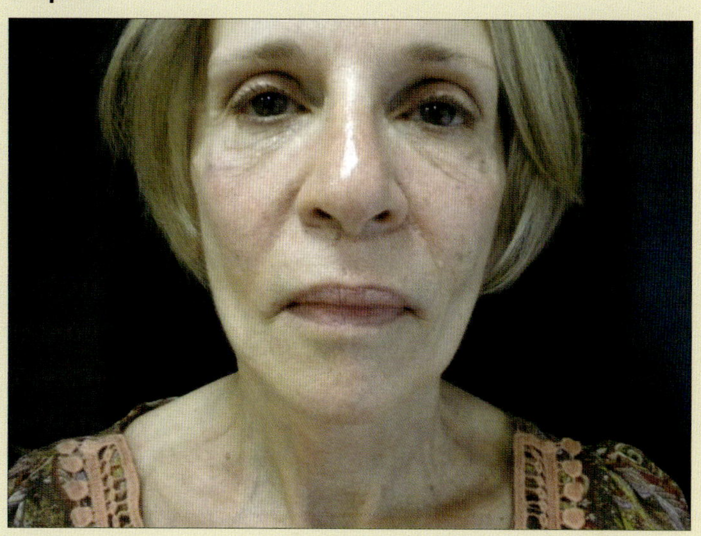

Fiberlift® del tercio medio y el cuello, con muy buenos resultados. Se reposiciona el panículo adiposo malar y se corrigen el surco lagrimal y las bandas del platisma.

Antes

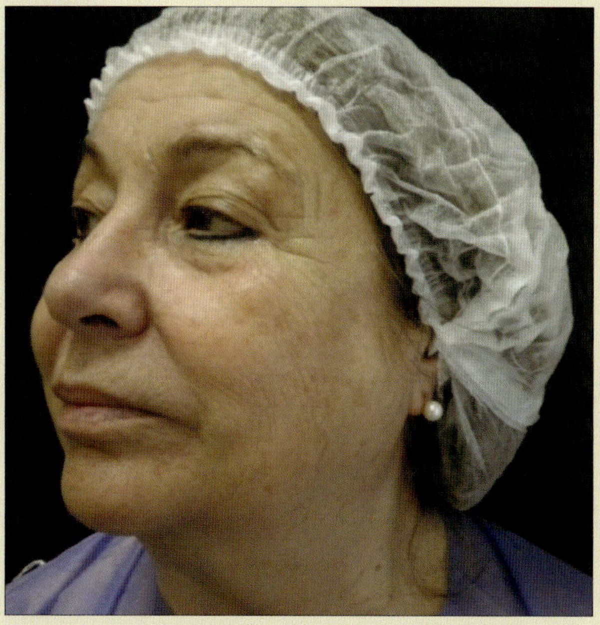

Después

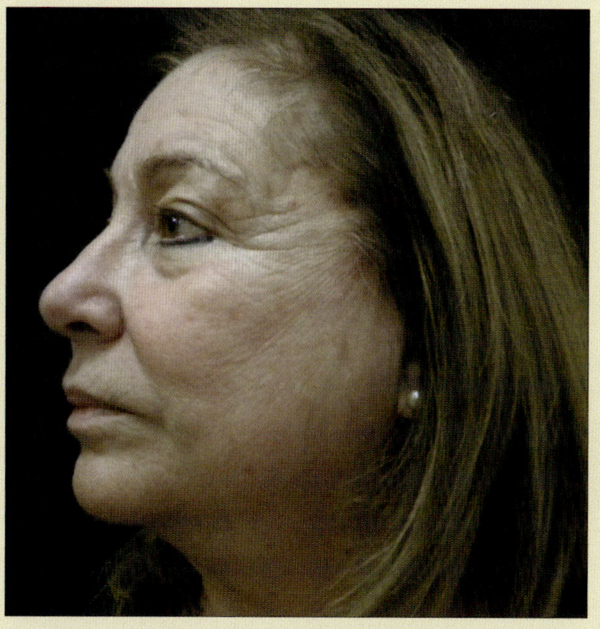

Lifting con hilos de anclaje de los tercios superior y medio; nótese la definición del borde mandibular.

Antes

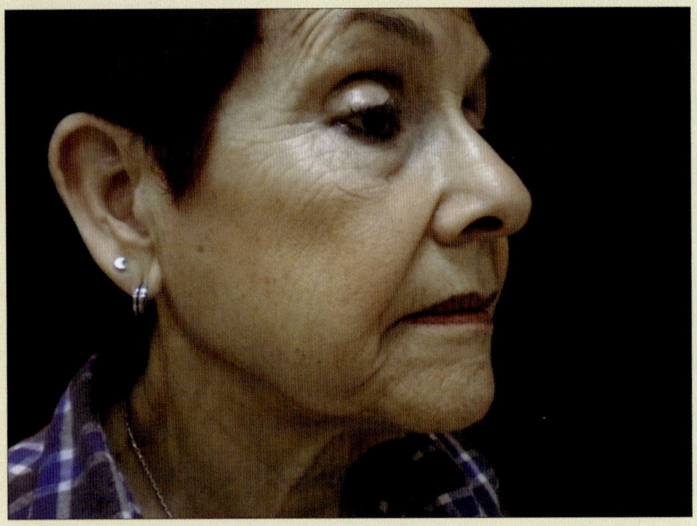

Después

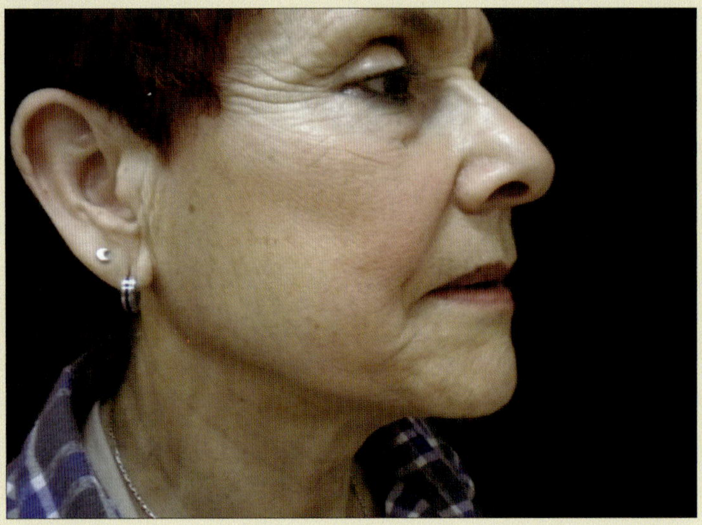

En una mujer joven, se realizó técnica de levantamiento del tercio medio con hilos de anclaje Fiberlift®, con la que se mejoraron los pómulos, los surcos nasogenianos y las líneas de marioneta.

Antes

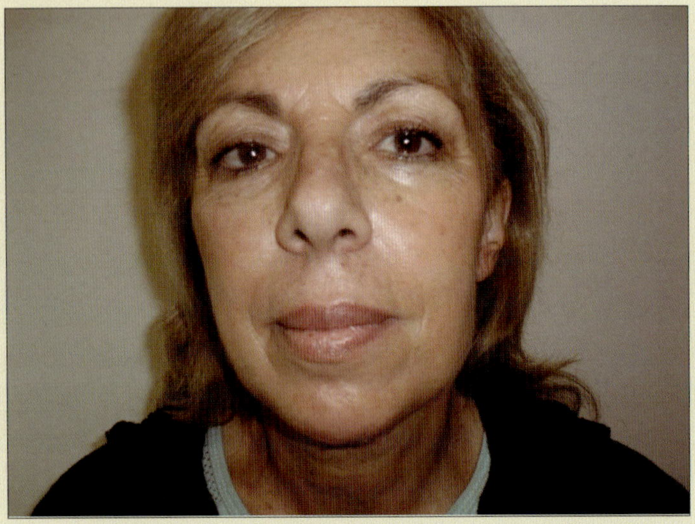

Después

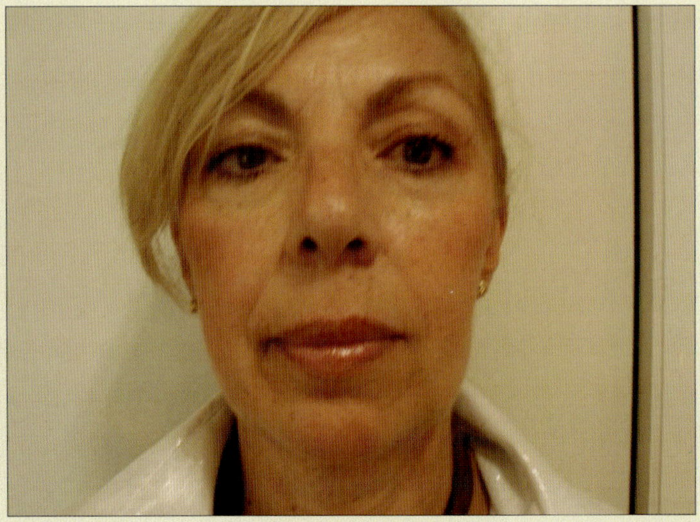

Lifting del tercio medio con hilos de anclaje con resultados muy satisfactorios, aún en personas de mayor edad con respecto al caso anterior.

Antes

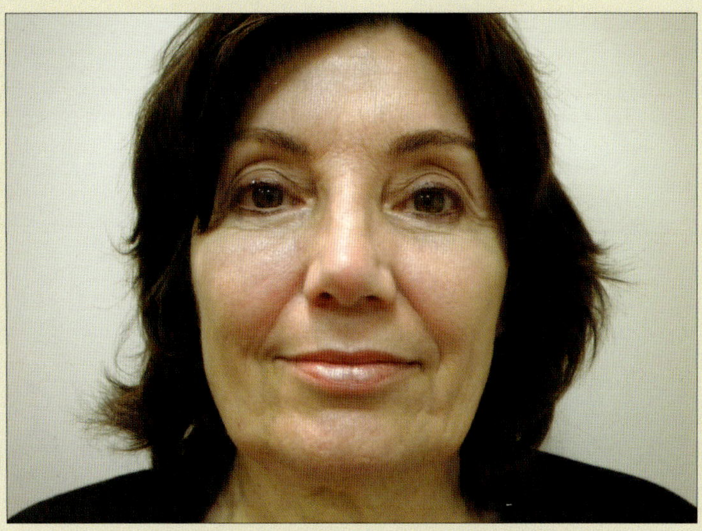

Después

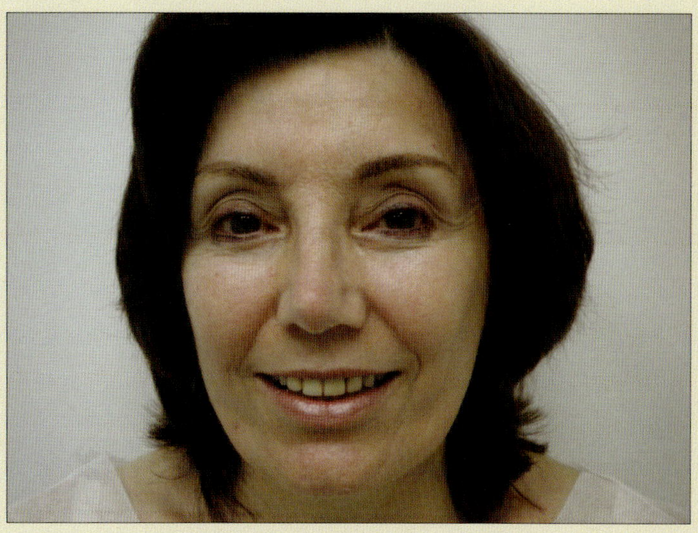

Resultado altamente satisfactorio para este *lifting* de los tercios superior, medio y cuello realizado con hilo Fiberlift®.

Antes

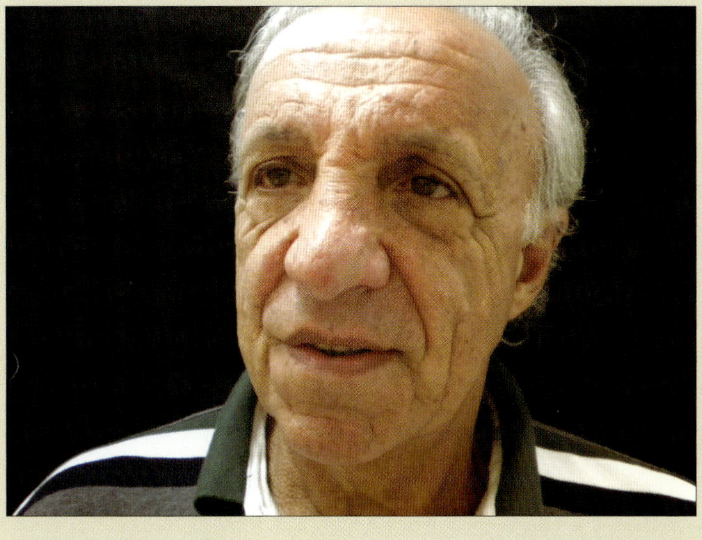

Después

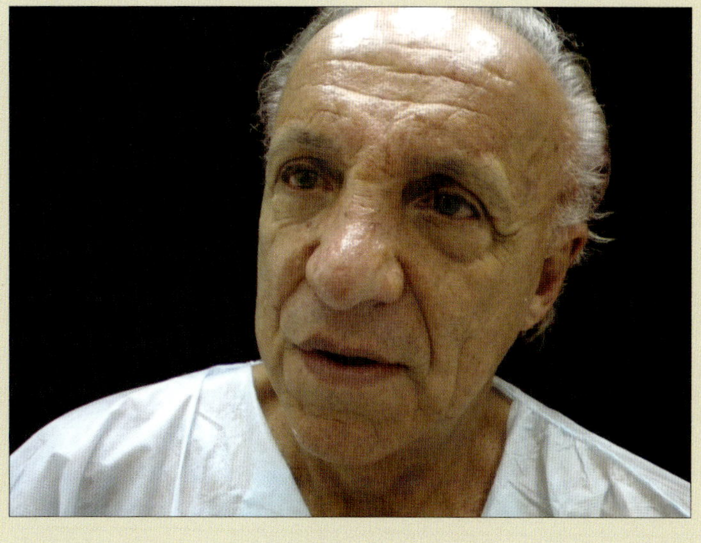

Técnica Fiberlift® para el tercio medio, con la que se obtuvo un reposicionamiento cutáneo satisfactorio.

Antes **Después**

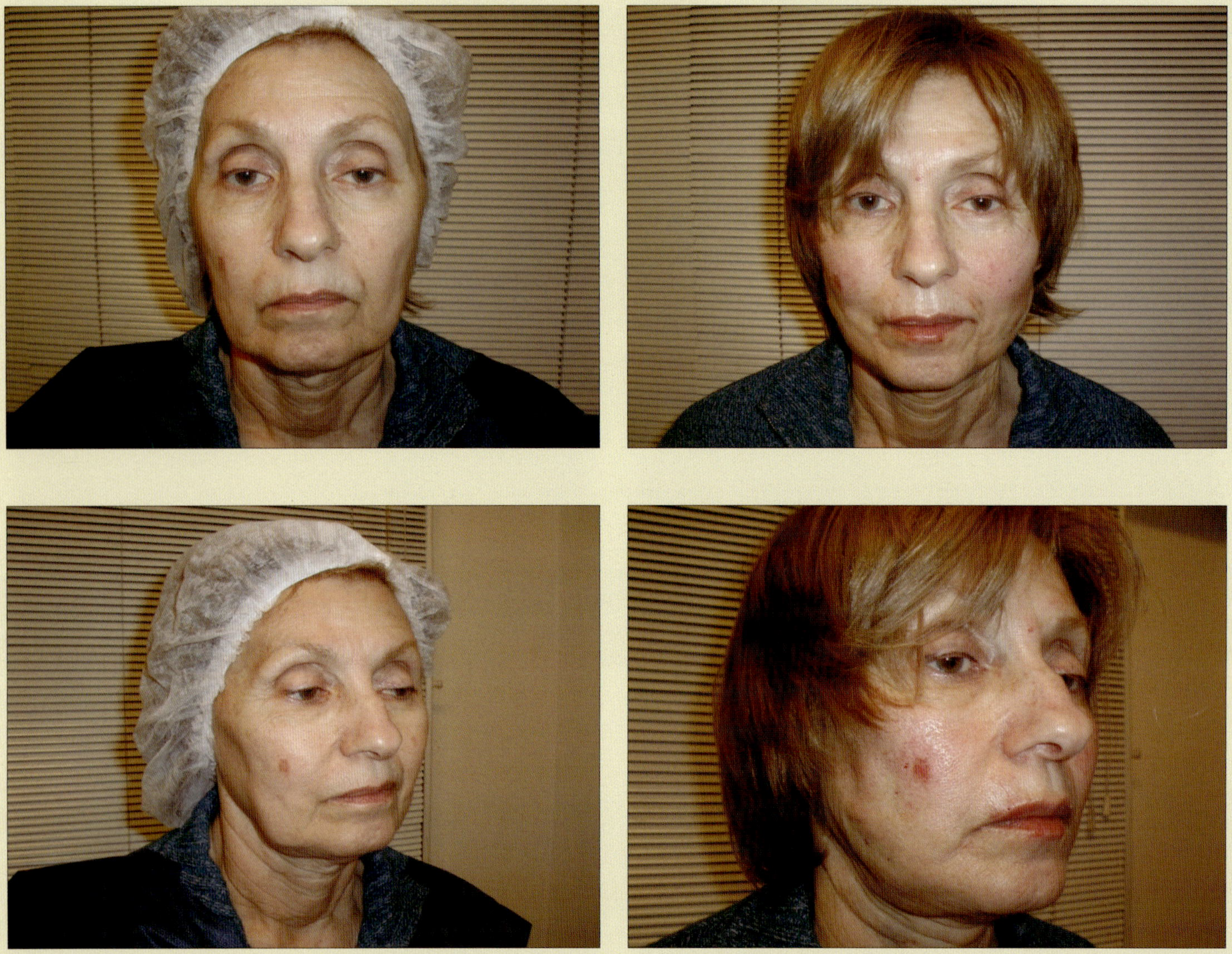

Paciente con ptosis facial muy marcada que mejoró notablemente luego del Fiberlift® del tercio medio e inferior.

Antes

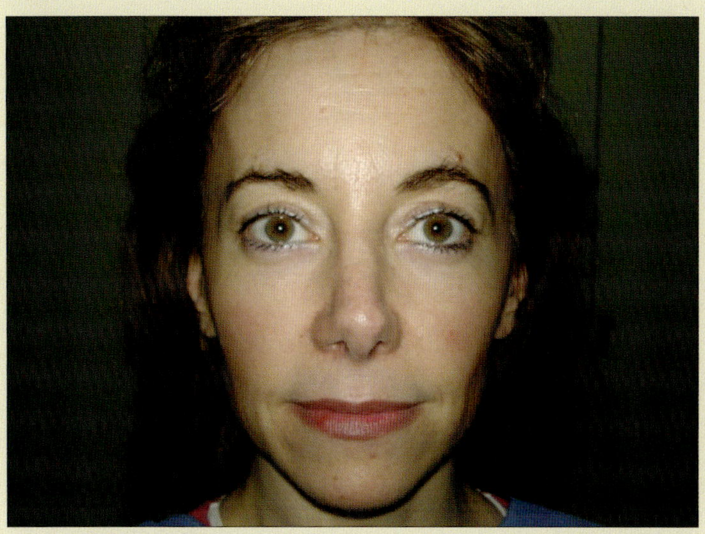

Después

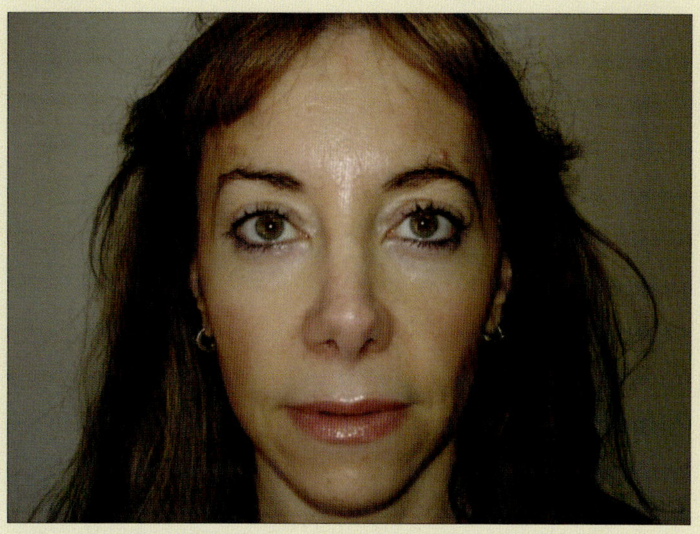

Paciente joven a quien se le practicó técnica Fiberlift® del terco superior para lograr el embellecimiento de la mirada.

Antes

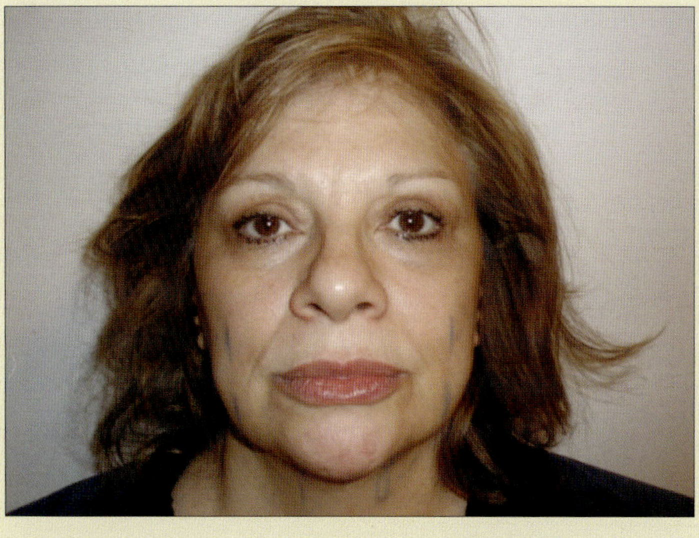

Después

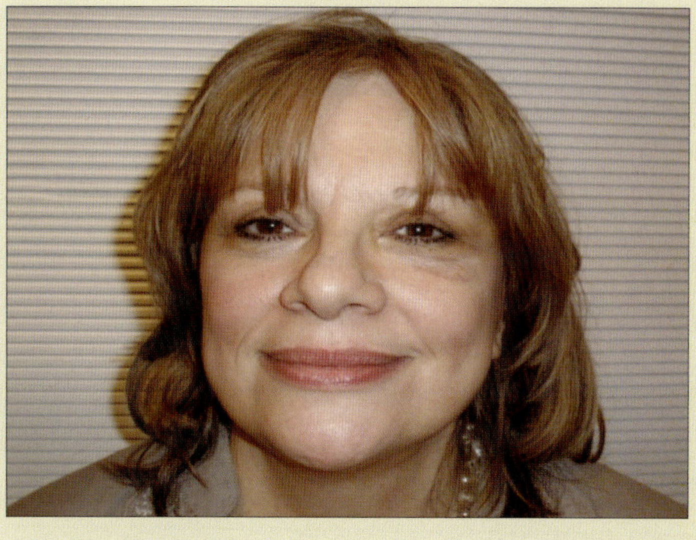

Técnica Fiberlift® del tercio medio. Resultado satisfactorio.

Antes

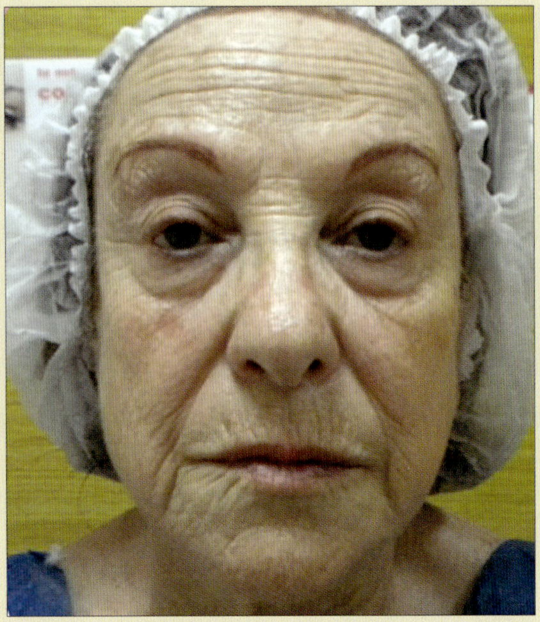

Después

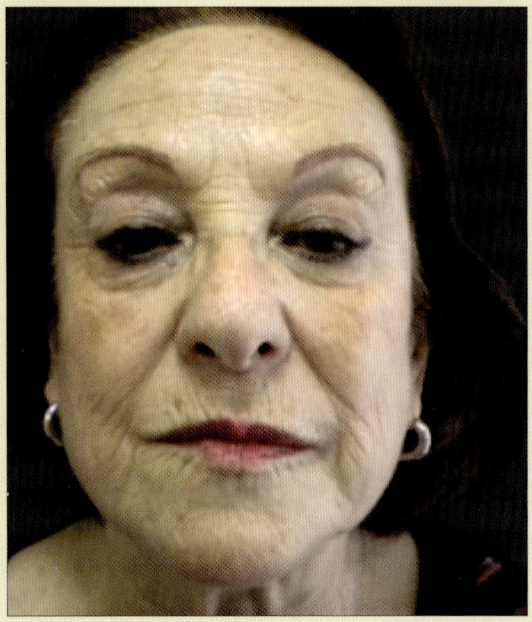

En esta paciente de edad avanzada, se puede observar el *refreshing* obtenido a partir del Fiberlift® del tercio medio e inferior del rostro.

Antes

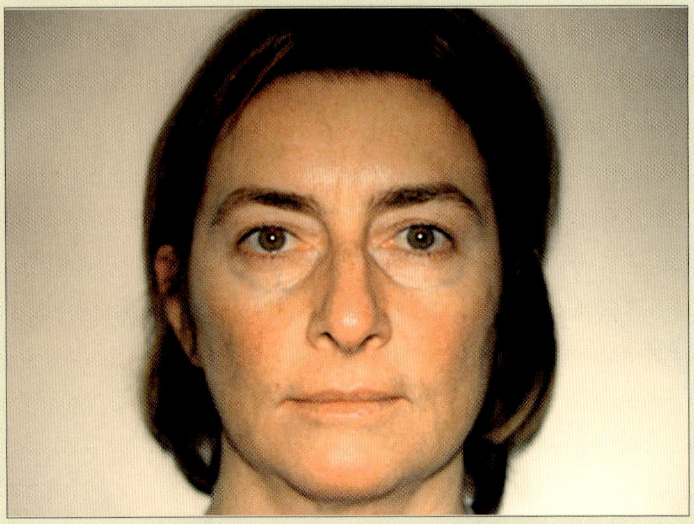

Después

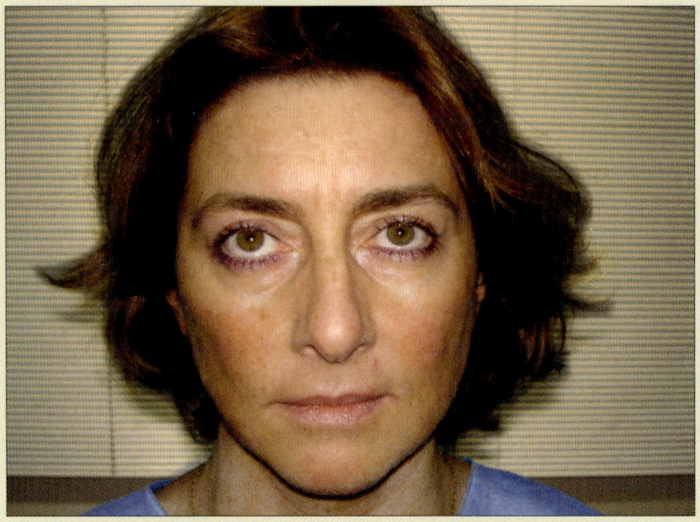

Con el método Fiberlift® en el tercio medio, se logró recuperar los ángulos de la cara, el contorno del maxilar y el diámetro zigomático, con lo que se embelleció el rostro.

6 Procedimientos faciales

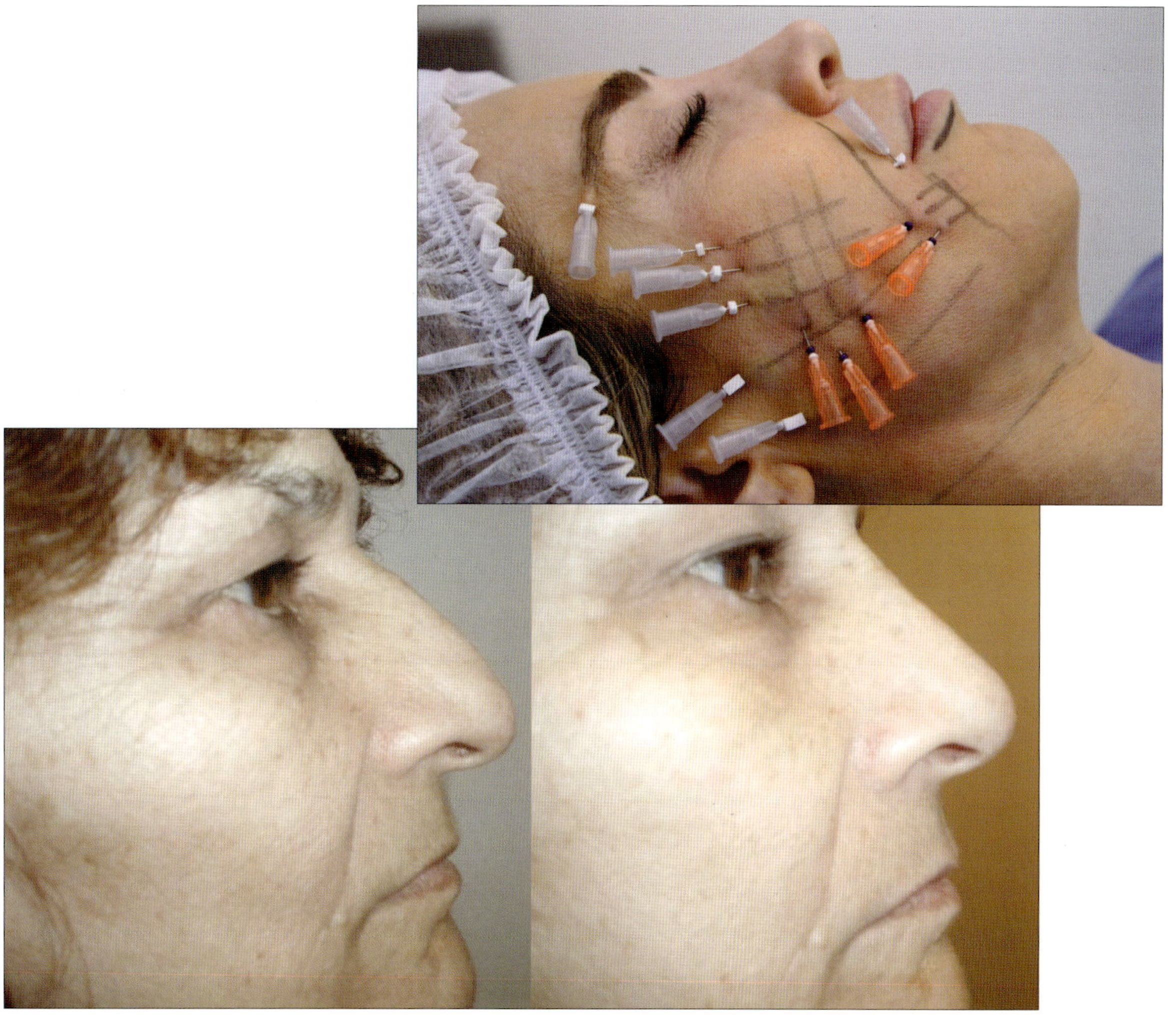

Los procedimientos referentes a la cara (Foto 6.1) los clasificamos en los que pertenecen al tercio superior, al tercio medio y al tercio inferior del rostro. En este capítulo, incluiremos también la implantación de hilos en cuello y escote, ya que, a pesar de ser procedimientos corporales, la práctica y la experiencia nos muestran que son zonas íntimamente relacionadas con los procedimientos faciales.

Las divisiones anatómicas arriba citadas, se relacionan con la armonía facial (Tabla 6.1). A mayor similitud en las longitudes de los tercios entre sí, más armónico será el rostro. Debemos recordar que el tercio superior se extiende desde el triquión —se llama así al punto superior de la línea de implantación capilar— hasta la glabela, que es el punto más prominente en la parte inferior de la frente. El tercio medio, desde la glabela hasta el punto subnasal —se llama así a la unión entre el margen inferior de la columela nasal con el labio inferior—. El tercio inferior, desde el punto subnasal hasta el gnation, punto más anterior de la sínfisis mentoniana (Foto 6.2).

Recordemos que los hilos de los que hoy se dispone en el mercado, son de diversos materiales y, en general, todos apuntan a conseguir un efecto de colagenización a lo largo de su vida útil que varía entre los 6 meses como la polidioxanona, entre 18 a 24 meses el ácido poliláctico muy utilizado también como *filler* con el objetivo de generar volumen y la policaprolactona con una vida útil igual o mayor de 24 meses. Todos estos materiales se degradan en agua y dióxido de carbono mediante un proceso de hidrólisis (Foto 6.3).

Tabla 6.1 Divisiones anatómicas del rostro

- Tercio superior: triquión-glabela.
- Tercio medio: glabela-punto subnasal.
- Tercio inferior: punto subnasal-gnation.

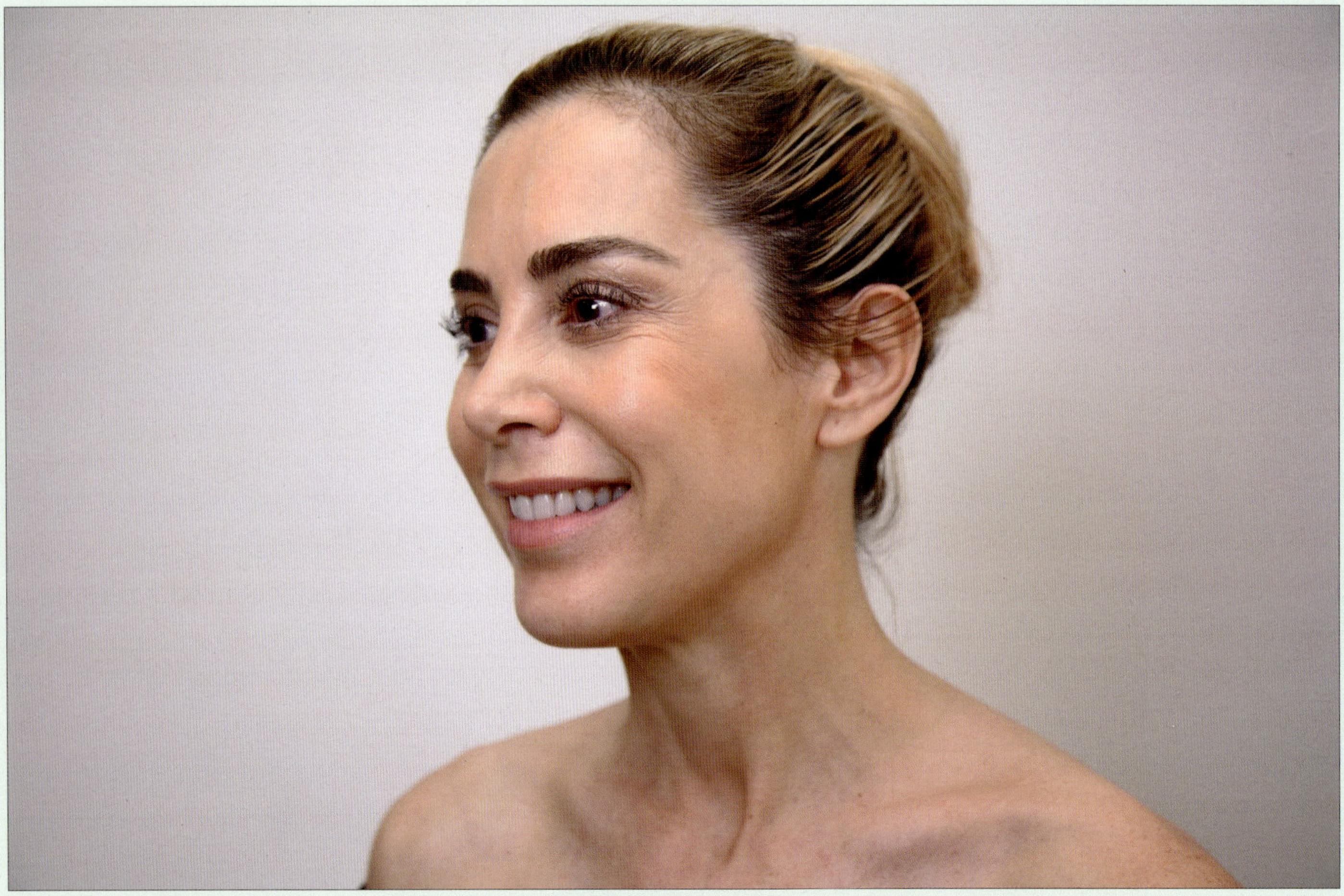

Foto 6.1 La aplicación de hilos faciales en pacientes jóvenes actúa como prevención del envejecimiento.

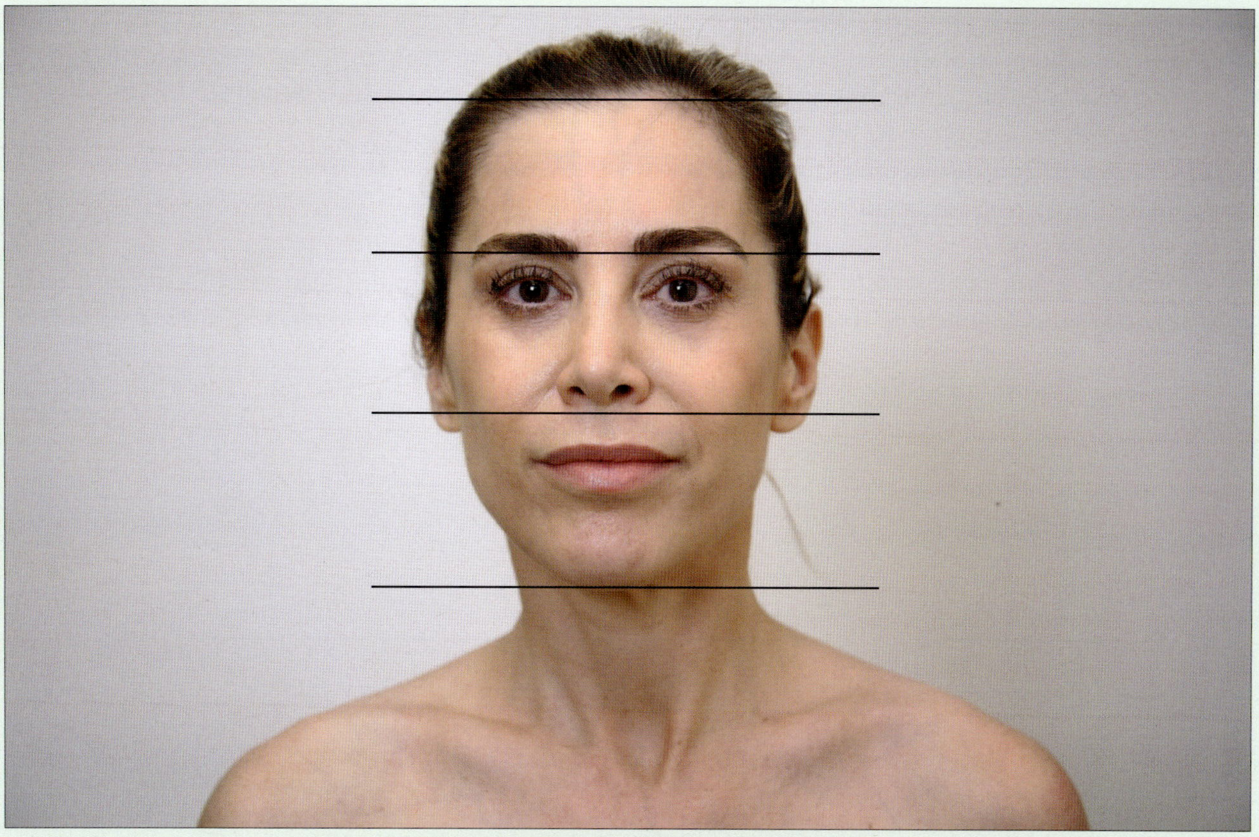

Foto 6.2 Siempre se deben estudiar el tercio superior, el tercio medio y el tercio inferior para diagnosticar mejor las necesidades de cada paciente y actuar en consecuencia buscando la armonía facial.

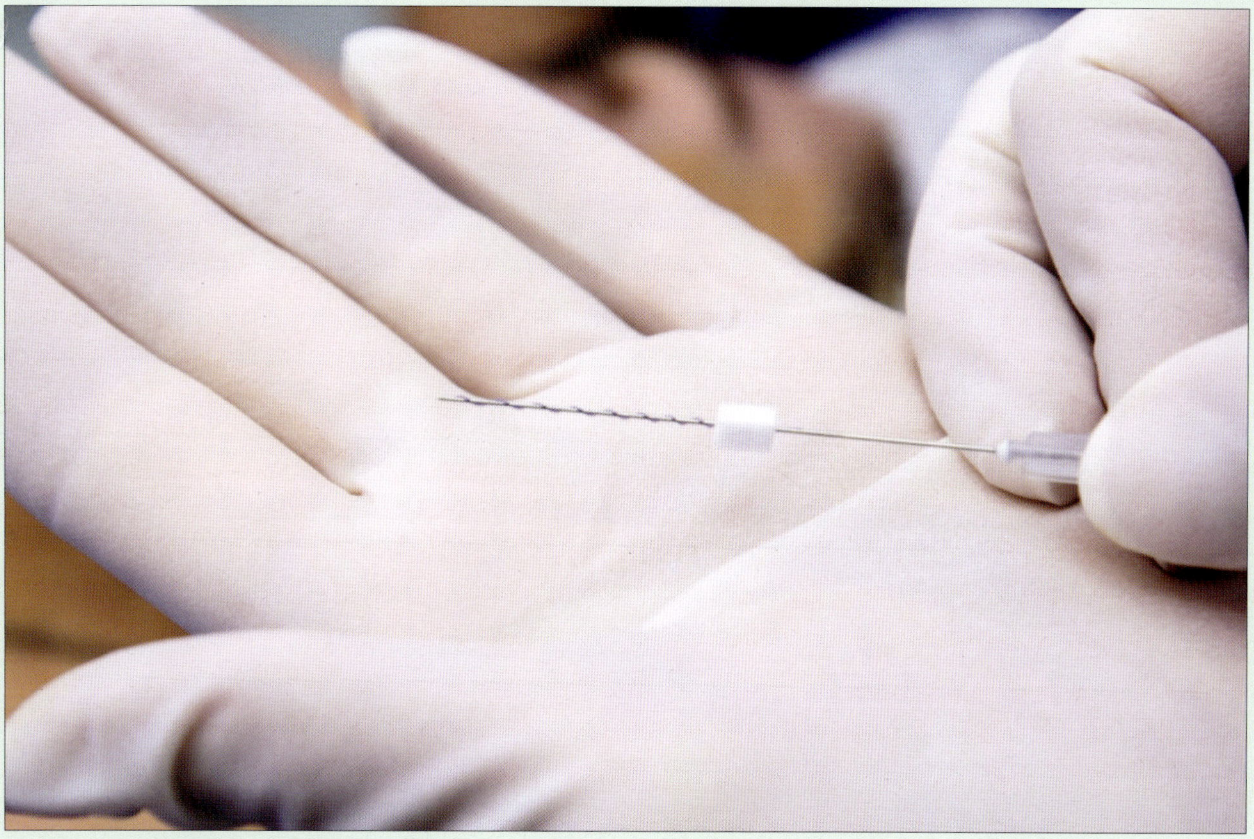

Foto 6.3 Detalle de hilo de PDO liso, tornado.

Además de estos materiales, debemos recordar que desde fines de los años noventa utilizamos los hilos de polipropileno, material no reabsorbible con resultados altamente satisfactorios en manos de médicos entrenados para su utilización y muy pedidos hoy por los pacientes que los han conocido en aquellos años.

En este capítulo, haré mención solamente a la aplicación de hilos lisos y espiculados de autosustentación para los tres tercios faciales y el cuello (Foto 6.4).

La técnica de anclaje para estas zonas descrita como Fiberlift® ha sido expuesta en el Capítulo 5, "Técnica Fiberlift®".

Aplicación de hilos en el tercio superior

En el tercio superior, deberemos ocuparnos de la zona del entrecejo y de las cejas (Foto 6.5).

Entrecejo

A lo largo de estos últimos años, hemos podido comprobar la satisfacción de los pacientes al tratar el entrecejo con hilos

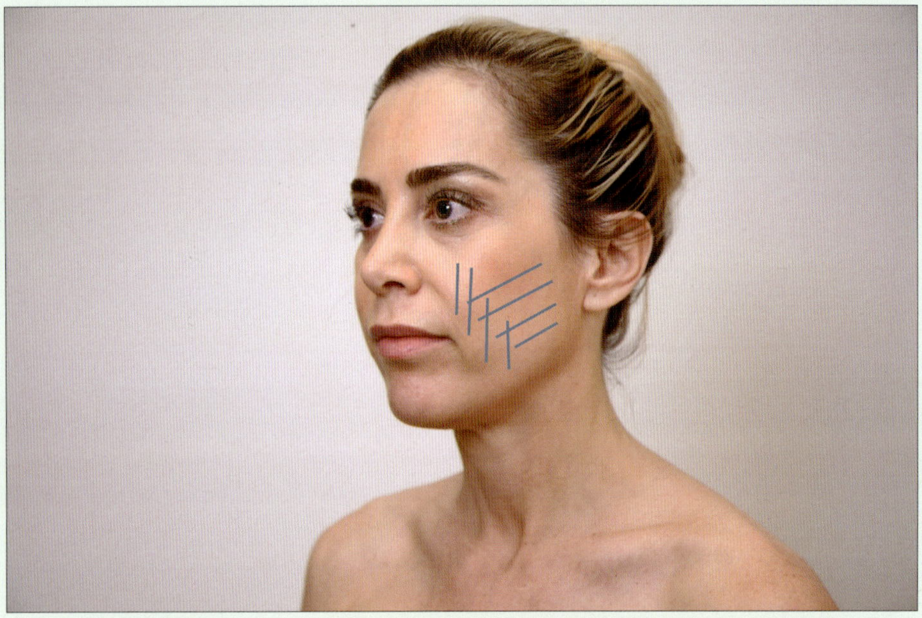

Foto 6.4 Marcaciones esquemáticas de diversos lugares faciales donde se pueden colocar distinto tipos de hilos.

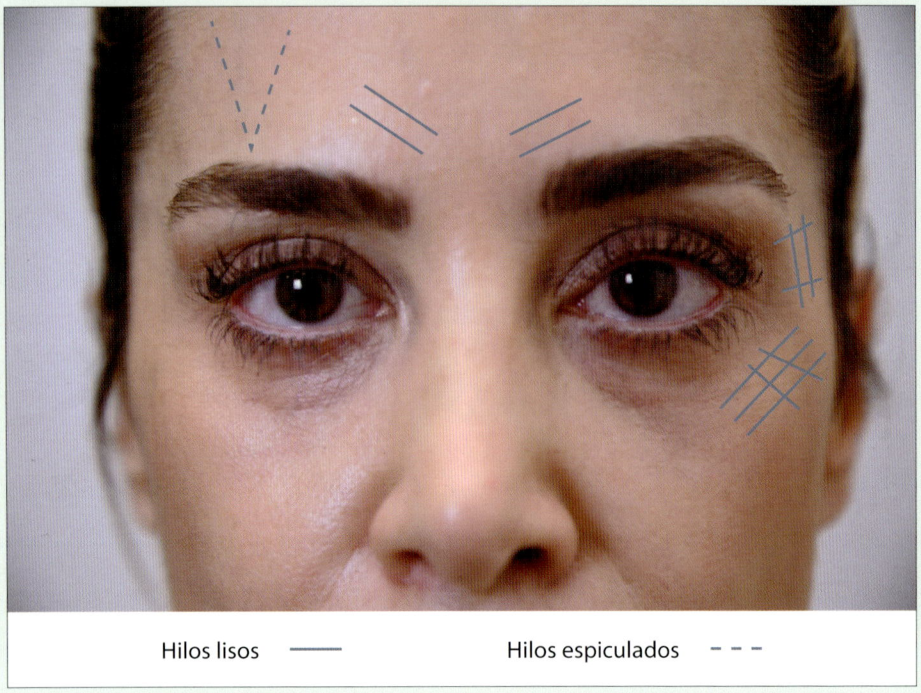

Foto 6.5 Marcaciones esquemáticas para el implante de hilos en el tercio superior.

lisos absorbibles de polidioxanona (PDO) que pueden optimizar los efectos de la toxina botulínica.

Podemos colocar estos hilos en forma diagonal, cruzando las arrugas que provocan los músculos corrugadores. También pueden ser aplicados en arrugas profundas de la frente, siguiendo el trayecto del surco.

Cejas

Con aplicación de hilos, podremos tratar la ptosis del cuerpo o de la cola de la ceja, provocada por la flacidez cutánea de la zona y la ptosis muscular.

Se pueden colocar de distintas maneras y siempre se verá cuál es la mejor forma de aplicación para cada paciente, también se evaluará qué tipo de hilo merece cada caso. Se podrán implantar hilos lisos, espiculados y también de anclaje (Foto 6.6).

Para el caso de decidir la colocación de hilos lisos o espiculados se podrán implantar en forma de "V" o de "V" invertida o, algunas veces, en forma de "L" o de "W" según las necesidades (Foto 6.7).

Elevación de las cejas con técnica Fiberlift®

Tal como se detalló en el capítulo anterior, se puede realizar una técnica Fiberlift® con hilos de anclaje con el objetivo de levantar la cola de la ceja (Foto 6.8).

Como ya se explicó extensamente en ese capítulo, se puede realizar un *lifting* de cejas con sutura y agujas Serdev sutures® y Serdev needles® (Fotos 6.9-6.12).

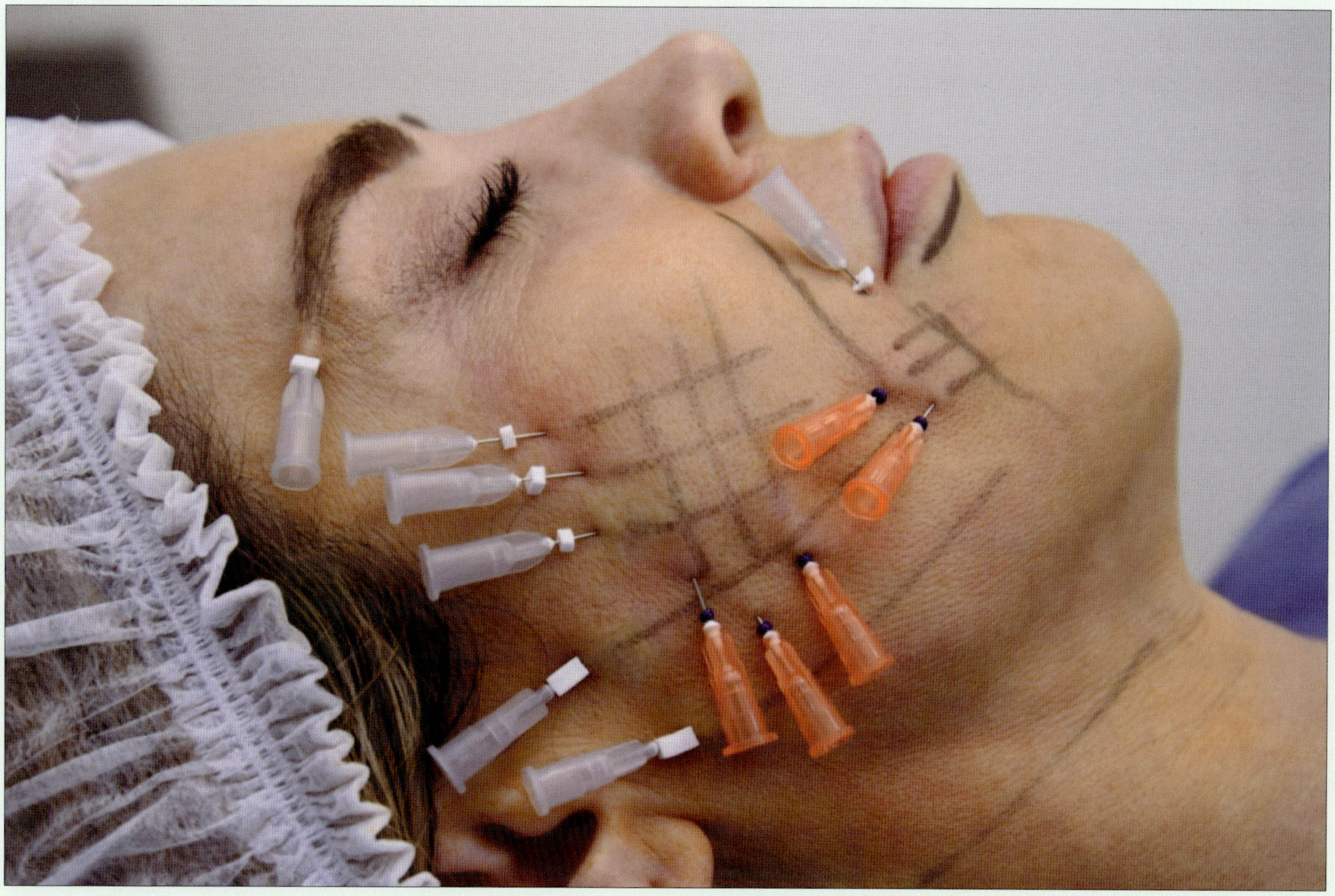

Foto 6.6 Se muestra la colocación de un hilo liso en la ceja, luego de la aplicación de hilos faciales múltiples.

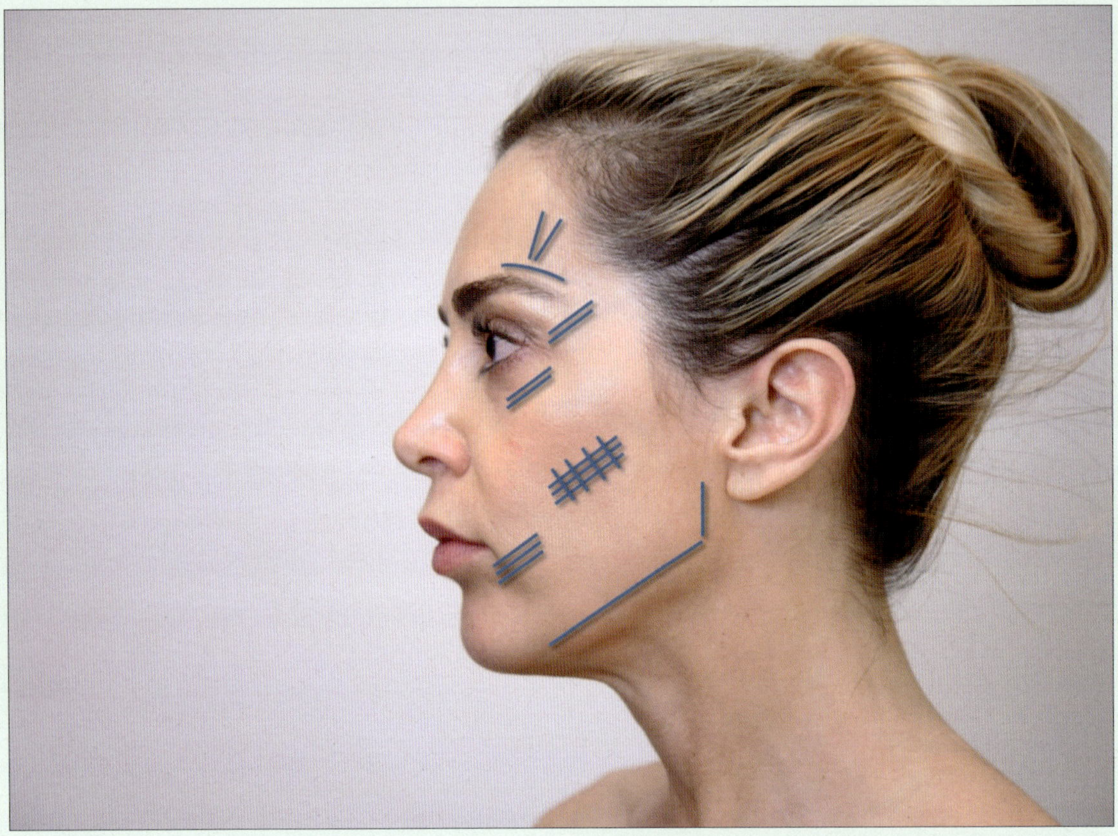

Foto 6.7 Esquema demostrativo de variadas formas de marcación del rostro para la implantación de distintos tipos de hilos.

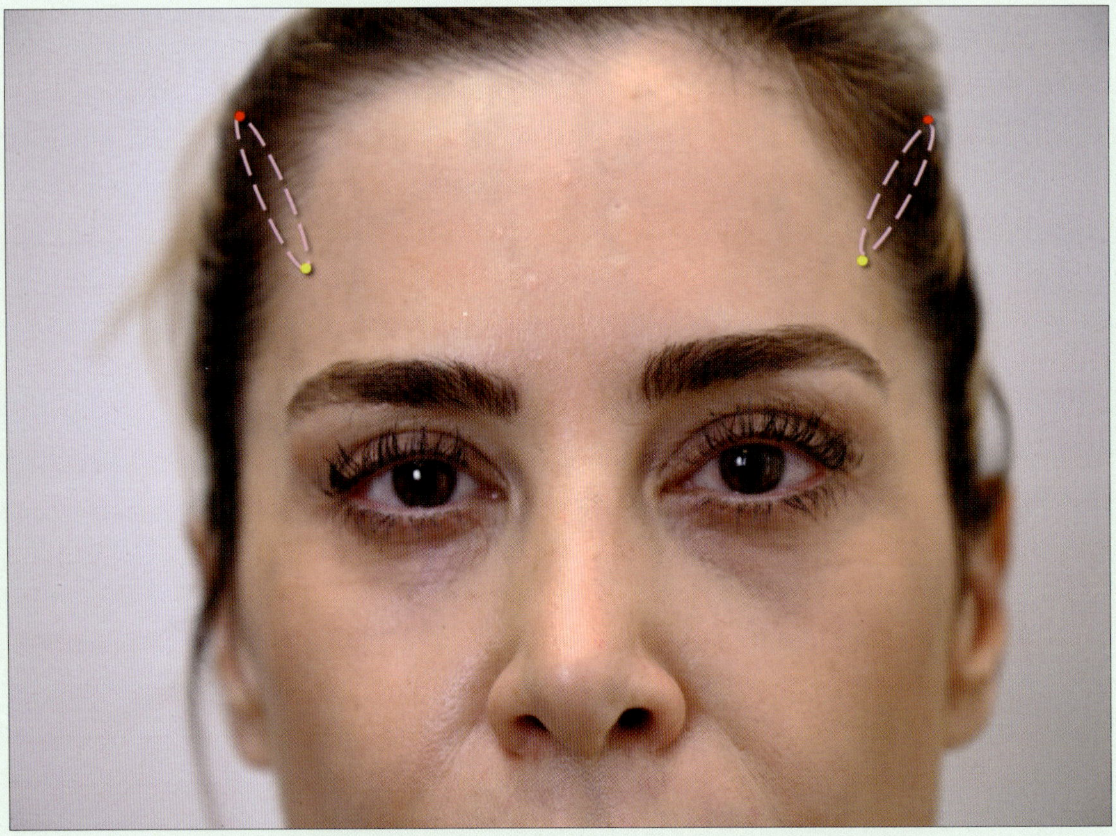

Foto 6.8 Esquema demostrativo de marcación para hilos de anclaje Fiberlift® en tercio superior.

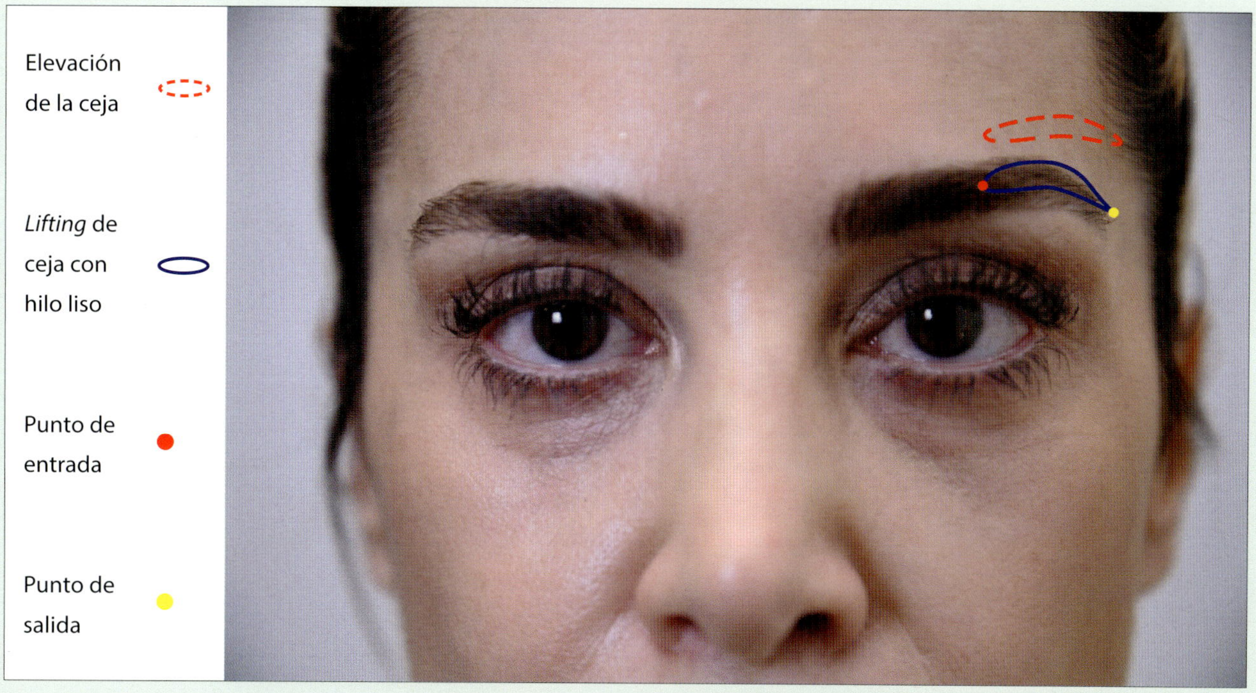

Foto 6.9 Esquema de marcación para realizar *lifting* de cejas con técnica, agujas y suturas de Serdev - Serdev Sutures®.

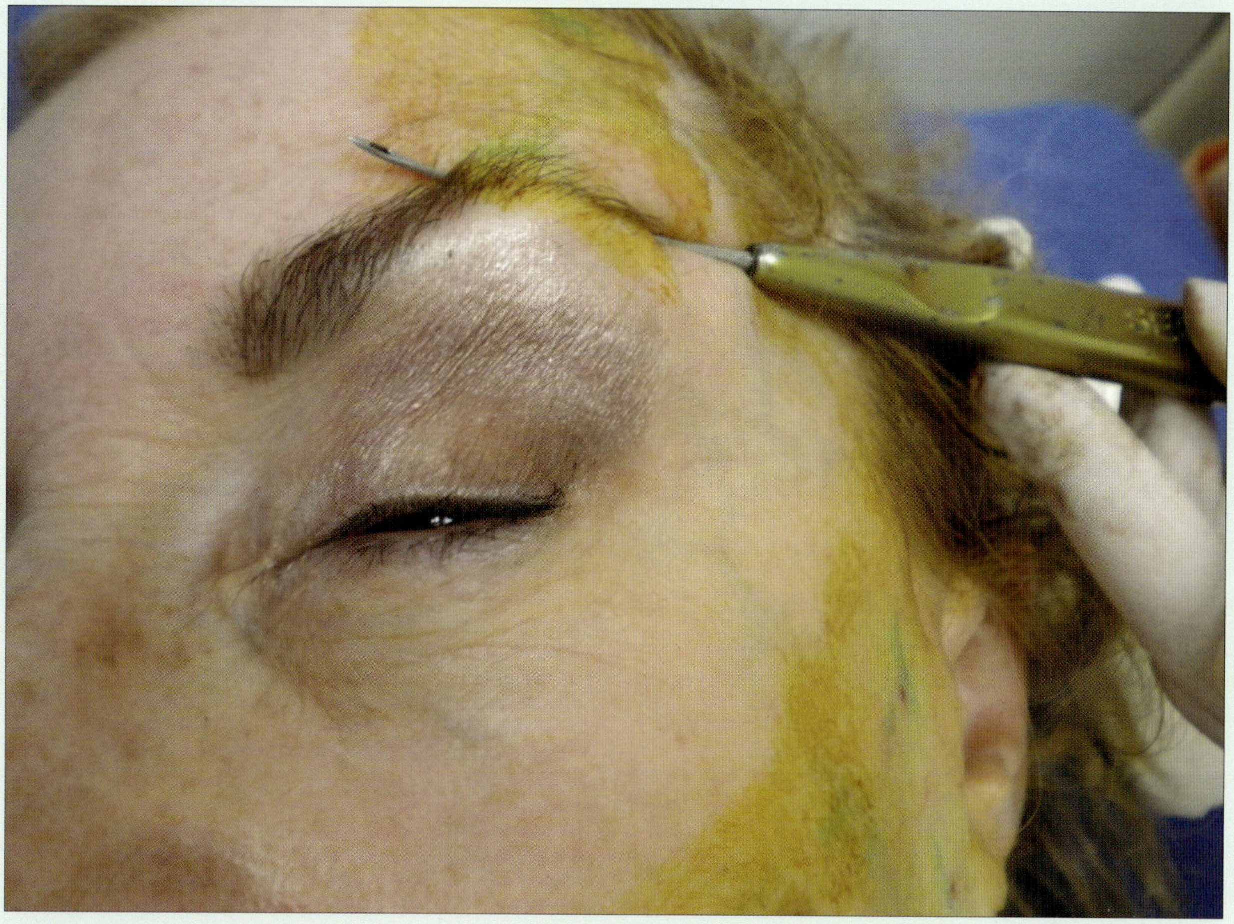

Foto 6.10 Técnica de Serdev para *lifting* de cejas, con aguja e hilo Serdev Sutures®.

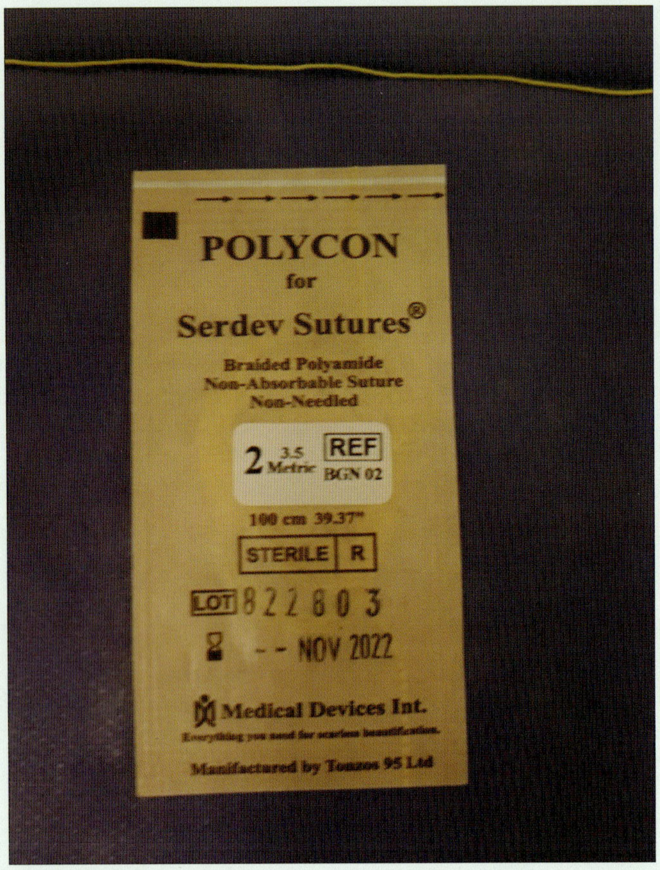

Foto 6.11 Detalle de las suturas de policaproamida elásticas de color amarillo y origen búlgaro de nombre Serdev Sutures®.

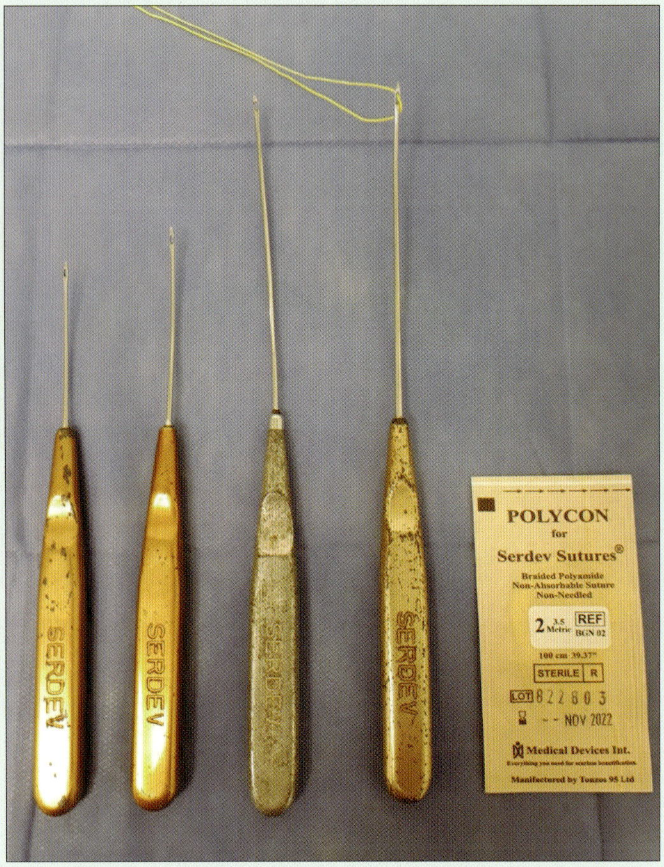

Foto 6.12 Detalle de las agujas de Serdev® en sus diferentes tamaños.

Aplicación de hilos en el tercio medio y rinoplastia con hilos

En esta zona, lo que trataremos de mejorar será la zona de las patas de gallo, los pómulos, los surcos nasogenianos, las mejillas y la nariz. Véase como ejemplo la marcación en tercio medio para realizar un enmallado y, luego, los hilos colocados (Fotos 6.13 y 6.14).

Patas de gallo

Es muy satisfactorio el tratamiento con colocación de hilos lisos absorbibles de PDO en esta zona (Foto 6.15). Se pueden colocar siguiendo el trayecto de las arrugas sobre las mismas patas de gallo y también colocándolos perpendicularmente a ellas para lograr un enmallado que ayude a generar un marco conectivo adecuado (Foto 6.16 y *v.* Foto 6.7).

Pómulos

Tenemos distintas formas para trabajar en esta área. Entre ellas, podemos pensar en colocar hilos espiculados 3D que nos otorgarán la creación de una visco-suplementación subdérmica en tres dimensiones (Foto 6.17).

Como siempre, deberemos comenzar con la marcación, luego la antisepsia de la zona y, luego, la anestesia local correspondiente, como ya se ha explicado (Foto 6.18).

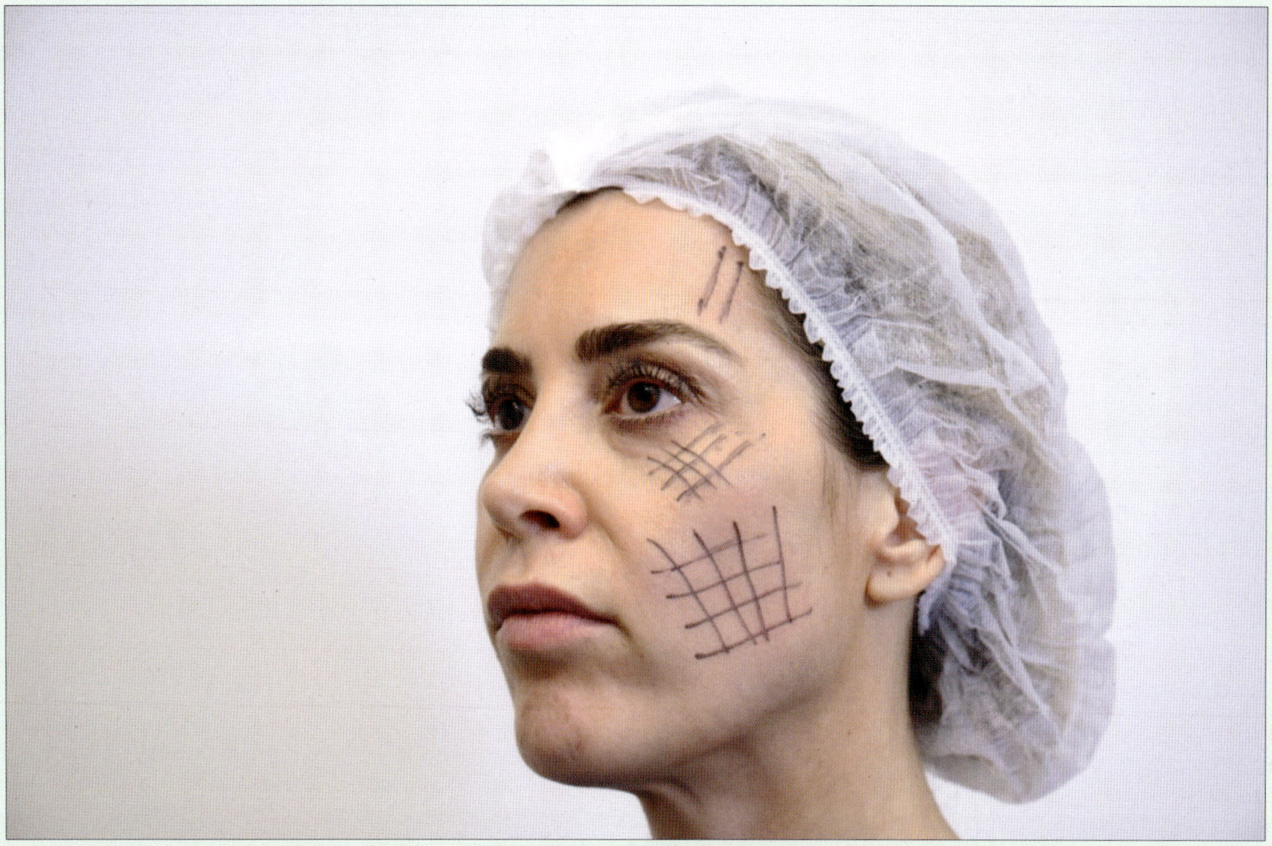

Foto 6.13 Múltiples marcaciones para la colocación de distintos hilos faciales.

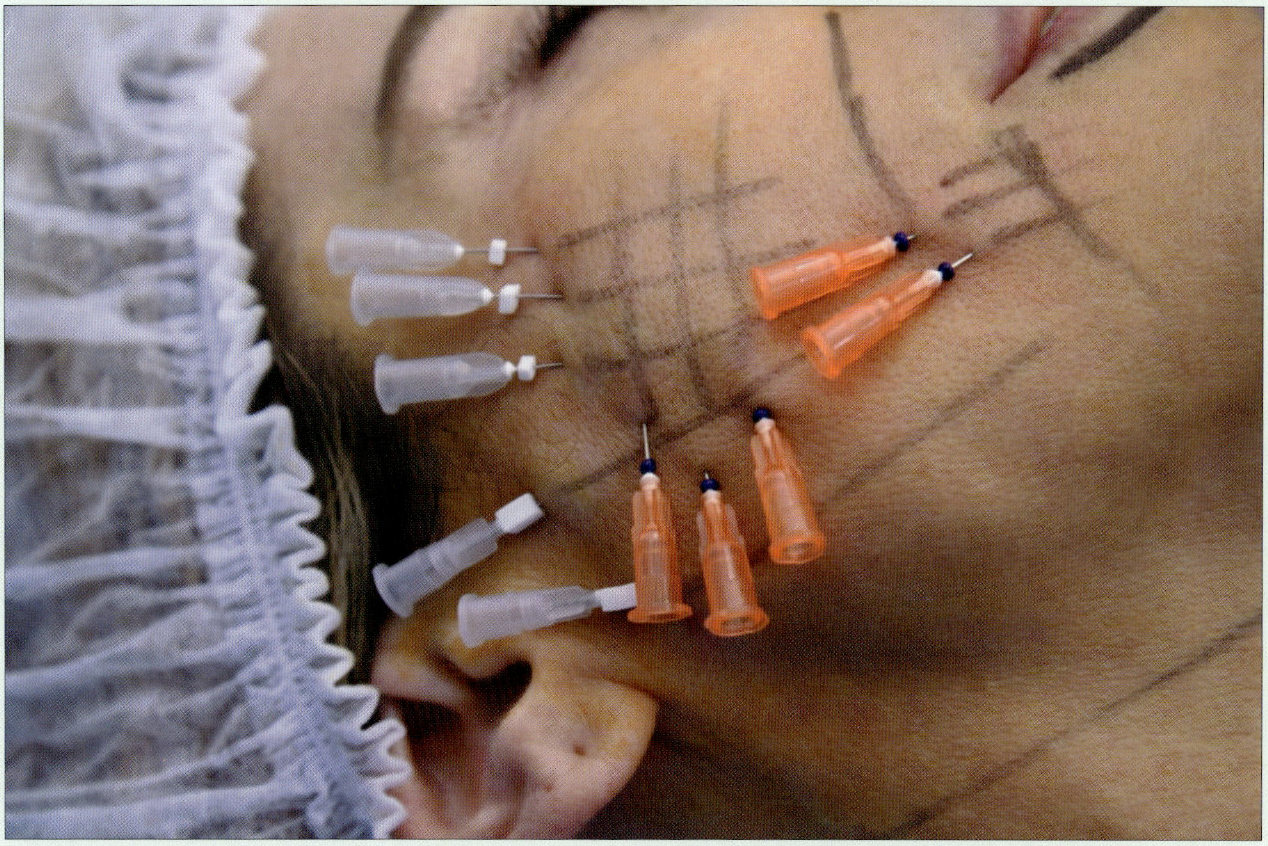

Foto 6.14 Múltiples hilos de PDO lisos de distintos tamaños colocados en el rostro.

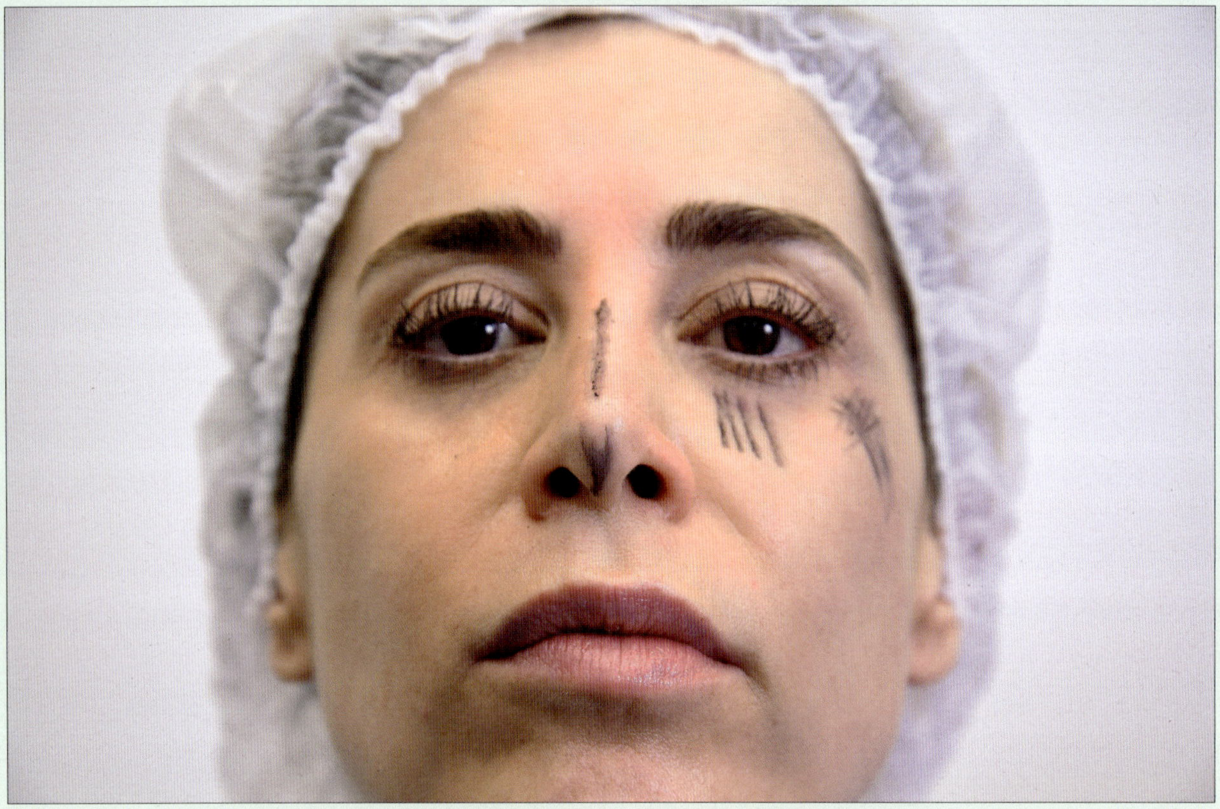

Foto 6.15 Obsérvese el dibujo para colocar hilos lisos cortos de PDO en forma de entramado en "patas de gallo", de esta manera se optimiza la generación de colágeno y fibras reticulares, que le dan un nuevo marco subdérmico a la zona.

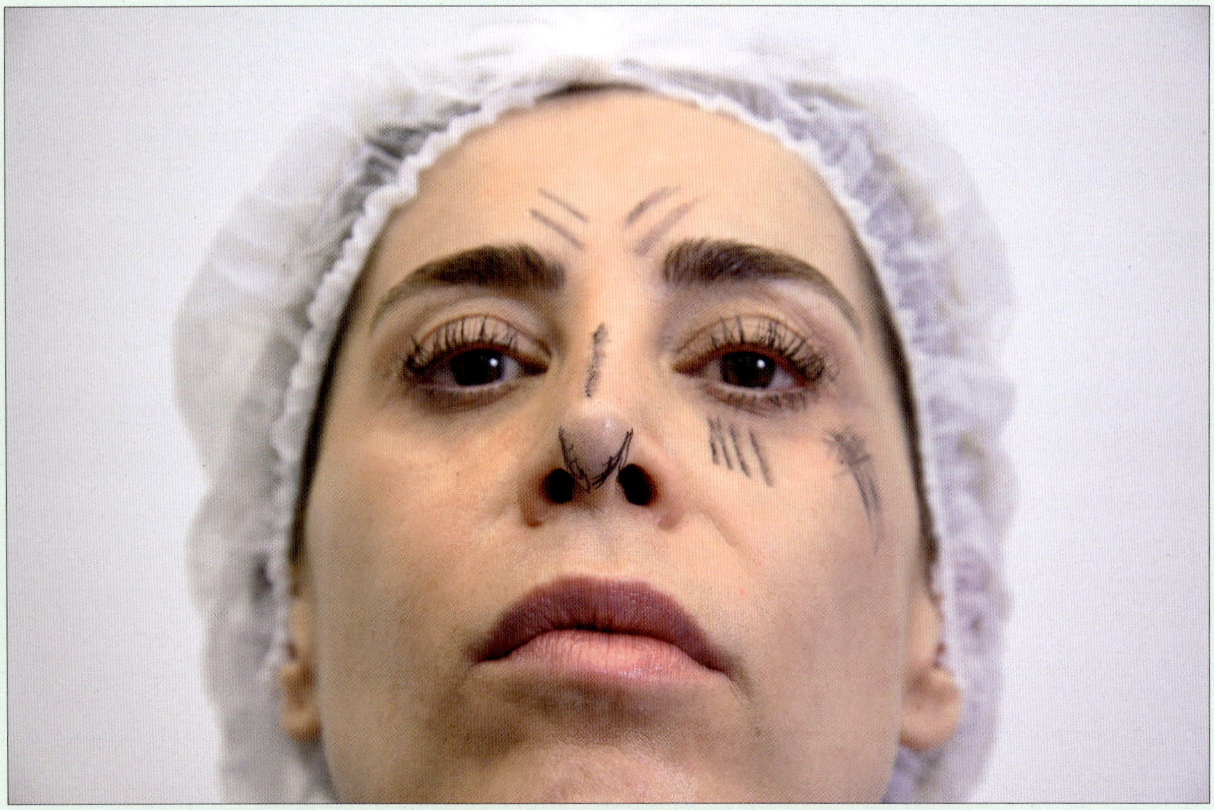

Foto 6.16 Marcaciones múltiples para trabajar en entrecejo, "patas de gallo", párpado inferior, dorso y punta nasal. Se colocarán hilos lisos e hilos espiculados especiales para la nariz.

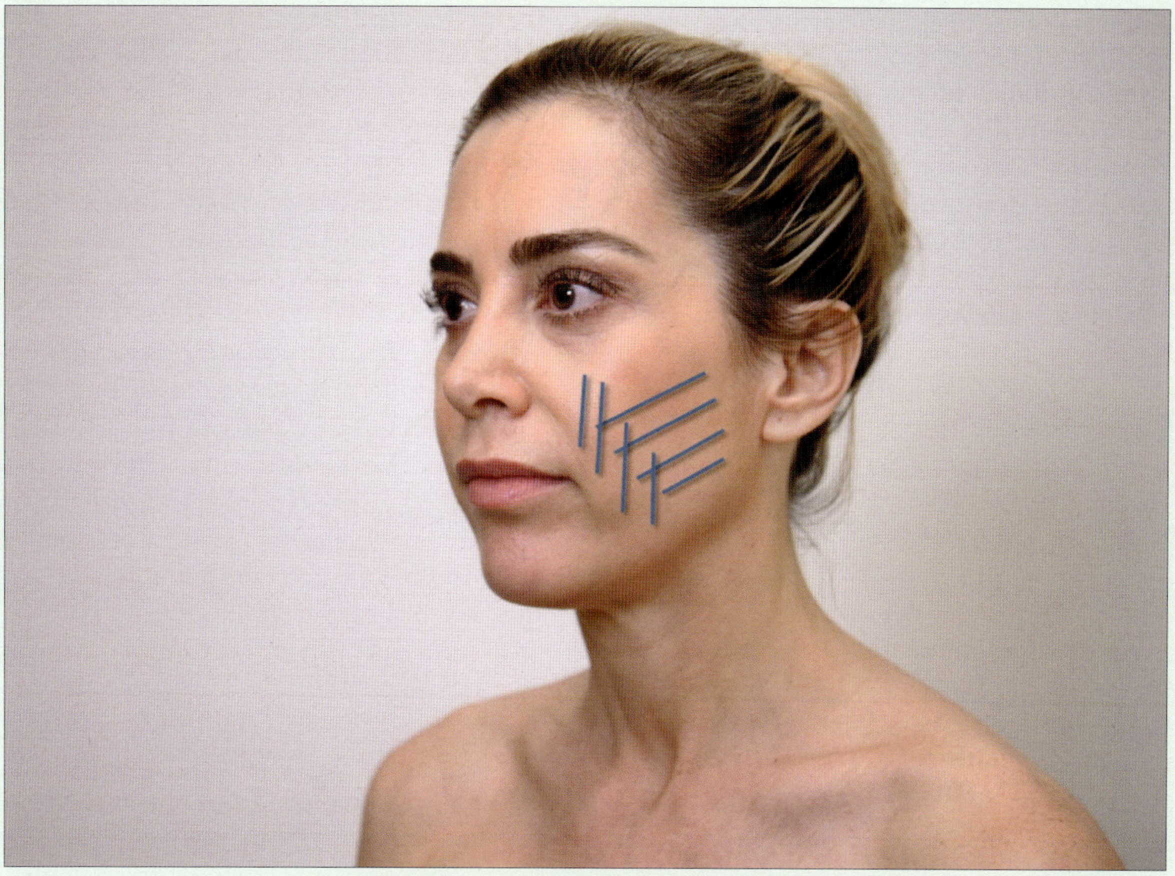

Foto 6.17 Esquema de marcación para procedimiento facial con hilos. Las líneas horizontales son para hilos espiculados y las líneas verticales señalan la posición de hilos lisos de revitalización y densificación.

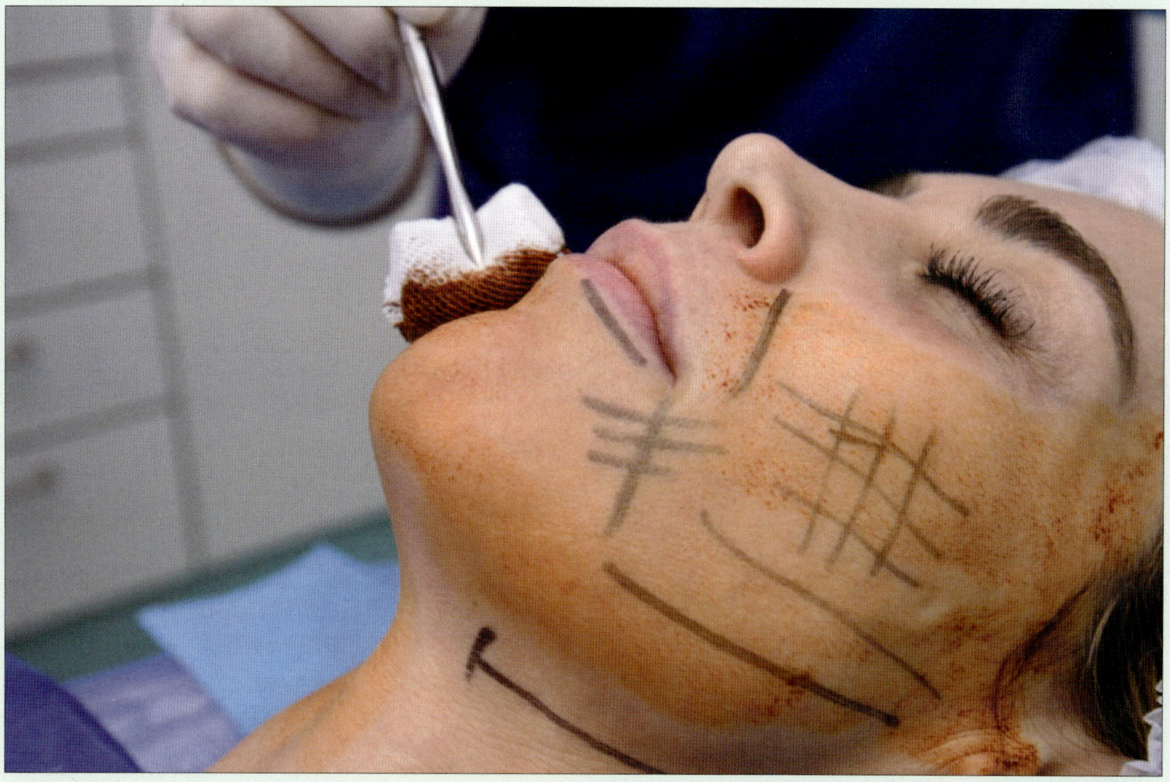

Foto 6.18 Antisepsia.

Hay distintas formas de colocación de los diversos hilos por los que podemos optar. Por ejemplo, como ya he mencionado, podemos hacer la llamada zetaplastia colocando dos hilos espiculados bidireccionales o 3D de 60 mm o 90 mm, de acuerdo a las dimensiones del rostro que debamos tratar, paralelos al borde del maxilar inferior y otro hilo similar en diagonal describiendo una zeta. Cabe aclarar que esa zeta no será completa, es preferible cerrarla un cm antes del punto distal del hilo inferior, que bordea el maxilar para evitar que la comisura de la boca sufra un alargamiento que restaría armonía al aspecto de la cara (Foto 6.19).

Otra forma de aplicación puede ser la que ya hemos mencionado en el capítulo anterior: "en vela de barco". Como dijimos, en este caso colocaremos dos hilos espiculados de 90 mm 3D con cánula o con aguja, en forma horizontal, en paralelo como en el caso anterior, y otros dos en forma vertical dibujando un ángulo agudo con vértice superior (Foto 6.20).

Para esta zona también podemos pensar en hilos espiculados de policaprolactona o de ácido poliláctico que tienen una mayor duración antes de su reabsorción. Recordemos que la polidioxanona tiene un período de vida útil antes de su absorción de 6 meses, mientras que el ácido poliláctico se encuentra en el orden de los 18-24 meses y la policaprolactona se absorbe por hidrólisis igual que los anteriores en un período igual o mayor de 24 meses (*v.* Foto 6.3).

Para embellecimiento y rejuvenecimiento del tercio medio también suelo hacer un *lifting* con suturas como se muestra en la Foto 6.21 con Serdev sutures® y Serdev needles®.

Surcos nasogenianos y mejillas

Otra forma de aplicación de los hilos espiculados para resaltar el pómulo es aplicar, por un lado, un hilo espiculado 3D o 4D (considerando que todas estas nomenclaturas comerciales son publicadas por sus fabricantes para destacar los hilos con mayores posibilidades de ejercer el efecto *lifting*) de 90 mm de largo desde la prominencia del arco cigomático hasta la comisura labial o hasta el surco nasogeniano de acuerdo a la edad de la paciente. El hilo, al pasar por el ligamento cigomático cutáneo de McGregor, ayudará a fijar la grasa malar y la piel de la mejilla. Por otro lado, aplicaremos un segundo hilo desde el mismo punto de entrada que el anterior y de la misma longitud con dirección a la línea del maxilar homolateral a la altura de la bolsa de la gravedad generada por la ptosis del platisma (Foto 6.22).

Debemos destacar que es muy útil la implantación de hilos lisos de PDO en la zona del pómulo o las mejillas para poder dar un efecto voluminizador por la neocolagenogénesis que estos producen, que restaura el compartimento graso a su forma original (Foto 6.23).

En este caso, procederemos a efectuar un enmallado de hilos lisos de PDO colocando, por ejemplo, tres hilos en forma horizontal en ambas mejillas y dos hilos lisos de PDO en forma vertical cruzando los anteriores (Foto 6.24).

También hoy se puede encontrar en el mercado un conjunto de hilos lisos de polidioxanona, poliláctico o policaprolactona, todos materiales reabsorbibles de menor o mayor duración, que viene presentado en forma de ramillete y es muy útil para conseguir volumen en zonas como los surcos nasogeniano y yugal, y las líneas de marioneta, por ejemplo. Está en estudio su colocación para la zona glútea (Foto 6.25).

Se muestran variadas y múltiples formas de implantación y los distintos hilos con los que podemos trabajar (Fotos 6.26-6.31; *v.* Fotos 6.4, 6.20 y 6.22).

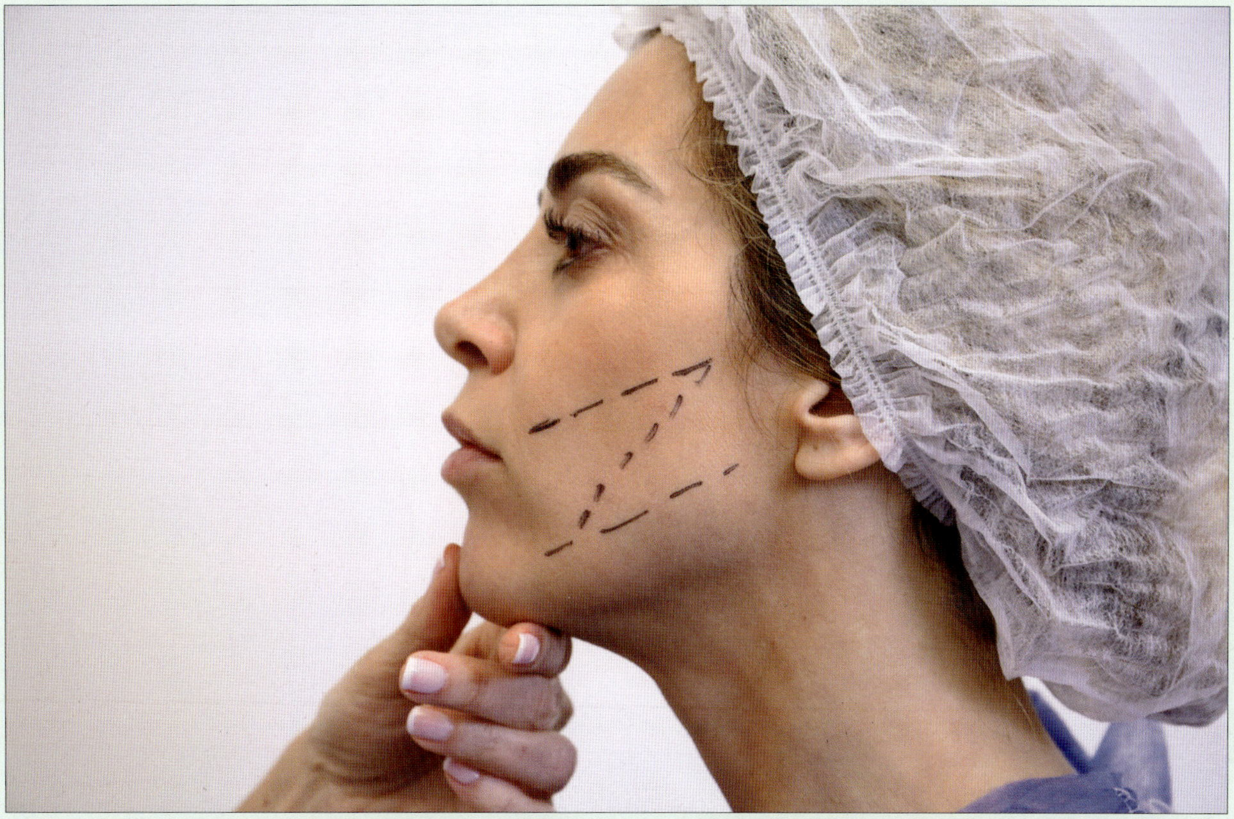

Foto 6.19 Marcación para realizar técnica de hilos espiculados en zetaplastia. Se recuerda que la línea diagonal de la "z" no llega hasta la línea verical inferior, se aleja al menos 1-2 cm para evitar la elongación de la boca, lo que otorgaría un "*look* operado".

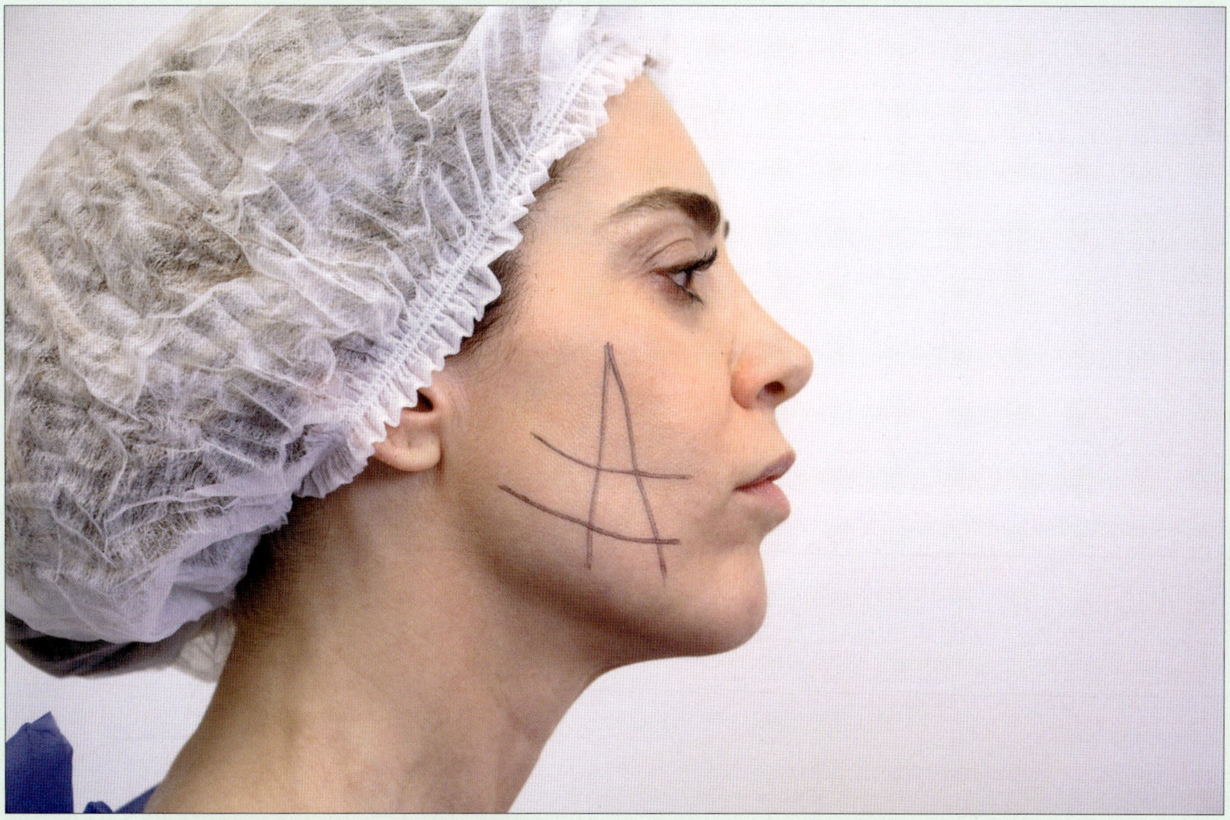

Foto 6.20 Marcación en "vela de barco". Es una técnica muy interesante, ya que usaremos hilos espiculados haciendo que la "vela" pase por el ligamento cigomático para optimizar el efecto *lifting*.

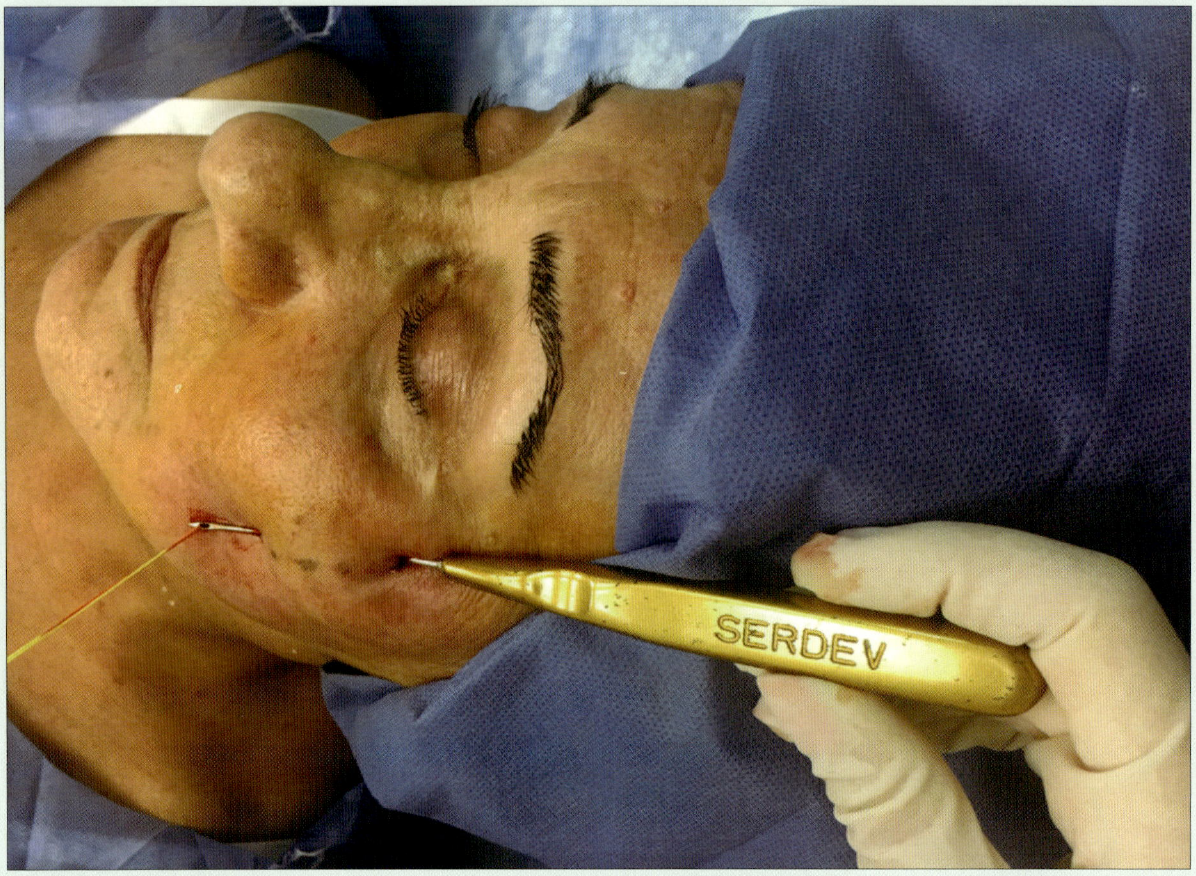

Foto 6.21 *Lifting* de tercio medio - pómulo- según técnica de Nikolay Serdev con aguja de Serdev® y Serdev Sutures®.

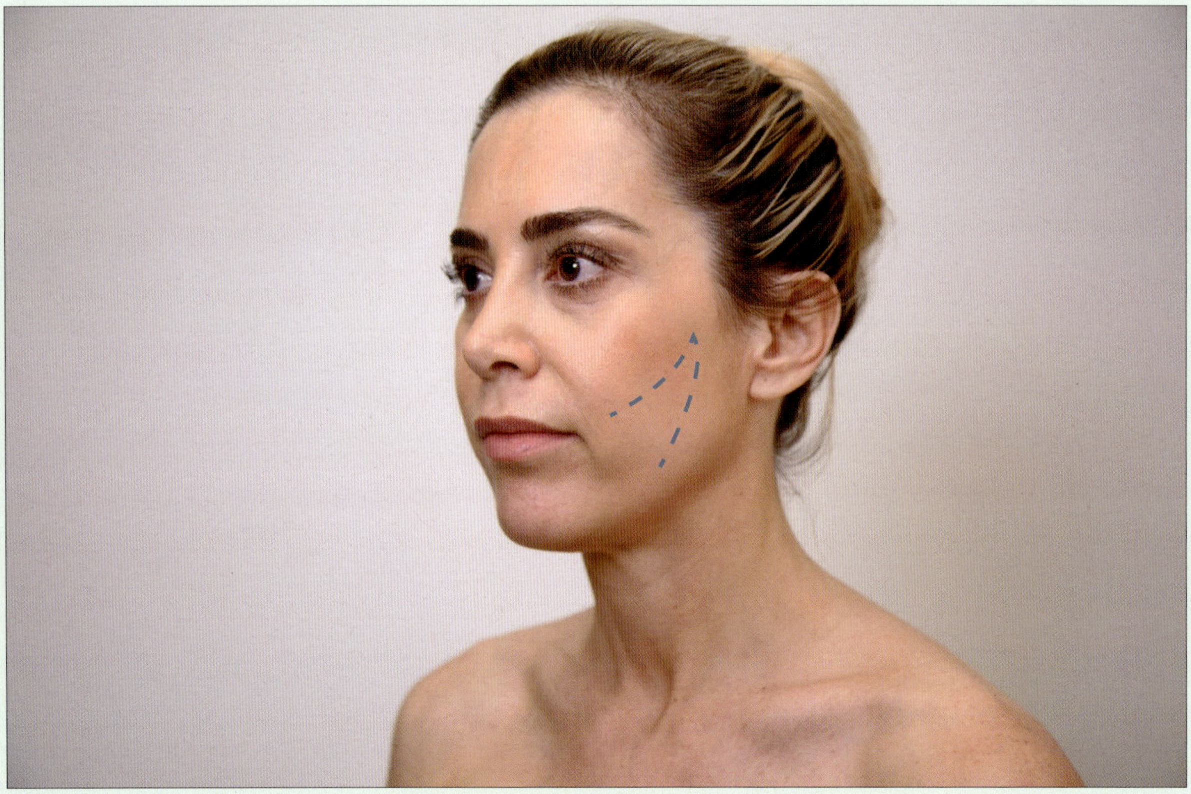

Foto 6.22 Técnica sencilla con solo dos hilos espiculados en forma de "V" acostada que reposiciona tejidos del tercio medio y comisuras en pacientes de hasta 40 años. En personas mayores, es válida en combinación con otros hilos.

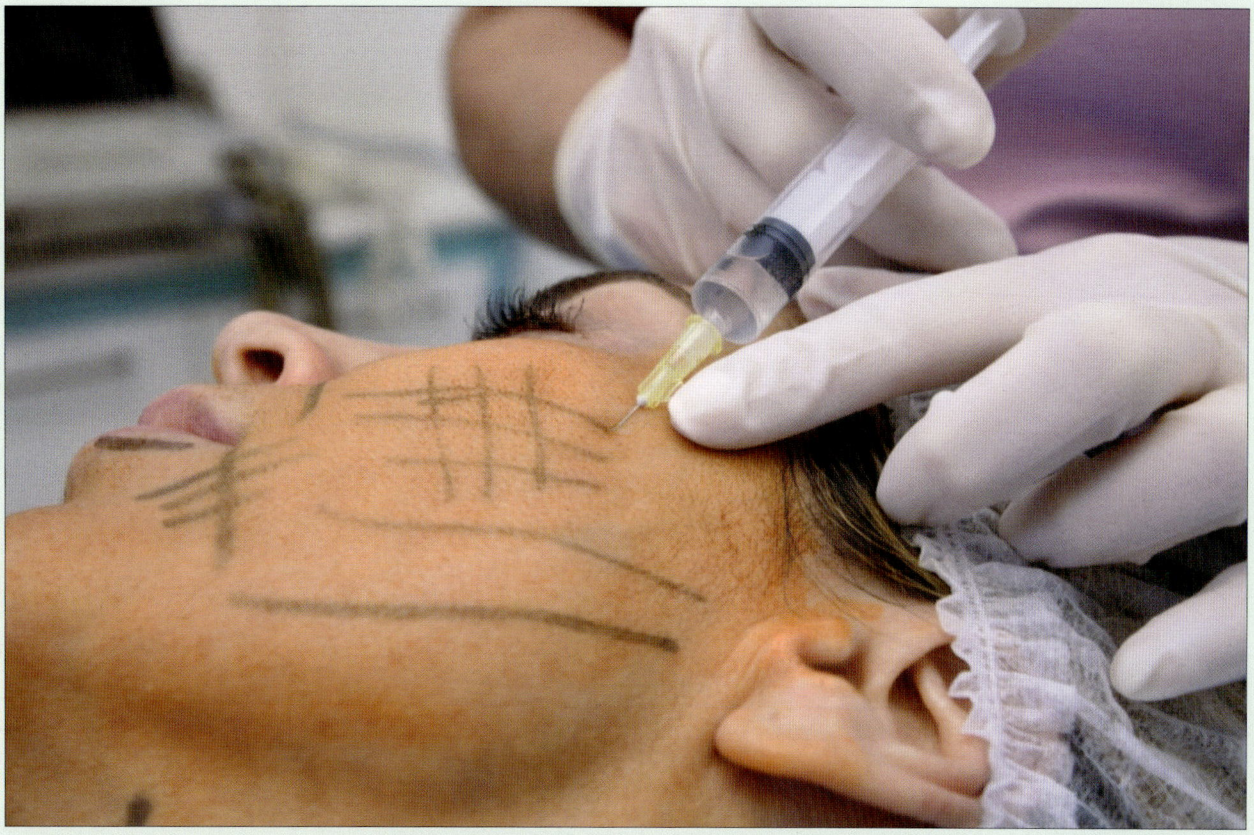

Foto 6.23 Anestesia local para procedimientos de hilos faciales. Se colocarán hilos lisos en el pómulo para dar efecto voluminizador.

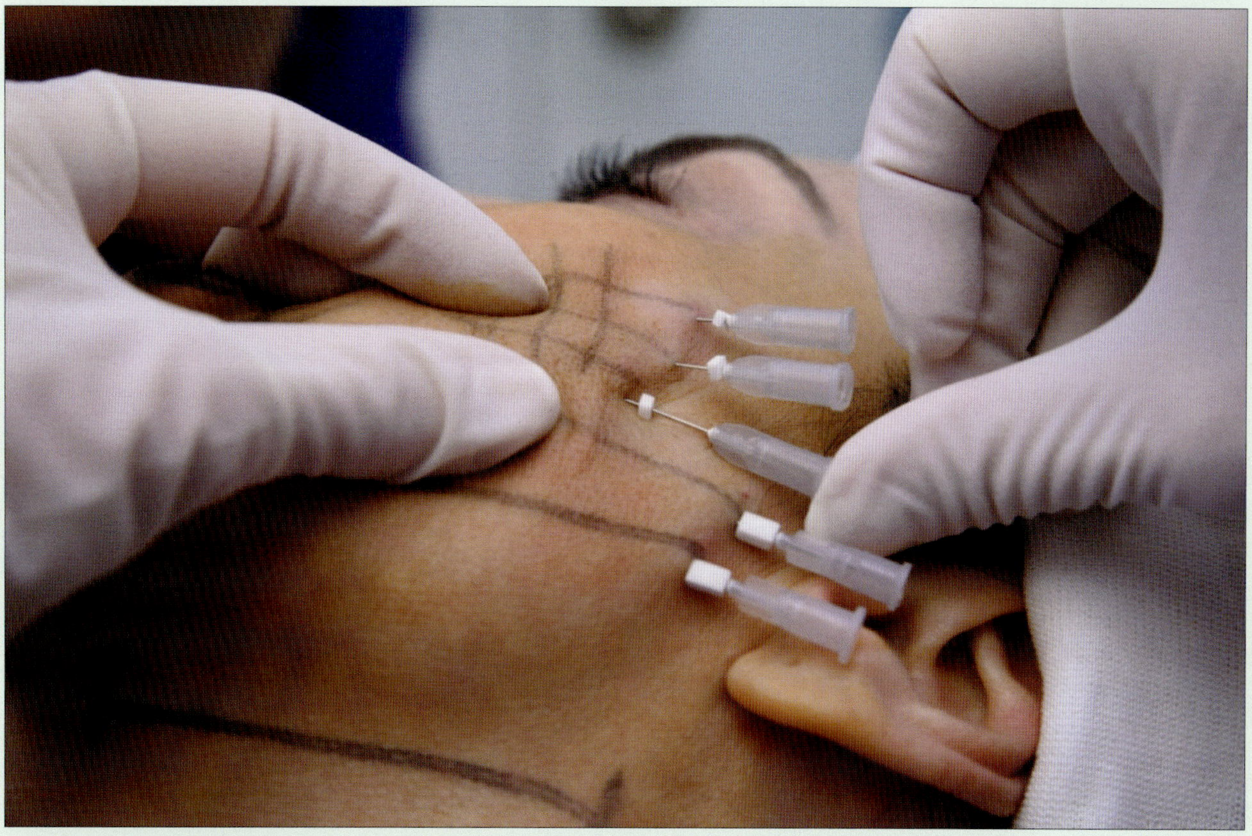

Foto 6.24 Enmallado facial.

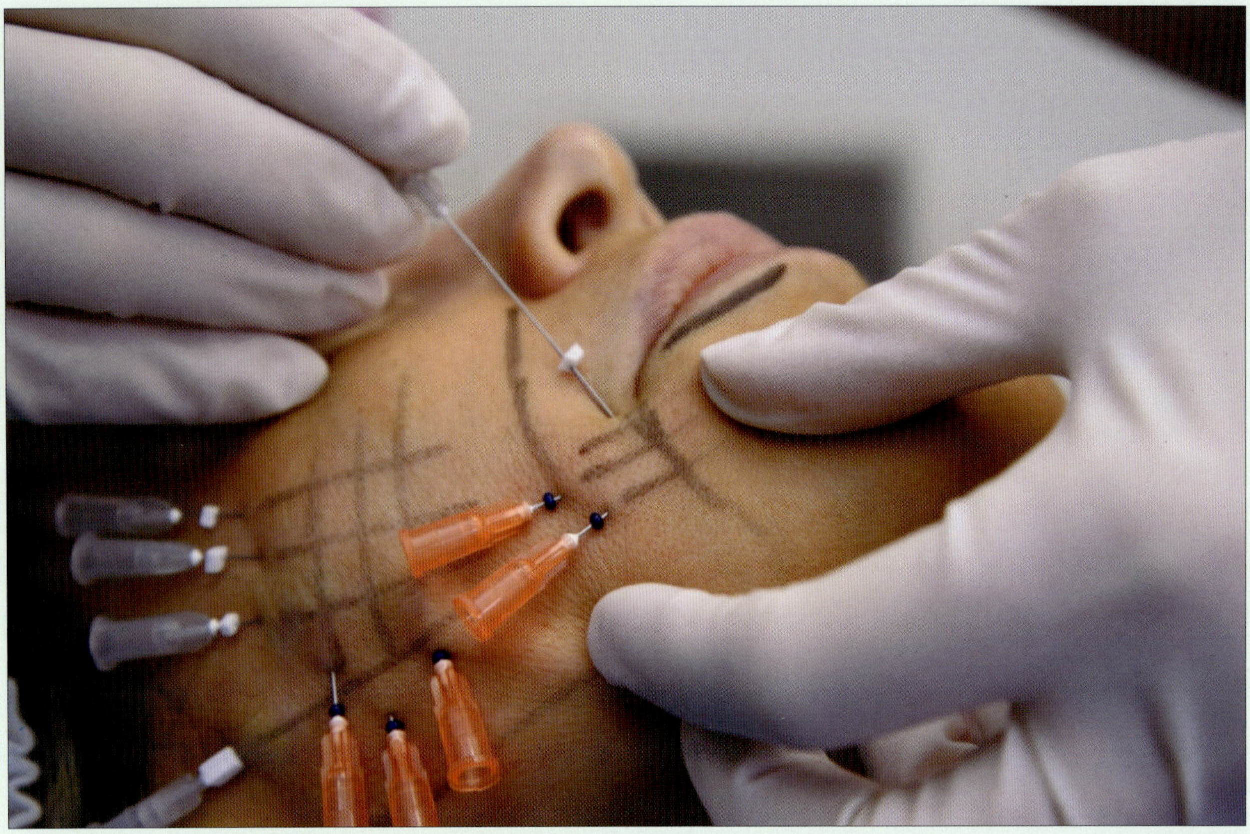

Foto 6.25 Se agregan hilos lisos en líneas de marioneta.

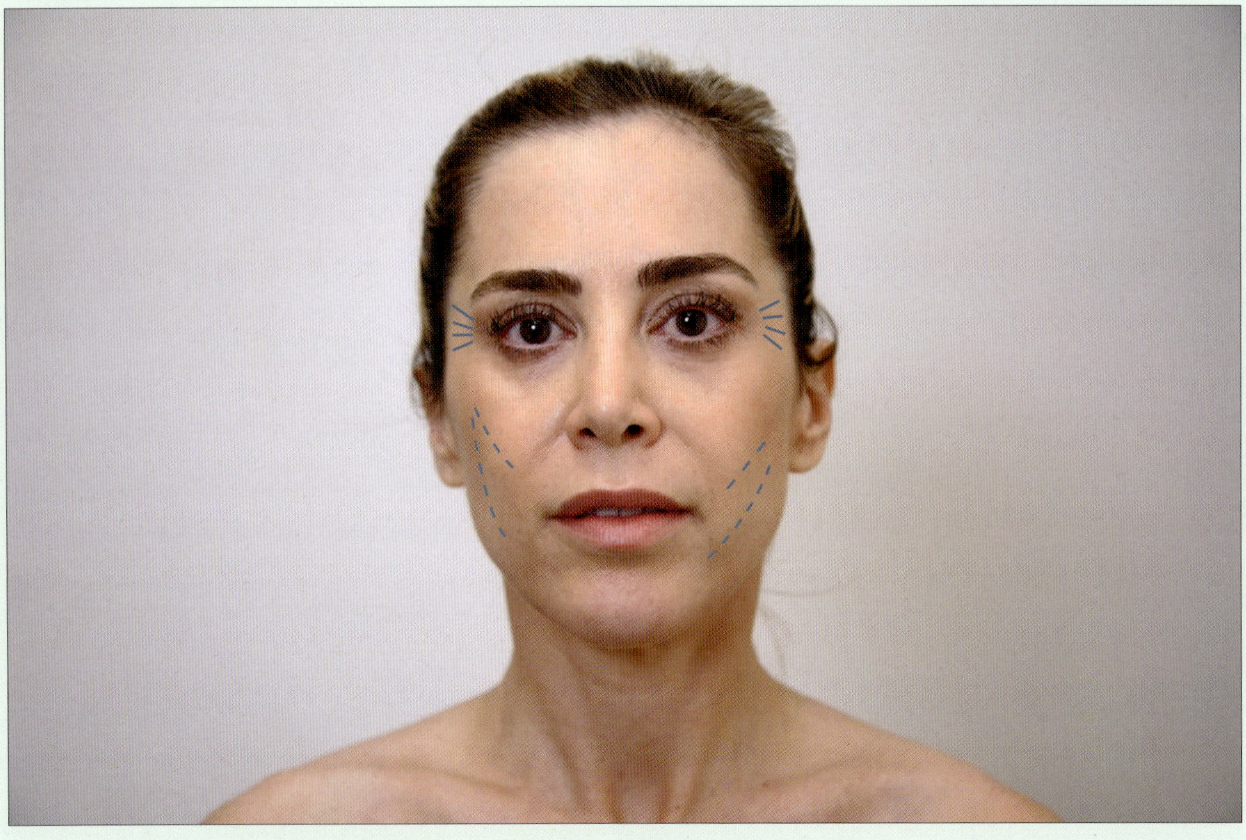

Foto 6.26 Distintas marcaciones esquemáticas en las que se combinan hilos lisos para el tercio superior y espiculados para el tercio inferior.

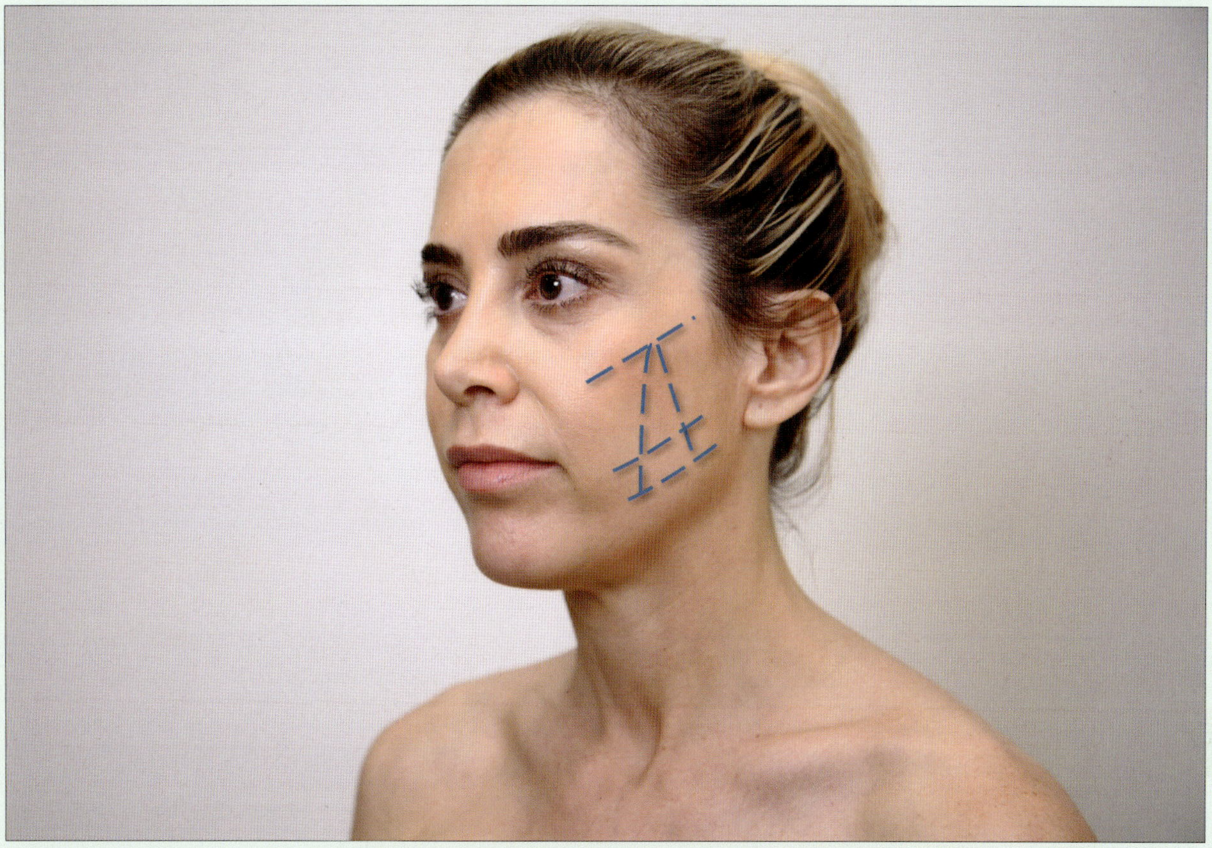

Foto 6.27 A la técnica en "vela de barco", le agregamos un cuarto hilo espiculado en forma horizontal paralelo al arco cigomático para resaltar el pómulo. Con este útimo hilo, en pacientes mujeres, también podemos curvar ligeramente la aguja para dar un aspecto más natural aún.

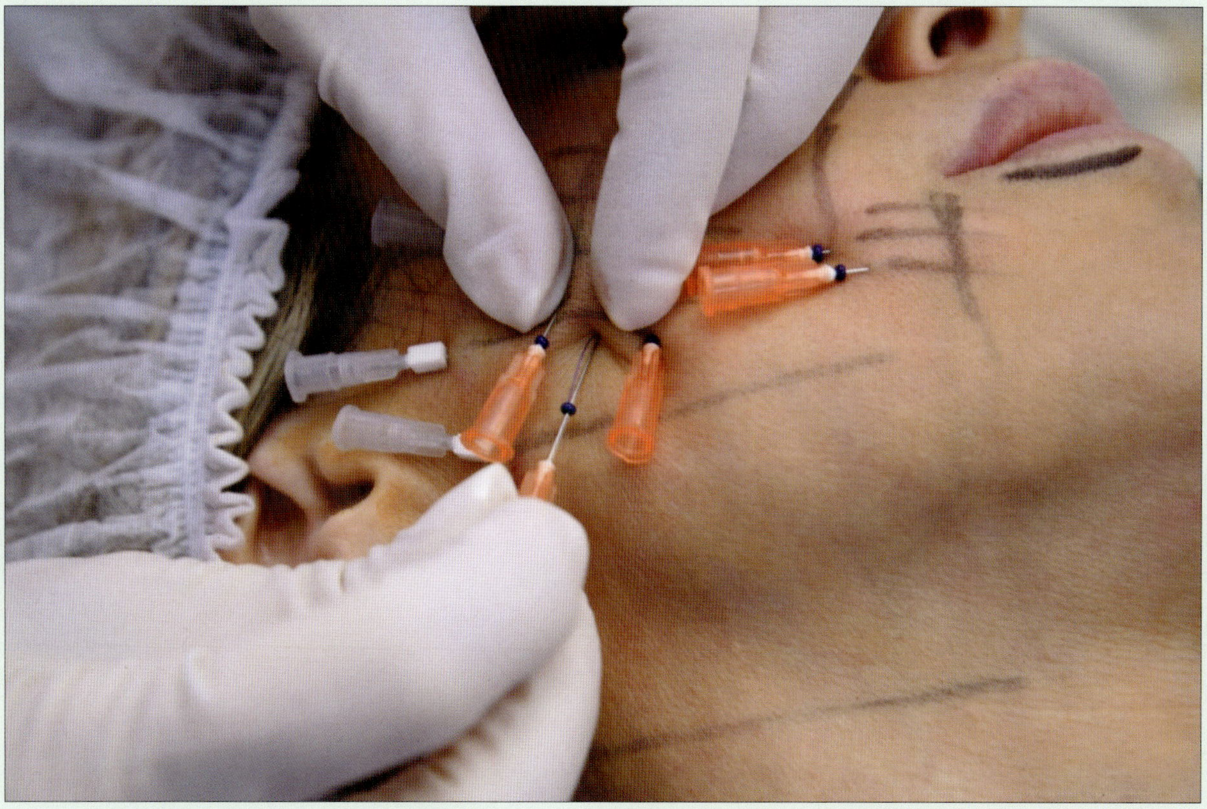

Foto 6.28 Combinación de distintos tipos de hilos faciales.

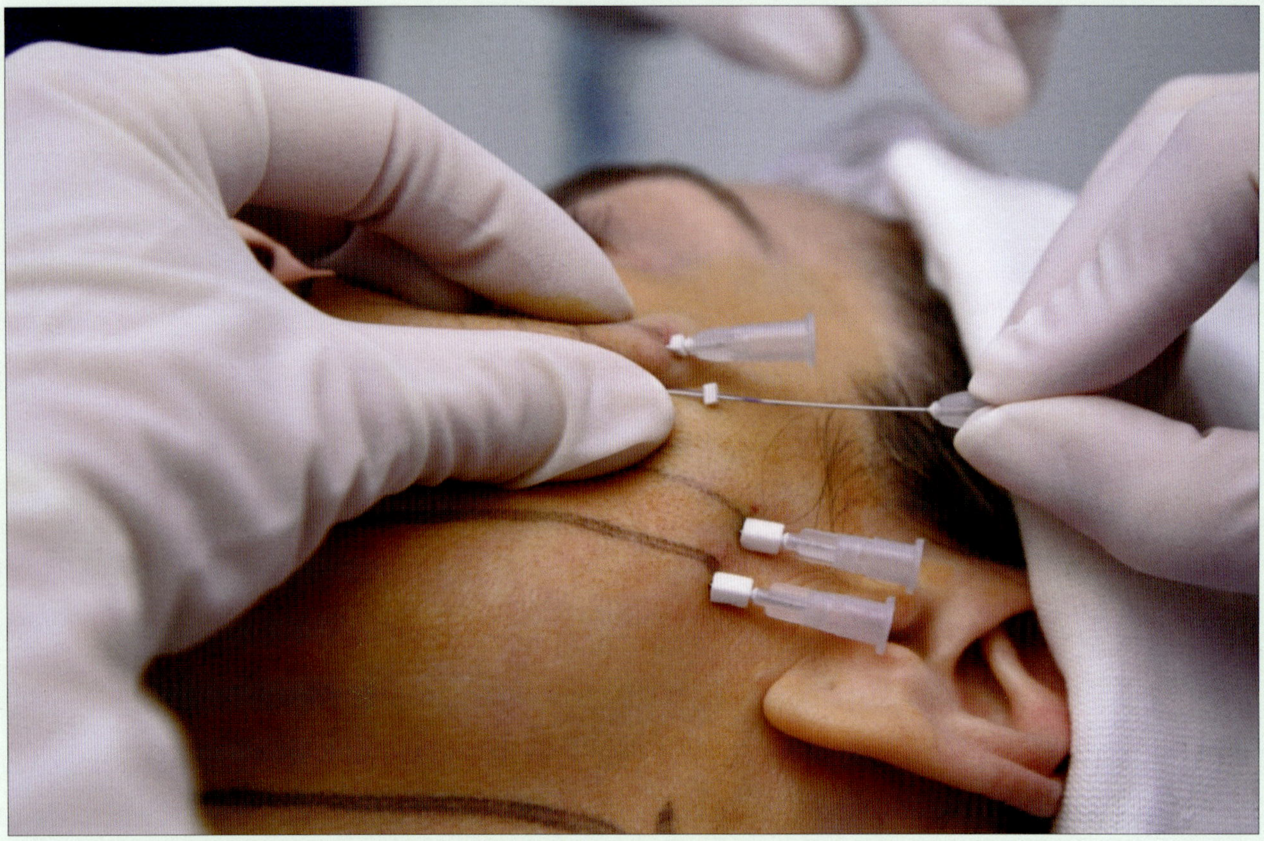

Foto 6.29 Colocación de hilos espiculados bidireccionales en zona malar.

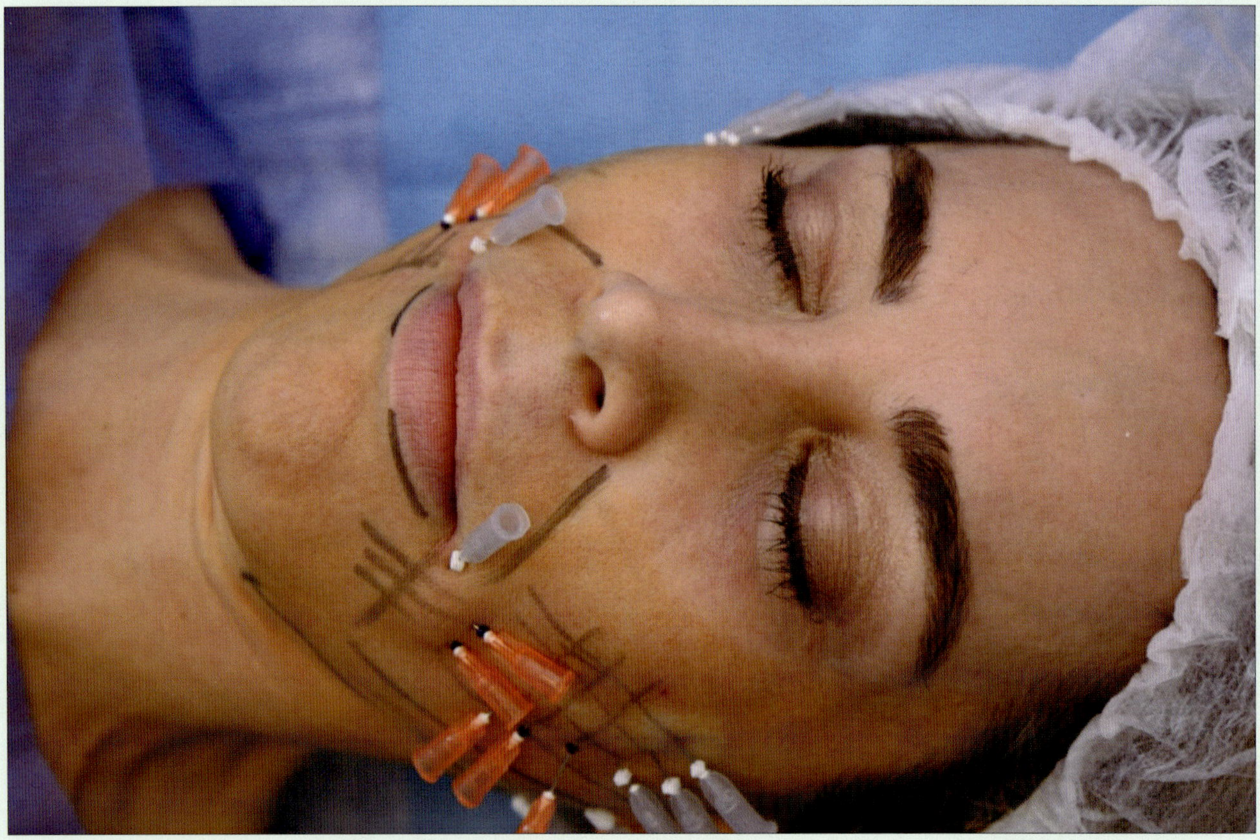

Foto 6.30 Tratamiento con múltiples hilos faciales lisos en forma de enmallado y espiculados con efecto *lifting*.

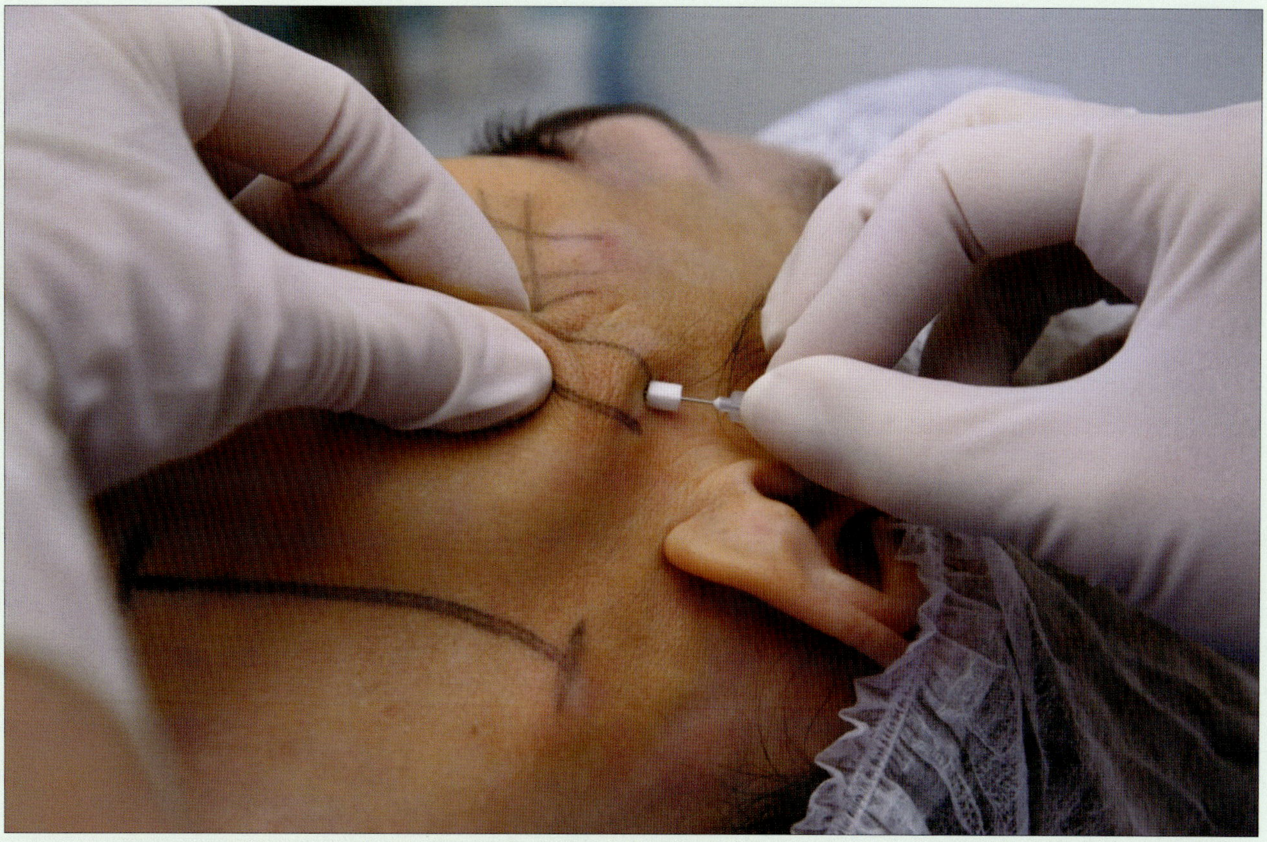

Foto 6.31 Colocación de hilos espiculados en el tercio inferior de la cara.

Nariz

Corría el año 2006 cuando, habiendo desarrollado experiencia en la colocación de hilos faciales y corporales con resultados satisfactorios, decidimos incursionar en el terreno de las rinoplastias mínimamente invasivas con aplicación de hilos (Foto 6.32).

La rinoplastia es, a mi entender, una de las cirugías más difíciles, ya que la pirámide nasal es la entidad anatómica que más puede cambiar los rasgos de una persona y la apariencia del rostro. Por supuesto, esto puede ser favorable. Sin embargo, en el caso de que el procedimiento no dé los resultados esperados, también puede desencadenar un estado de angustia en el paciente.

Por esta razón los tratamientos de rinomodelación con hilos son de elección y cada vez se perfeccionan más. Se trata, en su mayoría, de tratamientos rápidos, sencillos, que mejoran el aspecto del rostro casi en forma inmediata. Pasemos a la descripción de algunos de los tratamientos con hilos.

Las fotos para estos procedimientos deberán ser tomadas de frente, perfil, tres cuartos de perfil, base nasal, otra de la base nasal —haciendo foco en la columela—, otra fotografía de la punta nasal y, finalmente, otro perfil con el paciente sonriendo para poder observar el desplazamiento de la punta nasal debido a la acción del músculo depresor de la punta (Fotos 6.33-6.35).

Una vez decidido el tratamiento podremos pensar cuáles serán las zonas que queremos tratar con hilos.

En general, los pacientes asiáticos, aquellos con cirugías previas o que han sufrido algún traumatismo nasal, desearán mejorar los dorsos convexos. Podremos aumentar la proyección del dorso nasal colocando hilos espiculados cortos de 40 mm de longitud, especiales para nariz, teniendo como punto de entrada la punta nasal. Este tipo de hilos se aplicarán en cantidad mayor que la habitual, quiero decir que podremos aplicar cuatro, cinco o seis hilos desde el mismo orificio de entrada para lograr dar volumen a esa zona y poder, de este modo, obtener un dorso nasal más armónico y sutil.

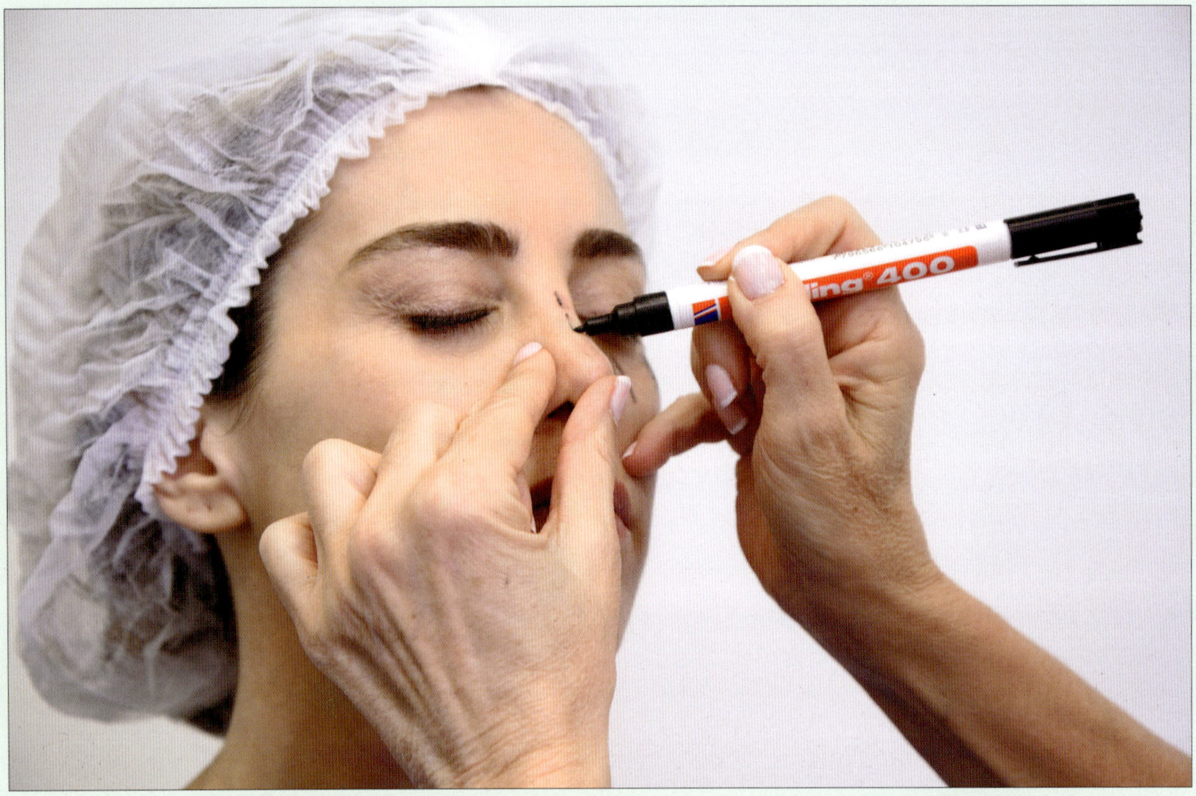

Foto 6.32 Marcación exacta de la línea media del dorso nasal para colocar hilos espiculados de 40 mm.

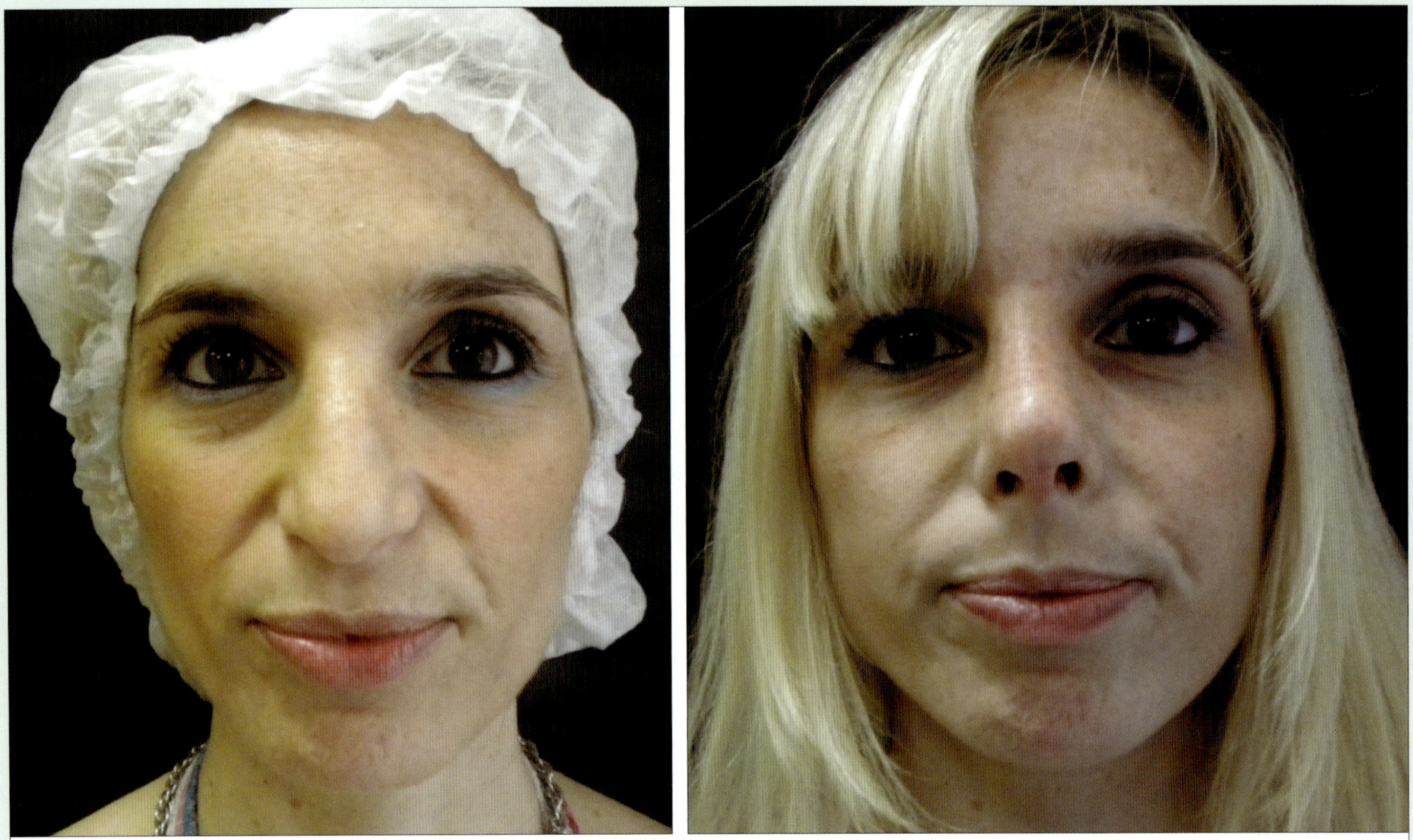

Antes

Después

Foto 6.33 Rinoplastia con hilos de anclaje Fiberlift®.

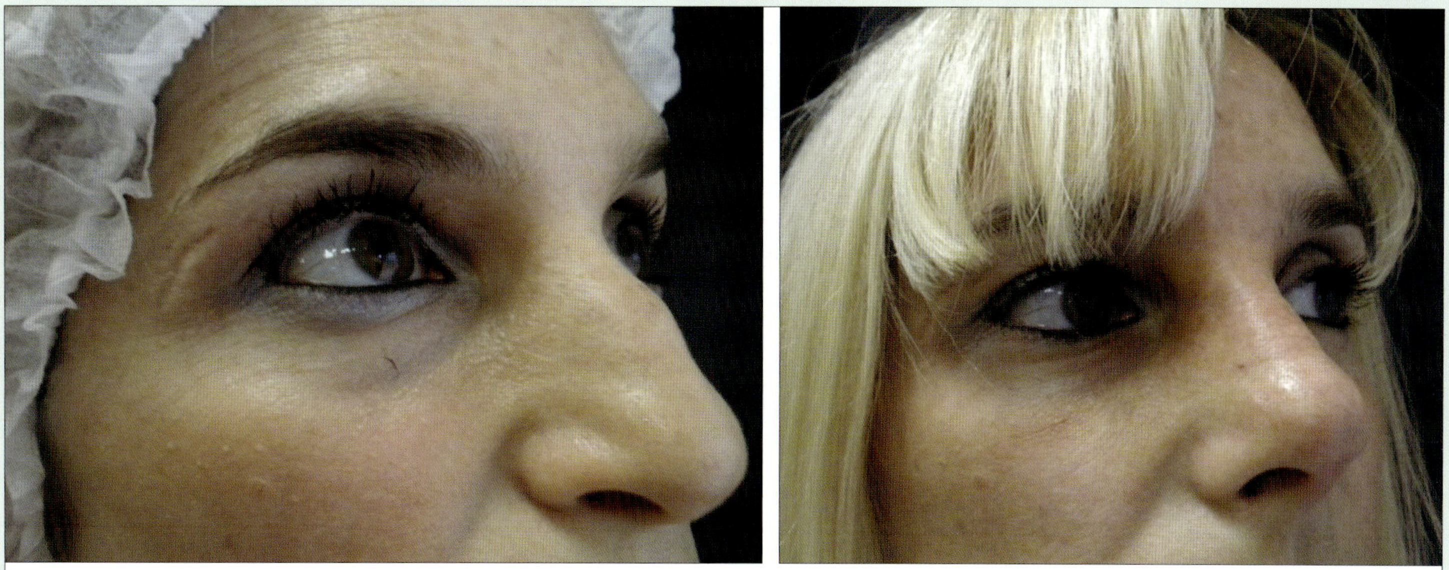

Antes | Después

Foto 6.34 Ídem foto 6.33, vista tres cuartos de perfil.

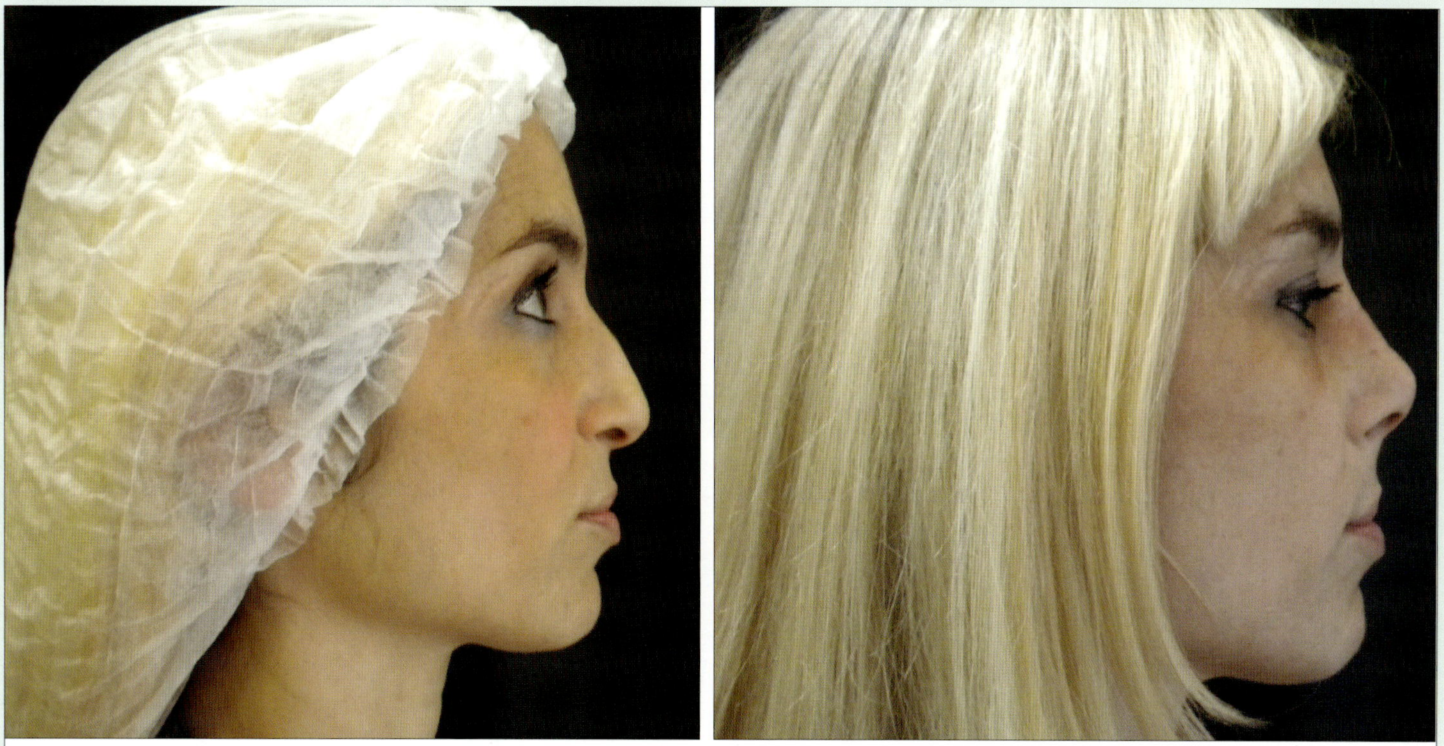

Antes | Después

Foto 6.35 Ídem Foto 6.33, vistas de perfil.

También podremos colocar hilos cortos para mejorar el ángulo nasolabial cuando este es muy agudo. Recordamos que el ángulo nasolabial debe ser de aproximadamente 100°. Para ser más exactos, en las mujeres debe ser de 95° a 105° y en los hombres de 90° a 95° (Tabla 6.2).

También se podrán colocar hilos lisos cortos de 3 mm para proyectar y definir el contorno de la punta nasal (Foto 6.36 y *v*. Foto 6.16).

La anestesia local que usamos para estos procedimientos es lidocaína al 1% con adrenalina 1 : 200 000, troncular en el nervio infraorbitario y en el nervio nasal. Hago la salvedad de que si bien la adrenalina no está indicada en zonas de circulación terminal, está comprobado que aplicándola en forma cuidadosa, mejora en gran medida el sangrado en estas intervenciones.

Tabla 6.2 Funciones de los hilos de 30 mm o 40 mm para aplicación nasal

- Mejorar el dorso.
- Levantar la punta.
- Levantar la punta, mejorar el ángulo nasolabial.
- Proyectar y definir el contorno de la punta.

Agregamos en la base de la columela y en forma intraoral en la mucosa bucal, entre los incisivos centrales cuando hacemos proyección y rotación de la punta o apertura del ángulo nasolabial. Para esto utilizamos aproximadamente entre 0,5 cm^3 y 1 cm^3 de lidocaína al 2% en cada una de las zonas de aplicación mencionadas.

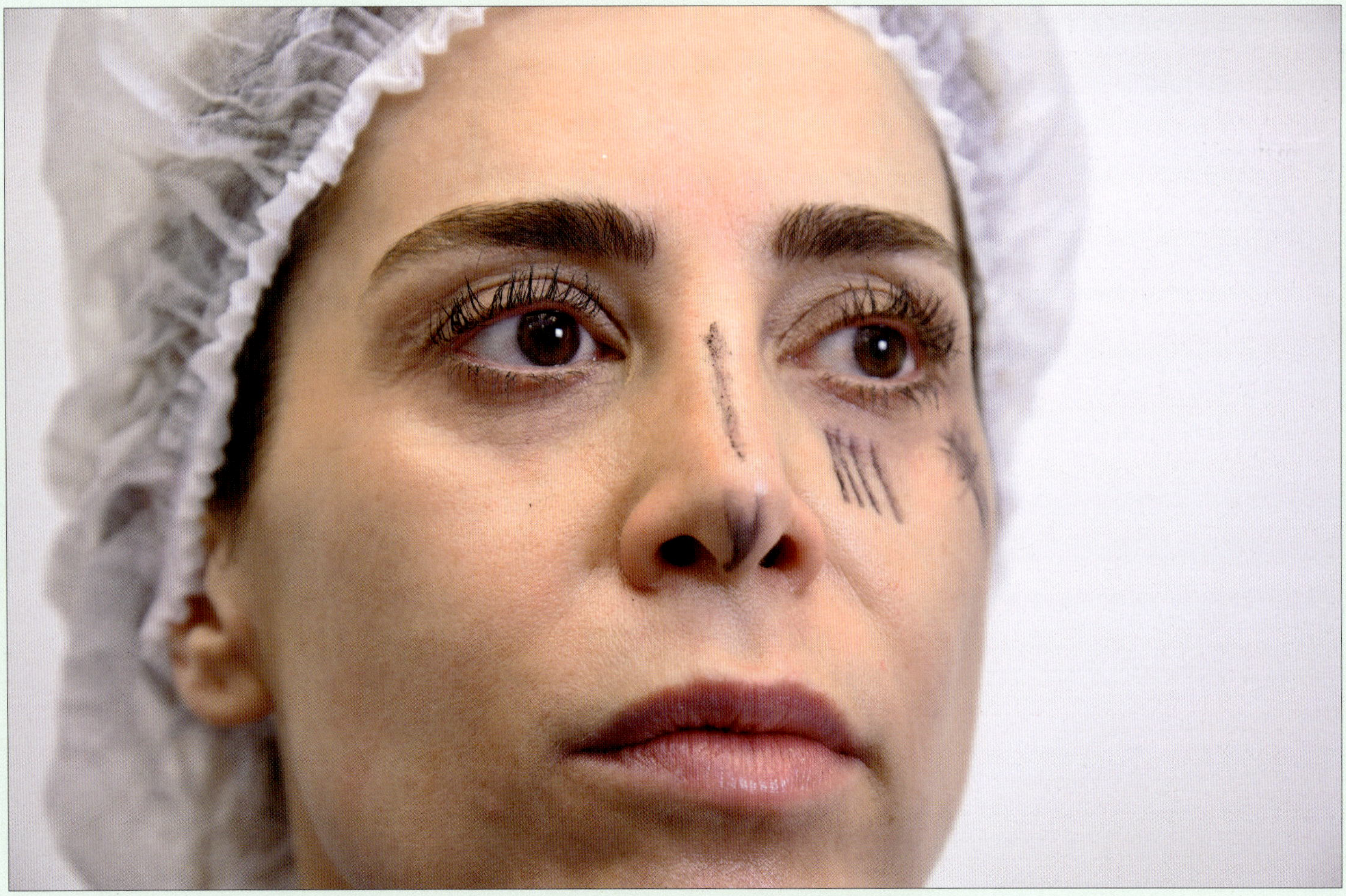

Foto 6.36 Marcación de la línea media del dorso nasal y definición y proyección de la punta

Aplicación de hilos de anclaje en nariz

A principios de los 2000, aún no existían los hilos que nos ofrece hoy la industria, como los que mencioné arriba. Solo podíamos pensar en técnicas de anclaje con suturas lisas o espiculadas largas para levantar la punta nasal y traccionar para mejorar un dorso con giba, por ejemplo.

Elegimos entonces la técnica de las riendas de Julio Barba (de México), modificada más tarde por Enrique Hernández Pérez (de El Salvador).

Elegimos esta técnica especialmente para narices con giba como se muestra en la Foto 6.37.

La mesa de instrumental, que se muestra en la Foto 6.38, se completará con una tijera de Wullstein o similar, un espéculo de nariz, pinza bayoneta, hojas y mango de bisturí, aguja de Serdev o similar y cánula de aspiración.

Los resultados son muy satisfactorios (*v.* Fotos 6.33, 6.34, 6.35 y 6.37).

Descripción del procedimiento

Los primeros pasos son los mismos que se han descrito más arriba en lo que se refiere a toma de fotografías, decisión de tratamiento, preparación, etc.

A continuación, se desarrollan los siguientes pasos:

- Preparación de la mesa quirúrgica (*v.* Foto 6.38).
- Antisepsia: se desinfectará cuidadosamente toda la zona nasal externa y el vestíbulo nasal.
- Anestesia: se optará por la combinación de anestesia local y sedación lo cual nos permitirá trabajar con mayor comodidad y mayor confort para el paciente.

Primero haremos anestesia tópica con lidocaína al 10% en spray utilizando una torunda de algodón embebida en esta solución, que dejaremos por espacio de 15-20 min en ambas fosas nasales. Y una tercera torunda en la mucosa gíngivo-labial superior. Luego inyectaremos lidocaína al 1% con adrenalina 1 : 200 000 con el fin de reducir el sangrado quirúrgico entre un 50% y un 90%. Se inyectará en los puntos ya descritos para bloquear el nervio infraorbitario, el nervio nasal y la espina nasal que la anestesiamos desde la mucosa del surco gíngivo-nasal. Agregaremos anestesia en la punta y el dorso nasal. Además, acostumbro a reforzar la anestesia en la piel del puente nasal, lateralmente a cada lado, ya que aquí haremos una pequeña incisión para el pasaje horizontal y subperióstico de la sutura que vayamos a utilizar para el procedimiento.

Procedimiento:

- Primer paso: en narices dinámicas en las que al sonreír o hablar la punta nasal ejerce un movimiento pronunciado hacia abajo, debemos primero decolar el músculo depresor de la punta nasal con hoja de bisturí número 11, con el objetivo de proyectar la punta. Esto lo conseguiremos haciendo una incisión de la mucosa entre la columela y el cartílago septal. De esa manera, el músculo depresor de la punta quedará expuesto y con la ayuda de una tijera adecuada podremos seccionarlo. Luego debemos suturar la mucosa seccionada.
- Segundo paso: despegar la piel del dorso nasal con tijera de Wullstein hasta alcanzar la sutura ósea frontonasal. Esto se consigue apoyando la mano izquierda sobre el dorso nasal mientras los dedos pulgar e índice extendidos sirven de guía. La mano derecha sostiene la tijera con la que se despega la piel nasal como ya se mencionó con movimientos amplios y suaves, debiendo ser cuidadoso de despegar todas las adherencias para obtener una movilización total de la piel del dorso hasta la glabela, antes de comenzar con la aplicación del hilo de anclaje.
- Tercer paso:
  - Procederemos a realizar una incisión en la punta de la base nasal y dos incisiones una a cada lado del puente nasal.
  - Por la incisión ubicada en la base nasal pasaremos la aguja de Serdev® o similar por las partes blandas de los bordes laterales de la nariz del lado derecho.
  - Saldremos por el orificio homolateral ubicado en el nasion, punto de unión entre el hueso frontal y el hueso nasal, en el que previamente se habrá hecho la incisión correspondiente.
  - Se enhebra el hilo, que puede ser, según los distintos autores, de polipropileno 2.0, poliamida trenzada o policaproamida.
  - Se retira la aguja y quedan dos cabos de hilo, uno en la base nasal y el otro en el puente. En el próximo paso, pasaremos nuevamente la aguja desde el orificio contralateral ubicado en el puente nasal, pero esta vez por el plano subperióstico e iremos a buscar el cabo del otro lado y lo traeremos lógicamente por el mismo plano.
  - Volveremos a repetir el primer pasaje introduciendo la aguja ahora desde la punta nasal hacia el lado izquierdo y, nuevamente, por el plano de los tejidos blandos, saldremos otra vez en el orificio del puente nasal. Enhebraremos el cabo que hemos dejado ahí durante el paso anterior y lo traeremos hacia la punta donde nos encontraremos con el cabo de hilo que quedó en ese orificio desde el primer pasaje de la aguja y haremos un nudo acomodándolo y ocultándolo en el plano profundo. Por último, colocaremos tela adhesiva Micropore® sobre la incisión no siendo necesario habitualmente un punto de sutura (Foto 6.39).
  - Para finalizar, haremos un vendaje con Micropore® para proteger y mantener inmovilizado el dorso nasal.
  - Se entregarán por escrito los cuidados posoperatorios y la medicación correspondiente.
  - También con técnica de Serdev podemos realizar un afinamiento de la punta y de la base nasal con aplicación de suturas de policaproamida trenzadas Serdev Sutures®, como se puede ver en las Fotos 6.40 y 6.41.

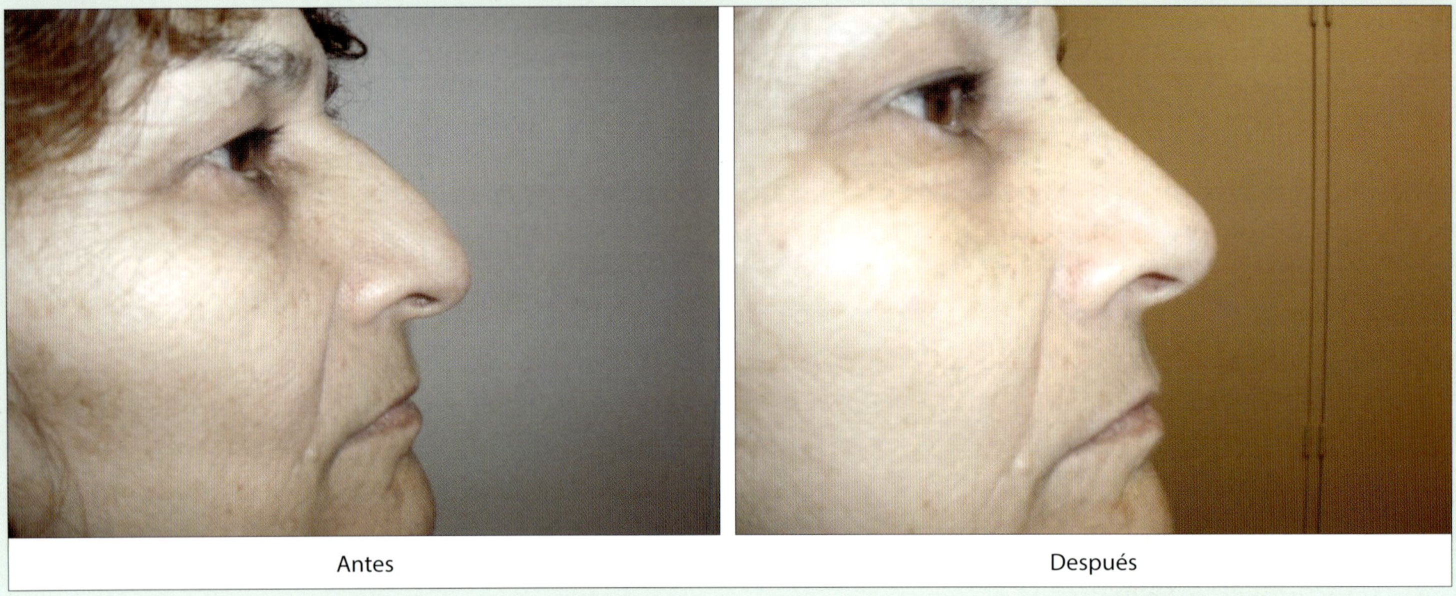

Foto 6.37 Resultado de rinoplastia con hilos de anclaje según técnica de Barba.

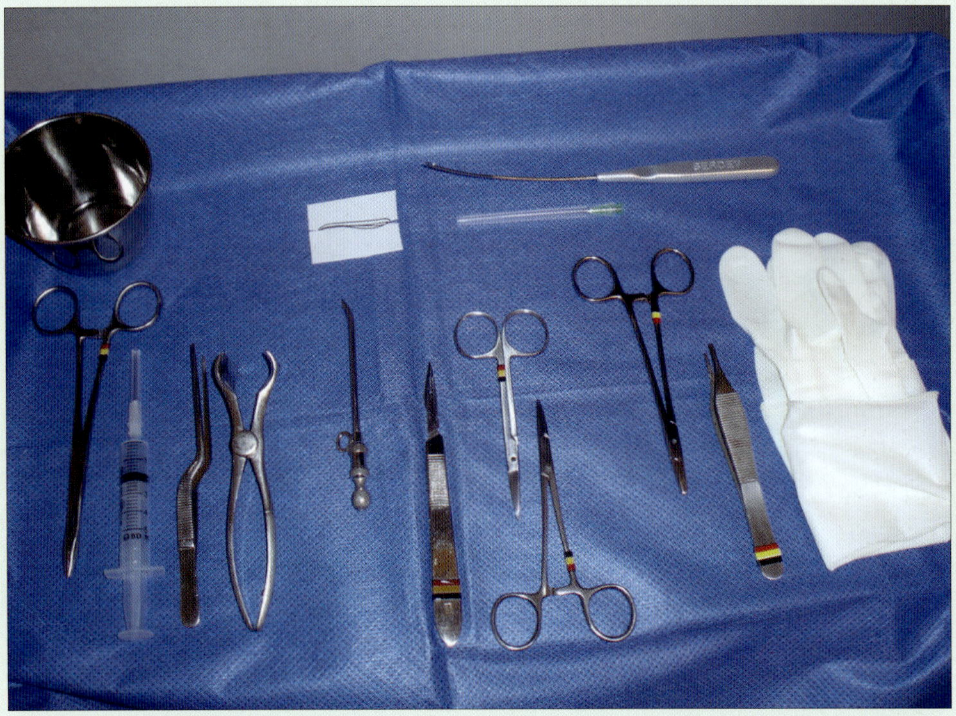

Foto 6.38 Mesa de cirugía para rinoplastia con hilos.

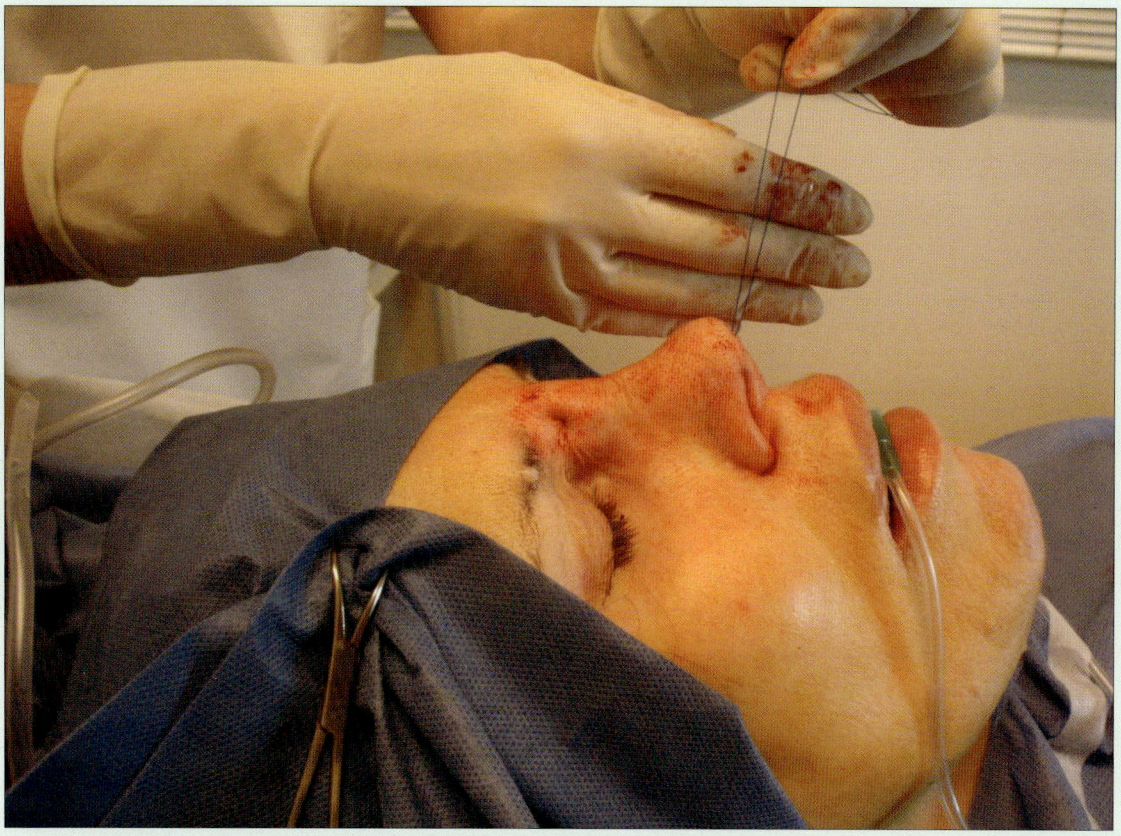

Foto 6.39 Intraoperatorio del procedimiento de rinoplastia con hilos de anclaje.

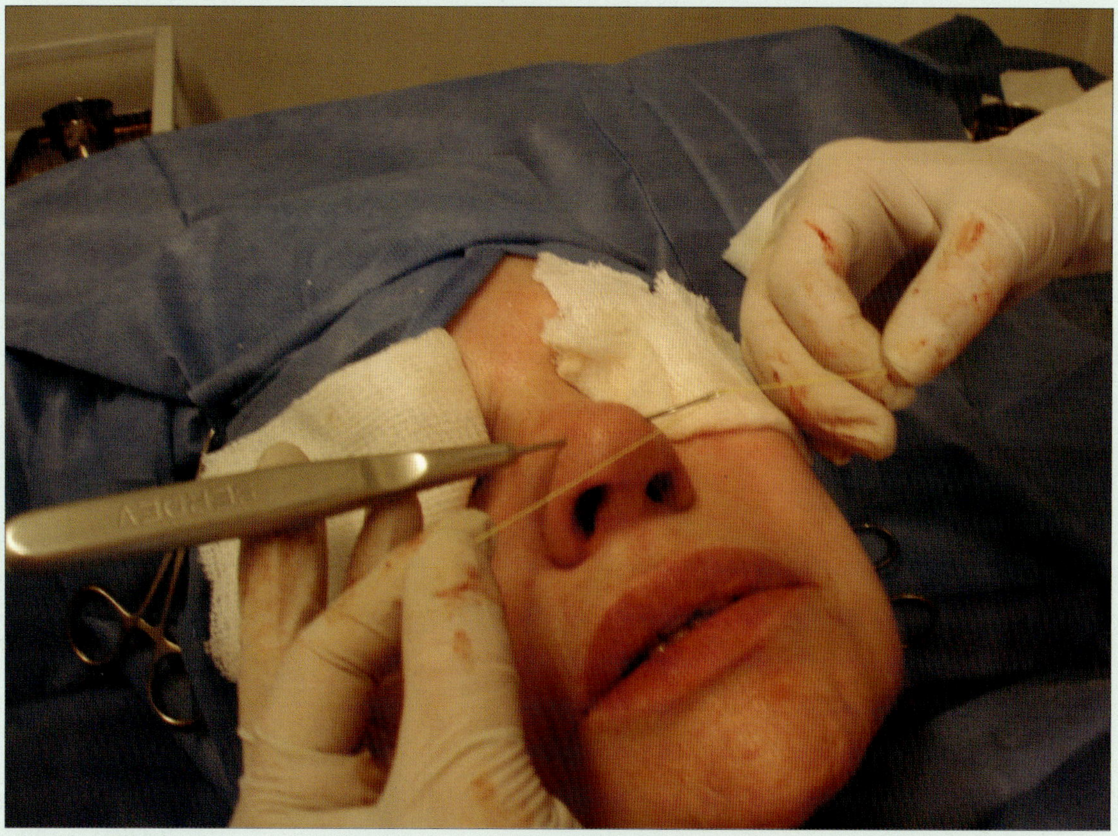

Foto 6.40 Intraoperatorio del procedimiento de afinamiento de la punta nasal con técnica de Serdev, con hilo búlgaro de policaproamida amarilla Serdev Sutures® y aguja especial de Serdev® de 60 mm.

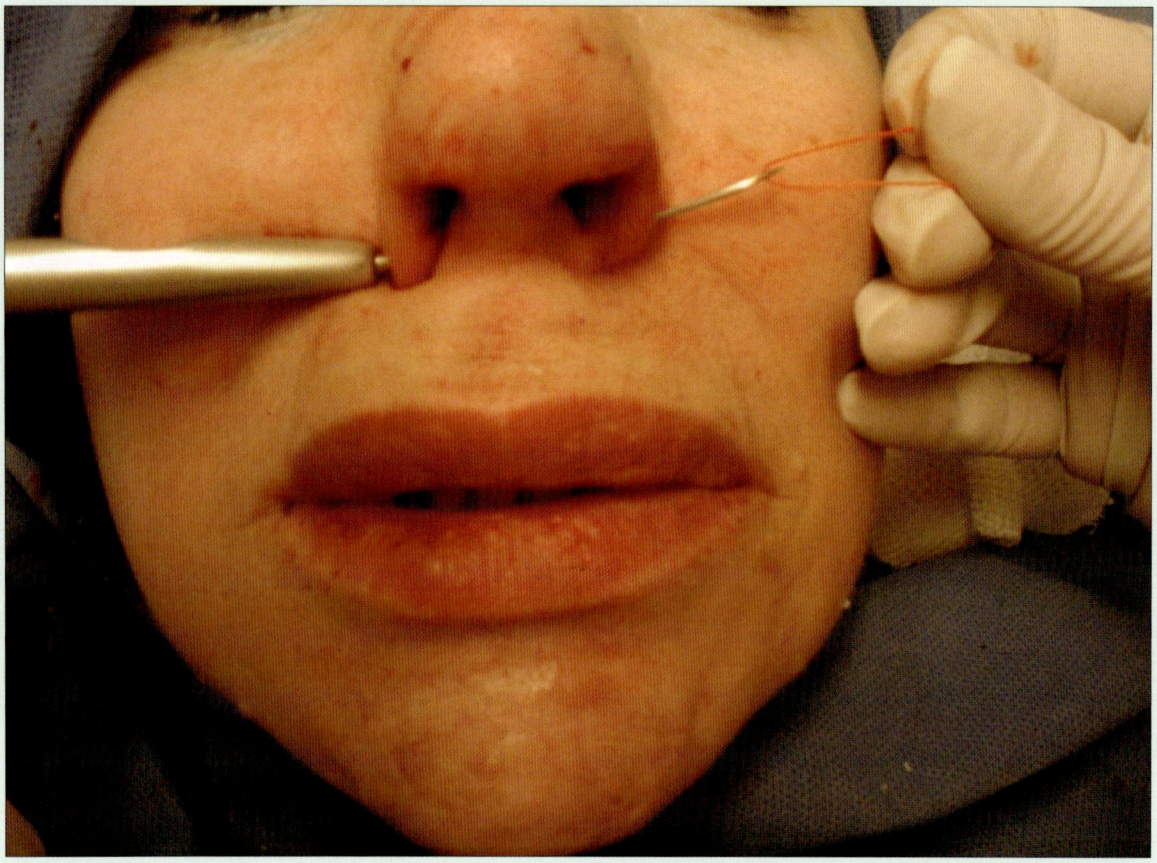

Foto 6.41 Intraoperatorio del procedimiento de afinamiento de la base de la nariz con técnica e hilos de Serdev®.

Aplicación de hilos en el tercio inferior

Esta zona está íntimamente relacionada con el cuello, ya que los pacientes habitualmente se muestran preocupados porque se ven la cara caída y envejecida con aspecto triste y cansado. Pero el gran responsable de esto es la ptosis del músculo platisma o cutáneo del cuello que genera la pérdida de la definición de la línea del maxilar y el ángulo de la mandíbula.

Hecha esta aclaración y por razones didácticas, este tema lo veremos en el apartado de aplicación de hilos en cuello en este mismo capítulo.

En este punto nos ocuparemos de las arrugas peribucales, líneas de marioneta, arrugas de la zona inferior y lateral de la mejilla, el perfilado labial, el rojo bermellón, el mentón y la papada (Foto 6.42).

Definición de la línea mandibular

Los pacientes reconocen esta región del tercio inferior de la cara manifestando su preocupación por las llamadas bolsas de la gravedad o *jawls*, cuya ptosis hace que se pierda la definición de la línea mandibular. Hay pacientes que presentan mayor laxitud que, sumada al sobrepeso y obesidad localizada de la zona submental, dan lugar a la aparición del doble mentón o papada y visualmente se pierde el límite entre la cara y el cuello. En estos casos, es conveniente realizar tratamientos combinando hilos espiculados con hilos de anclaje para poder obtener un resultado favorable (*v*. Foto 6.4).

Las técnicas con hilos espiculados para esta zona son múltiples, por lo que describiremos a continuación algunas de ellas.

La zetaplastia es un método con hilos espiculados muy práctico para realizar en consultorio por su sencillez y rapidez. Es de utilidad en pacientes de edades comprendidas entre los 35 y 50 años aproximadamente que comienzan con una incipiente laxitud y solo piden mejorar el aspecto de cansancio o levantar el tejido que comienza a caerse.

Recordamos la marcación explicada en el Capítulo 5, "Técnica Fiberlift®" (*v*. Foto 6.19).

Colocaremos hilos espiculados largos de 90 mm en paralelo y uno cruzado que podrá ser de 60 mm o de 90 si el tamaño del rostro lo amerita.

Vuelvo a mencionar la importancia de no cerrar la "Z" en su punto inferior interno para evitar que la comisura de los labios

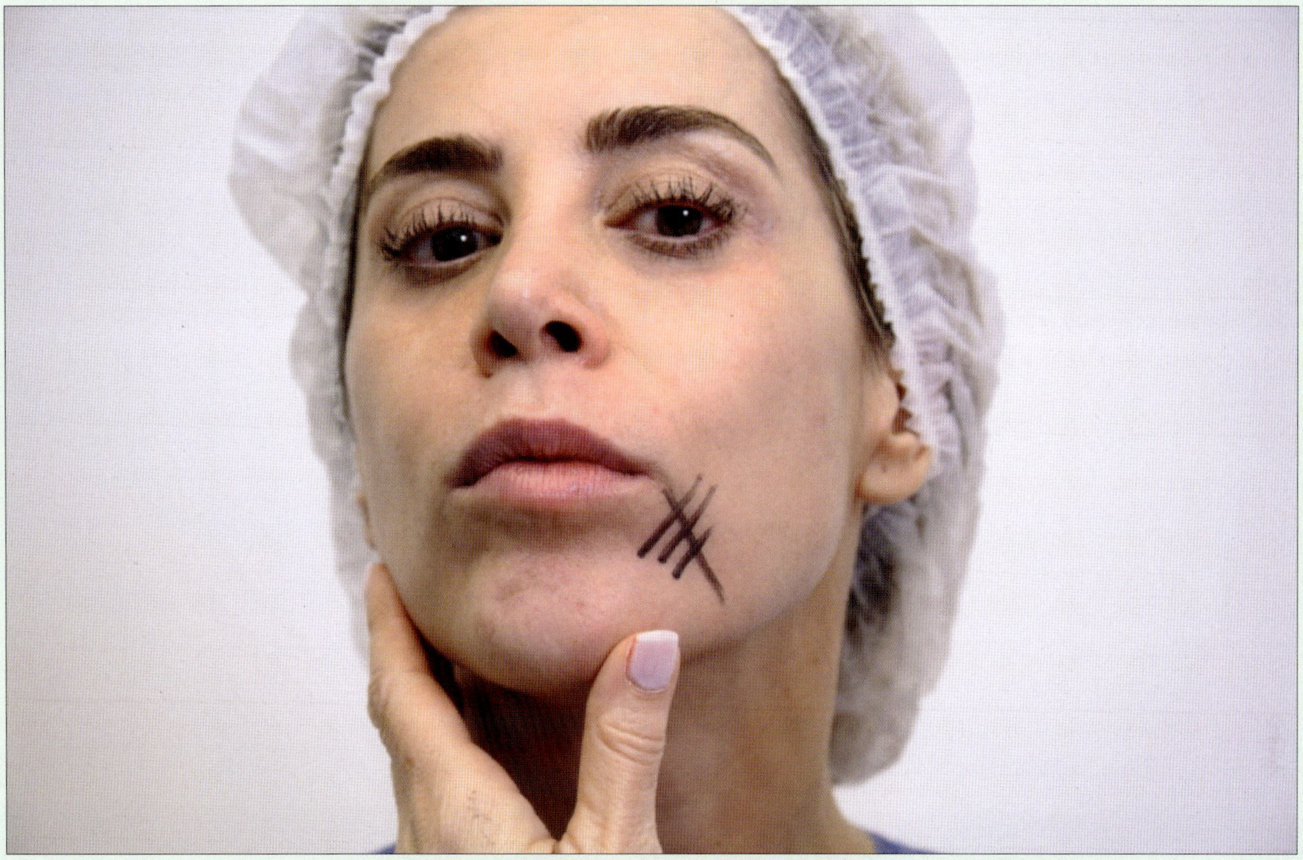

Foto 6.42 Marcación para tratamiento de la zona de las comisuras y líneas de marioneta con hilos lisos de PDO.

experimente una suerte de alargamiento que podría causar un aspecto disarmónico y no deseado en ese rostro.

Hay otras maneras de aplicar hilos espiculados para la zona de la línea mandibular. Por ejemplo, podremos colocar dos hilos espiculados, llamados forte, que vienen manufacturados como hilos de molde con protuberancias más gruesas que las finas espículas que conocemos y cuyo efecto *lifting* es superior. Estos hilos los reservamos para personas de mayor edad o con rostros más grandes y más pesados, que muestran mayores signos de envejecimiento y que cuentan con suficiente tejido celular subcutáneo para su colocación.

Otra forma es la técnica en "V" entrando desde el cigoma, yendo hacia la mandíbula, pasando por el ligamento osteocutáneo de McGregor y emergiendo por un orificio situado en la zona del *jawl* o bolsa de la gravedad a 1 cm por encima de la línea mandibular. La otra rama de esa "V" tendrá su punto de entrada en la zona lateral de la mejilla para pasar por el ligamento masetérico y recorrer el trayecto hasta el mismo punto de salida del anterior, o sea, cercano al *jawl* (*v*. Fotos 6.20, 6.22 y 6.26).

La técnica en "vela de barco", que ya fue descrita para el tercio medio, es muy usada también para conseguir un levantamiento de esta zona del tercio inferior (*v*. Foto 6.27).

Arrugas peribucales

En este caso los hilos de polidioxanona llamados lisos, monofilamento, bio-revitalizantes, son la elección. Podremos colocarlos en el espesor de la dermis media.

Líneas de marioneta

En este caso, podremos colocar dos, tres o más hilos lisos en el surco de la línea que queremos disimular para lograr un efecto de volumen en esa zona (*v*. Foto 6.25). Colocaremos también hilos espiculados cortos, de 50 mm o de 60 mm, por ejemplo, en forma perpendicular a las líneas, pudiendo cruzarlas o simplemente colocarlos por fuera de ellas hacia los laterales del rostro con el objetivo de tensar y reposicionar los tejidos para mejorar el surco de marioneta (*v*. Fotos 6.42 y 6.18).

Perfilado labial

Los hilos monofilamento o lisos de diferentes longitudes son ideales para resaltar el perfilado labial. Se colocan intradérmicos en la línea entre la piel y el rojo bermellón siguiendo el contorno natural del labio, recorriendo su perfil, sin llegar a las comisuras. El arco de cupido y las columnas del *filtrum* podrán tratarse con el mismo tipo de hilo, pero de menor longitud.

Rojo bermellón

Para dar un efecto voluminizador a esta zona aplicaremos hilos lisos de 30 mm en el espesor del bermellón y en el área del tubérculo.

Mentón

La técnica más utilizada en este momento es la de hilos lisos para poder alcanzar una biorrevitalización de esta región.

Eventualmente podemos implantar hilos espiculados desde la zona cigomática en forma diagonal hacia la línea de marioneta, o bien, desde el ángulo de la mandíbula hasta las líneas de marioneta en forma paralela a la estructura ósea mandibular. En cualquiera de los dos casos, el objetivo será mejorar el aspecto de empedrado que suele presentar el mentón (Fotos 6.43 y 6.44).

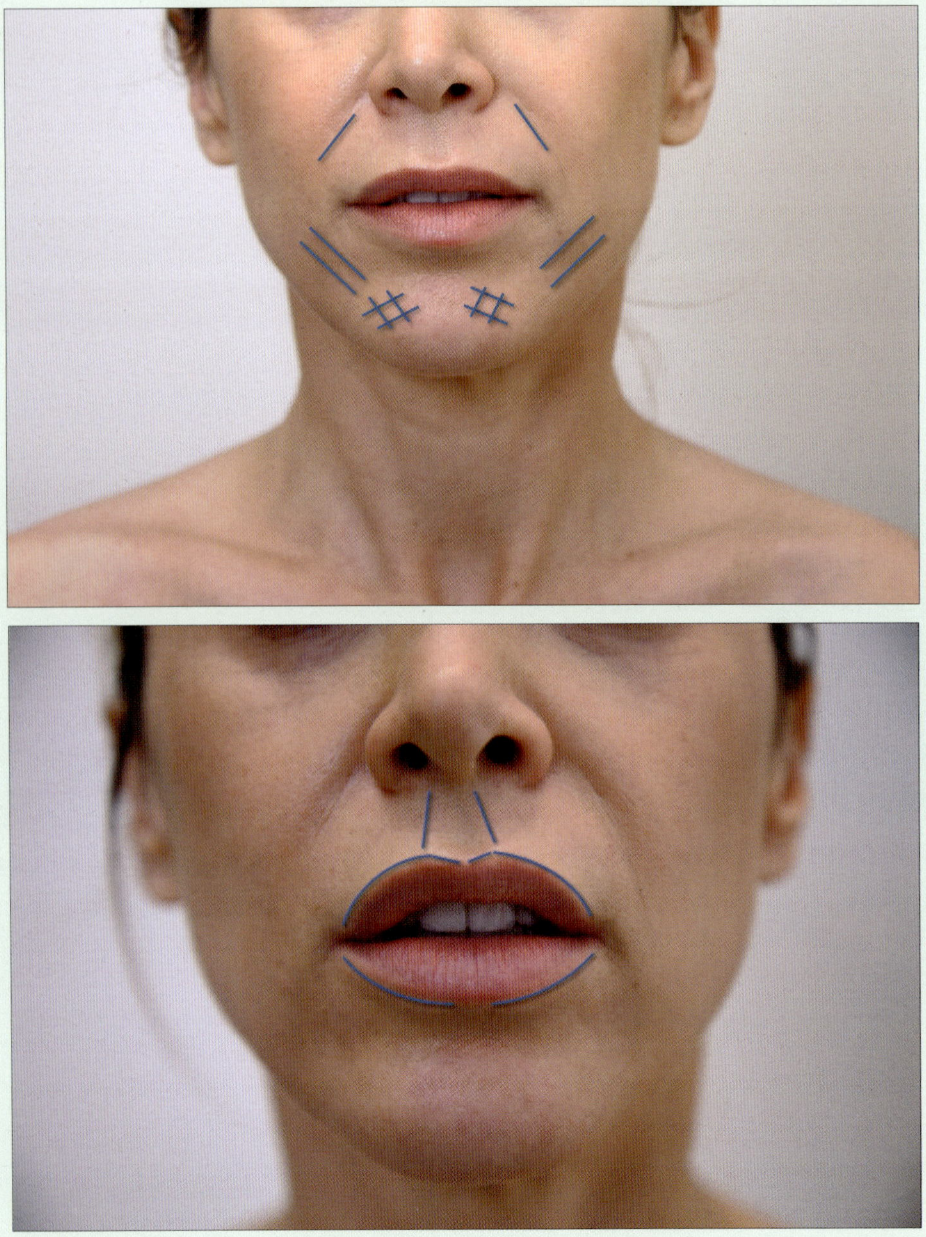

Foto 6.43 Esquema de marcación para colocación de hilos en el tercio inferior. Nótese el enmallado en la zona mentoniana para mejorar los mentones con aspecto de empedrado y la marcación para mejorar el contorno labial y el *filtrum*.

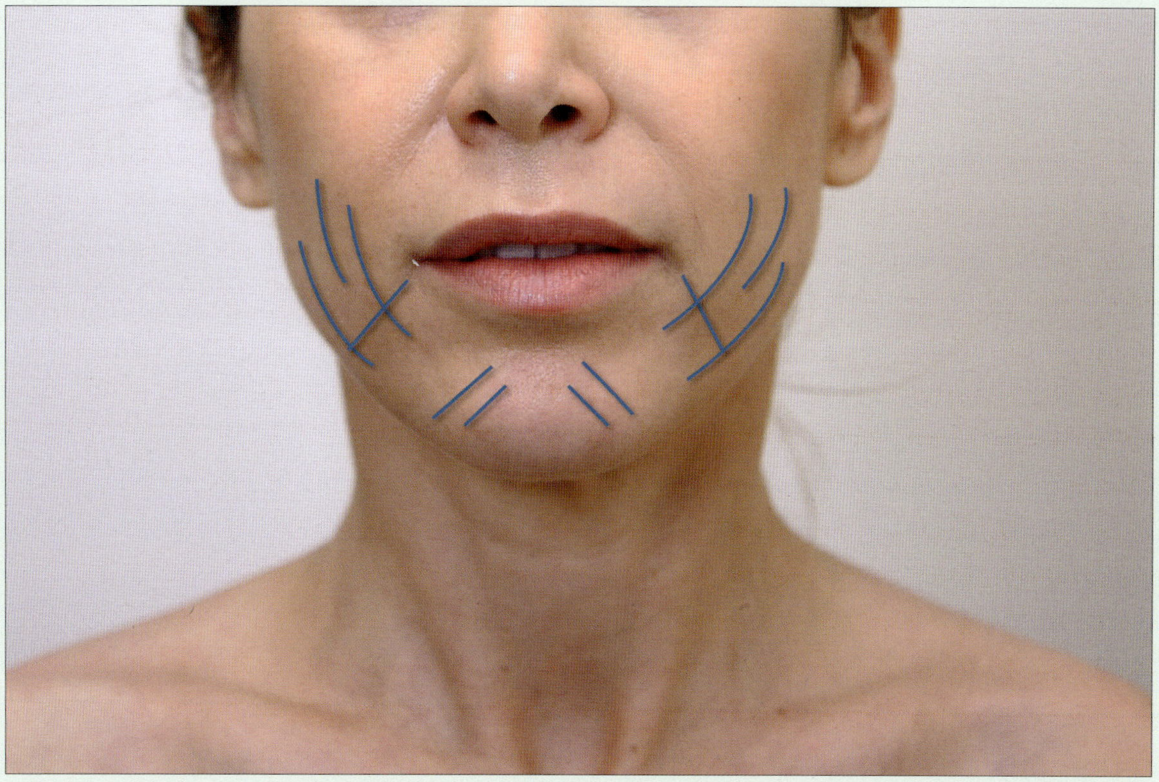

Foto 6.44 Otra marcación para hilos lisos en el tercio inferior para tratar también líneas de marioneta.

Aplicación de hilos espiculados en el cuello

Como ya se ha mencionado, casi todos los hilos que encontramos en el mercado, absorbibles o no absorbibles, lisos monofilamento o espiculados en sus distintas direcciones, pueden estar montados en agujas o cánulas.

Mi sugerencia es el uso de cánulas para el implante de hilos en el cuello, ya que es una zona muy delgada en la que los vasos se encuentran muy cercanos a la superficie. En esta zona, vemos distintos tipos de problemas. Uno se da en las personas jóvenes que pueden presentar doble mentón o papada. Otro lo vemos en las personas de mediana edad en las que se destaca la ptosis del músculo platisma que puede ser el único problema o estar acompañada de un acúmulo graso generalmente importante. A esto se suma otro grupo de pacientes que independientemente de su edad presentan ptosis y gran laxitud de los tejidos.

Recordamos que el músculo platisma es el gran depresor de la cara y, por sus grandes dimensiones y sus vastas inserciones, se transforma en el responsable de todos los problemas mencionados.

En los casos de pacientes jóvenes o de mediana edad que presentan acúmulo de grasa, se deberá reducir el panículo adiposo y, luego, tratar con hilos el cuello.

El procedimiento de colocación será similar al explicado en el apartado de hilos faciales y se cumplirá con los pasos previos de fotografía, marcación (Fotos 6.45 y 6.46), antisepsia de la zona (*v.* Foto 6.18) y anestesia (*v.* Foto 6.23).

Es importante destacar la necesidad de observar al paciente de pie previamente a la marcación y efectuar la maniobra de tracción con nuestros dedos índice y medio para poder establecer cuál o cuáles serán los puntos de entrada y los trayectos que se recorrerán. Recordemos que cada paciente es distinto y, a veces, existen asimetrías a ambos lados del cuello que, por supuesto, deberemos tomar en cuenta en ese momento.

Esto nos facilitará reconocer qué cantidad de hilos colocaremos y en qué dirección tendrán que ir esos vectores.

Procedimiento

Podremos optar por la colocación paralela de uno, dos o tres hilos espiculados en cada lado, de acuerdo a la longitud del cuello. Los hilos serán de 60 mm o 90 mm de largo de acuerdo al diámetro del cuello.

La posición correcta del paciente para este procedimiento será en decúbito dorsal, girando la cabeza 90° y bajando el

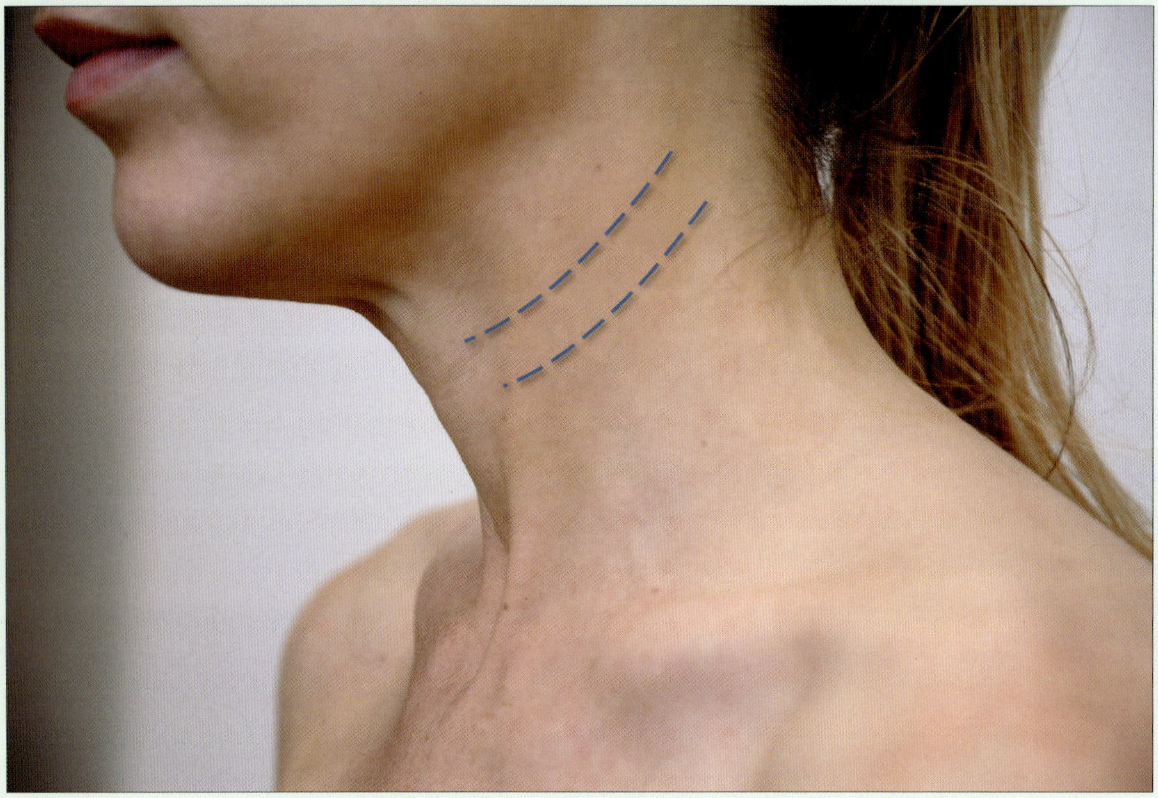

Foto 6.45 Esquema de marcación para colocar hilos espiculados en cuello. Véase que se llega solo a 2 cm de la banda del platisma, sin llegar a la línea media. De este modo, hay una mejor tracción y se evita la migración contralateral.

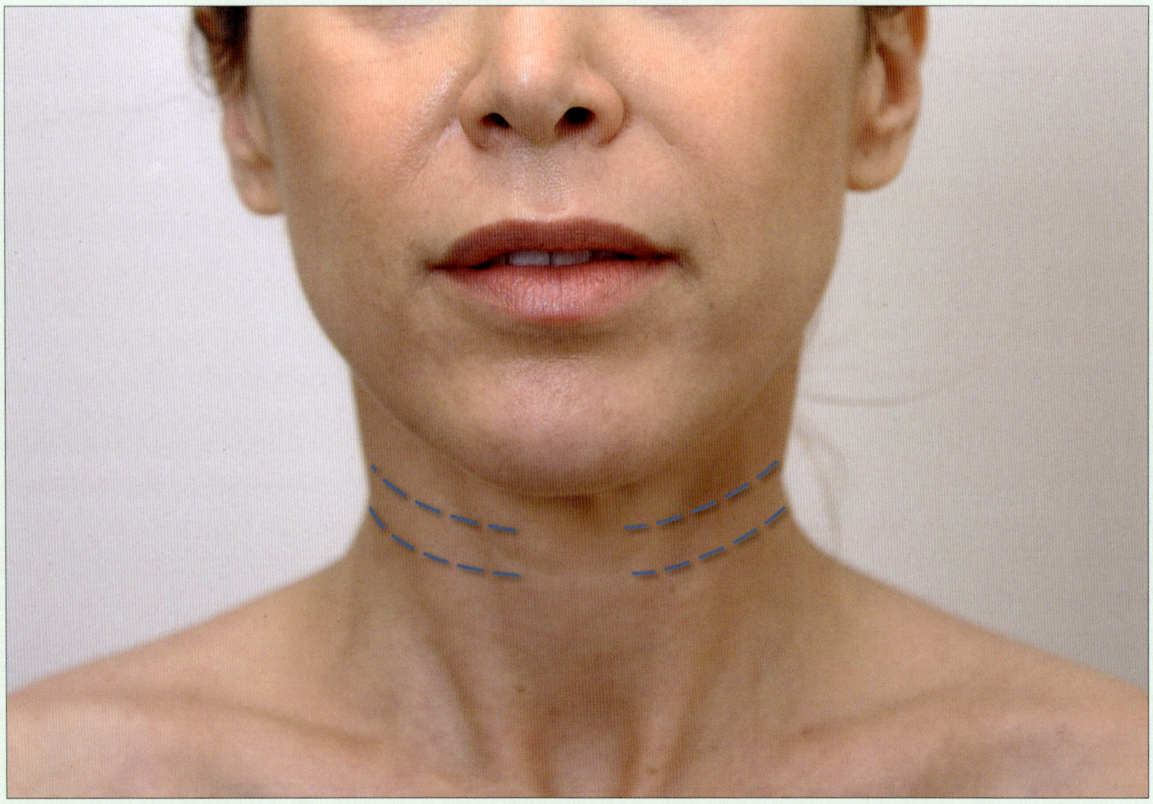

Foto 6.46 Ídem Foto 6.45, vista de frente.

mentón. De este modo, se expondrá el tejido donde debemos trabajar, lo que facilitará la tarea del médico.

El orificio de entrada de la cánula o la aguja en la piel se realiza a la altura de la proyección dérmica del músculo esternocleidomastoideo, suavemente, sin empujar la aguja, sino girándola para hacer la puntura, evitando que la aguja se profundice, no olvidemos que estamos sobre el músculo esternocleidomastoideo y que en su zona central emerge la vena yugular interna. Avanzaremos por el tejido celular subcutáneo hasta aproximadamente dos centímetros de la línea media. Recomiendo no pasar este límite para evitar la extrusión del hilo por el movimiento y el delgado espesor del músculo cutáneo del cuello (*v.* Foto 6.45).

Otra opción es colocar dos hilos entrando también en la proyección dérmica del borde del músculo esternocleidomastoideo, saliendo por un mismo punto distal, describiendo una "V" acostada.

En esta área de colocación de hilos, deberemos ser muy cuidadosos y recordar la anatomía del lugar, que ya hemos repasado en el Capítulo 5, "Técnica Fiberlift®".

El *lifting* de cuello con técnica Fiberlift® se ha explicado en ese mismo capítulo al hablar de hilos de anclaje en cuello (Foto 6.47).

Aplicación de hilos en escote

Es muy común la consulta por las arruguitas del escote. En estos casos, podremos colocar hilos lisos de PDO cortos (Fotos 6.48 y 6.49), aproximadamente de 40 mm o 50 mm, en sentido horizontal desde la línea intermamaria hacia los laterales en cantidad de tres o cuatro por lado y cruzar dos o tres en forma vertical para generar el enmallado que traerá neoformación de fibras colagénicas y reticulares, además de elásticas, para mejorar el fotoenvejecimiento, que es habitual ver en esta zona a determinada edad. También, y con el mismo fin, podremos colocar hilos lisos largos de 60 mm o 90 mm en la zona del escote más cercana al cuello (Foto 6.50; *v.* Fotos 6.48 y 6.49).

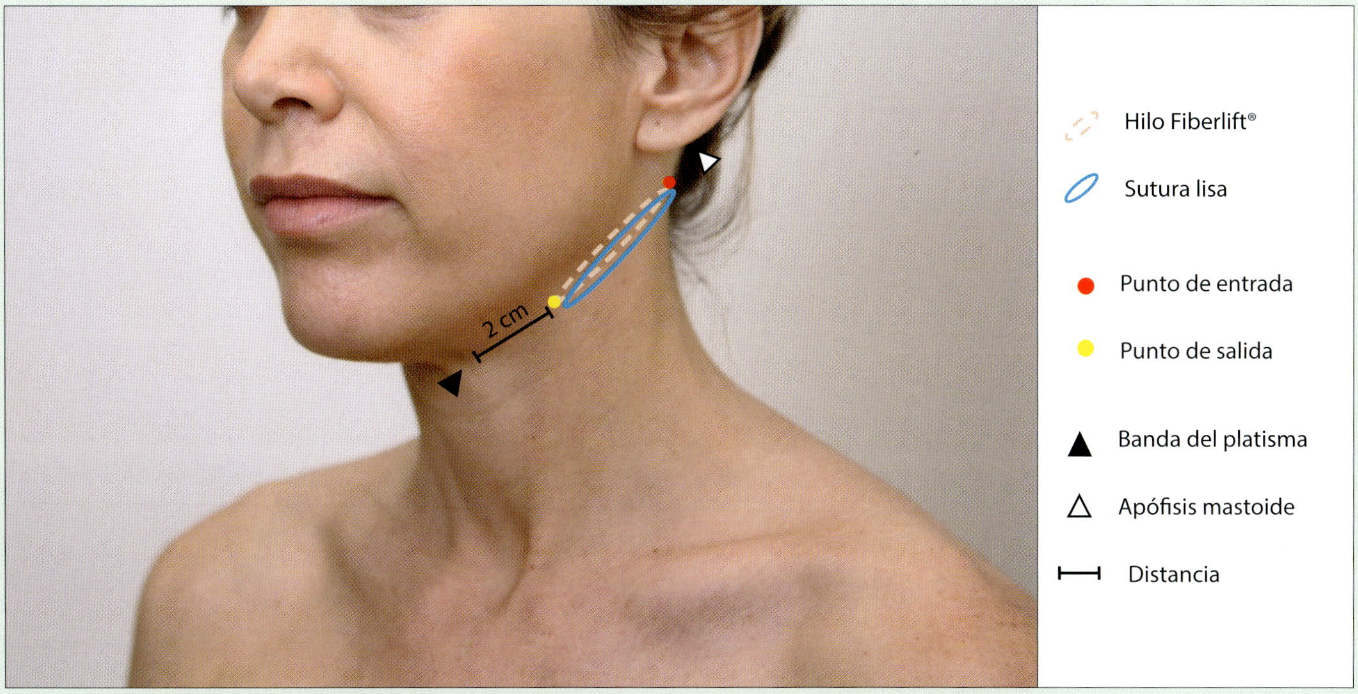

Foto 6.47 Marcación esquemática para realizar un procedimiento Fiberlift® en cuello, que puede hacerse con hilo fiberlift o con sutura lisa. Apréciese la distancia que queda libre hasta la banda central del platisma.

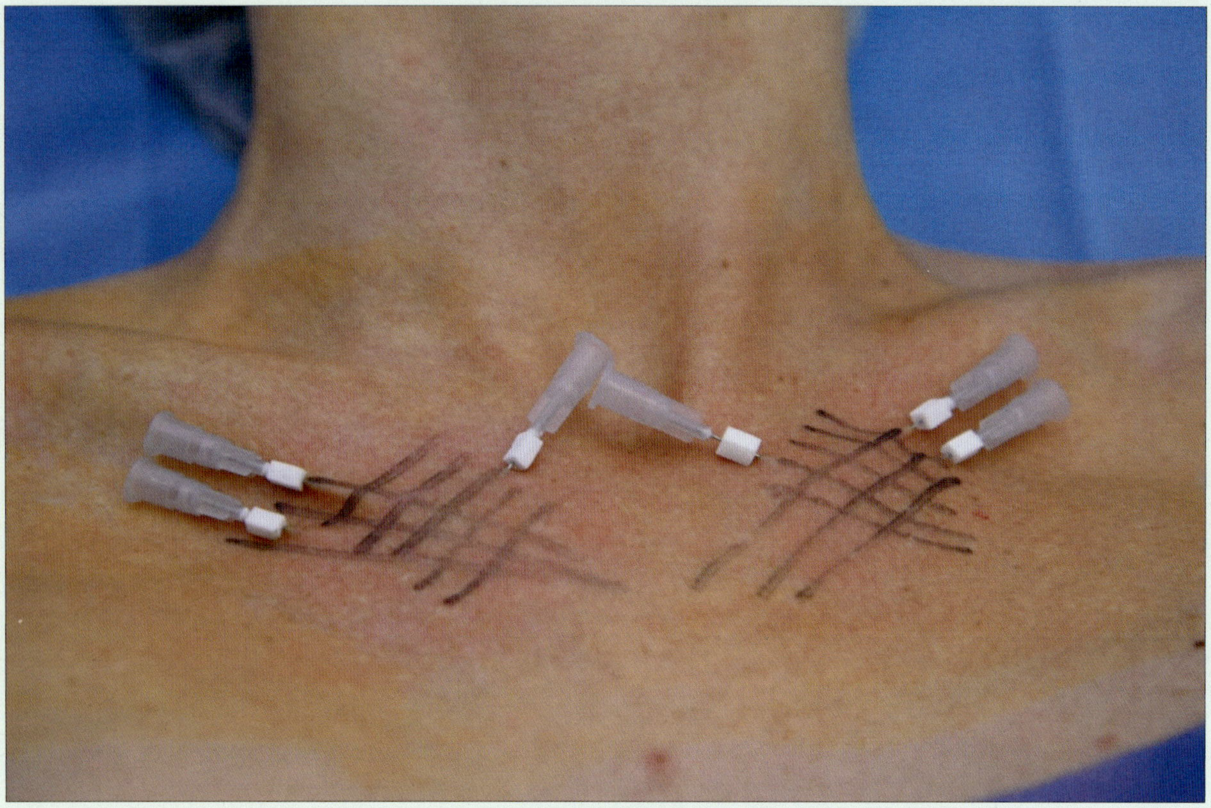

Foto 6.48 Hilos lisos de PDO en escote.

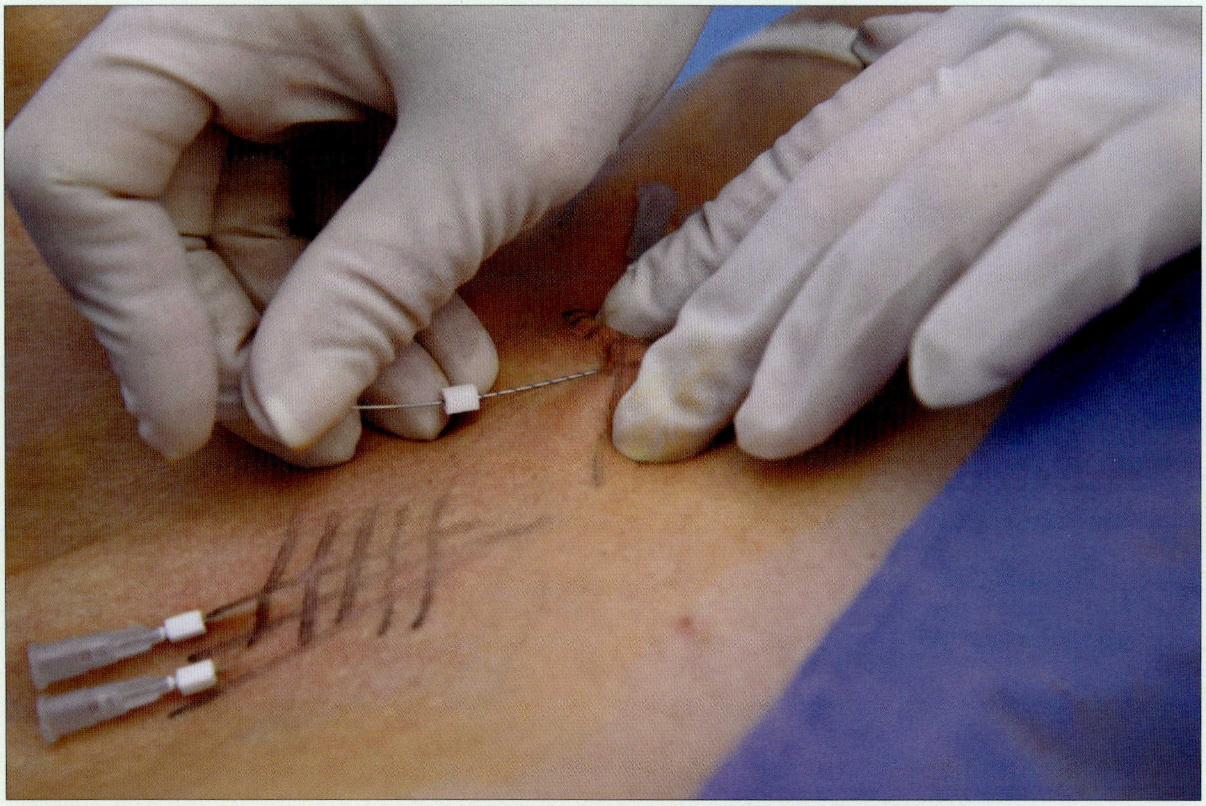

Foto 6.49 Detalle de la colocación de un hilo liso de PDO tornado en el escote.

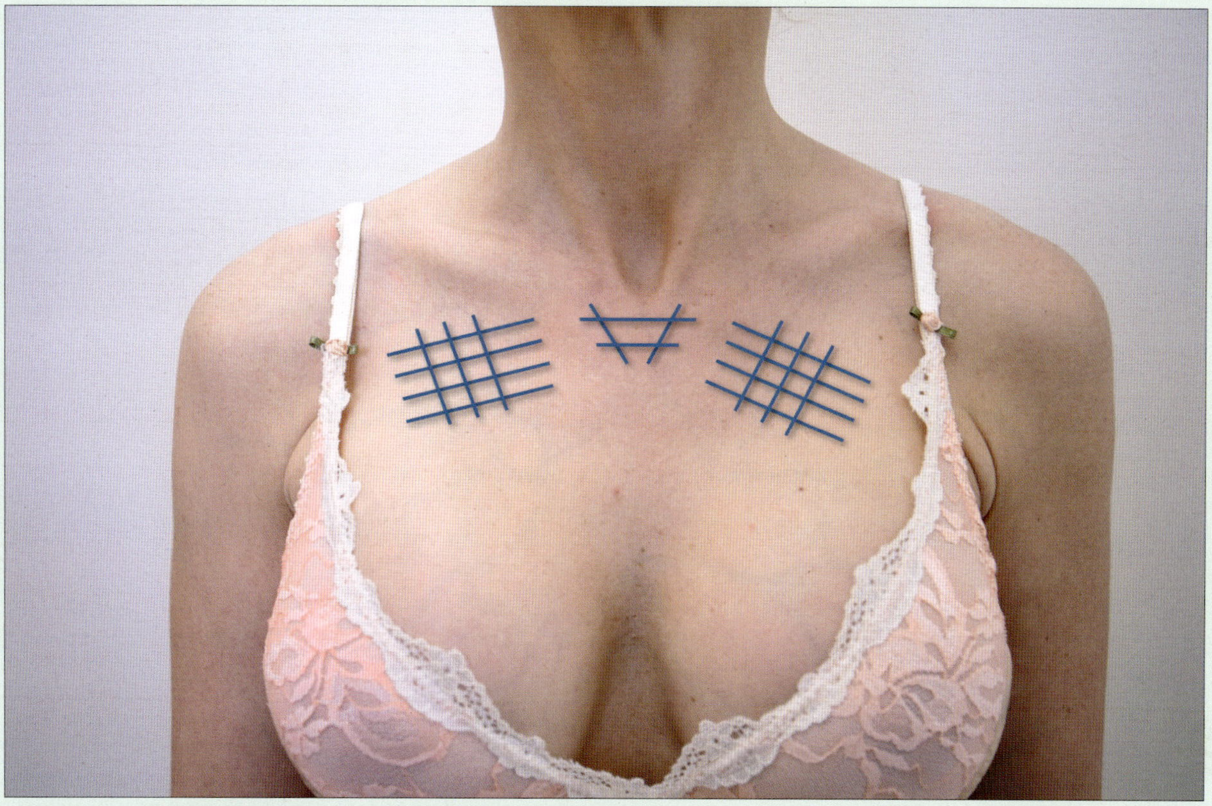

Foto 6.50 Modo esquemático para marcar los hilos que se colocan en escote, ya sea siguiendo el trayecto de las arrugas, o bien, en forma de enmallado en zonas de fotoenvejecimiento.

Presentación de casos

Antes

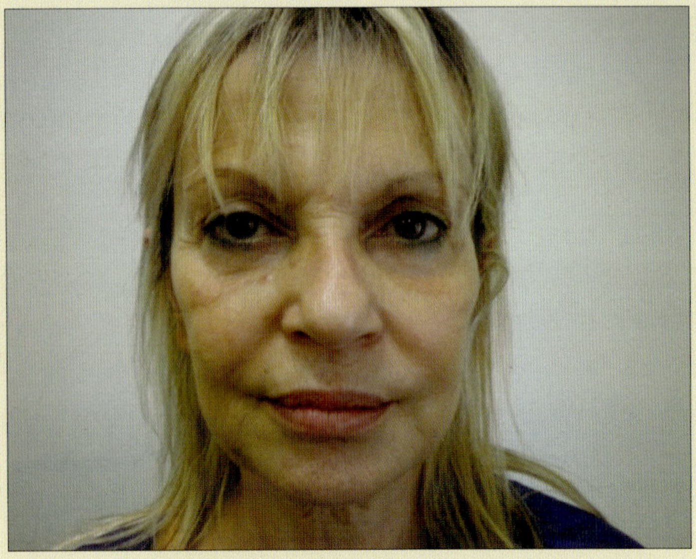

Después

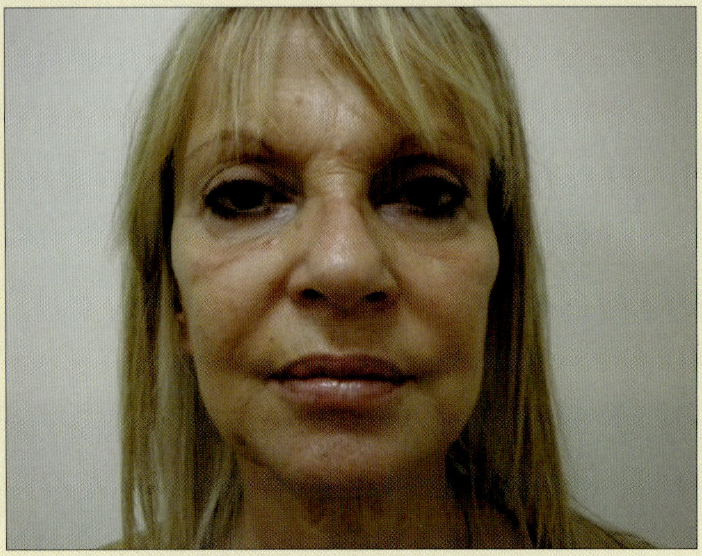

Hilos faciales espiculados en zetaplastia.

Antes

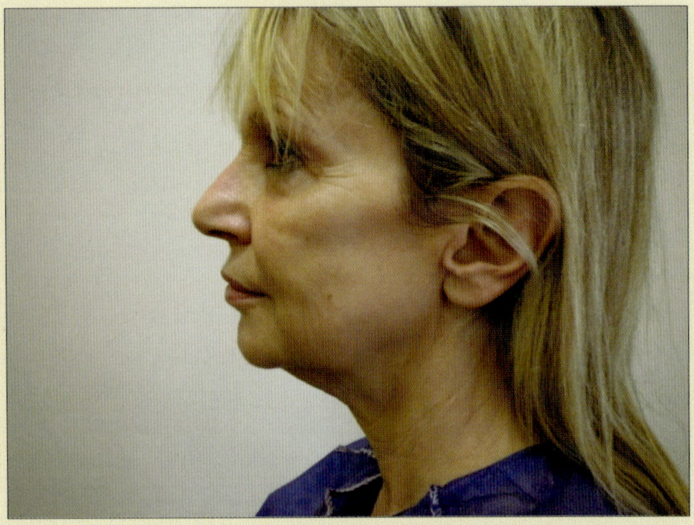

Después

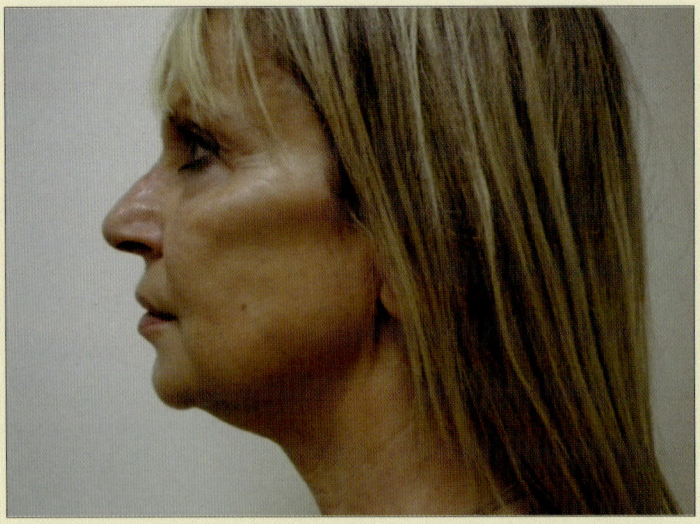

Hilos espiculados en zetaplastia (vista de perfil).

Antes

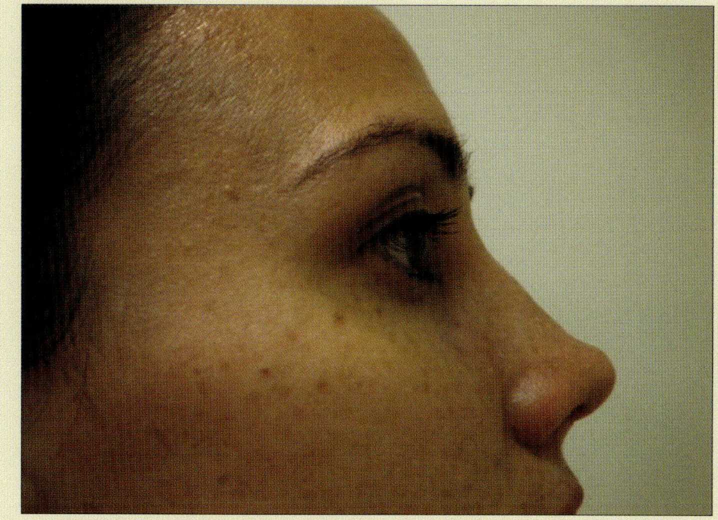

Después

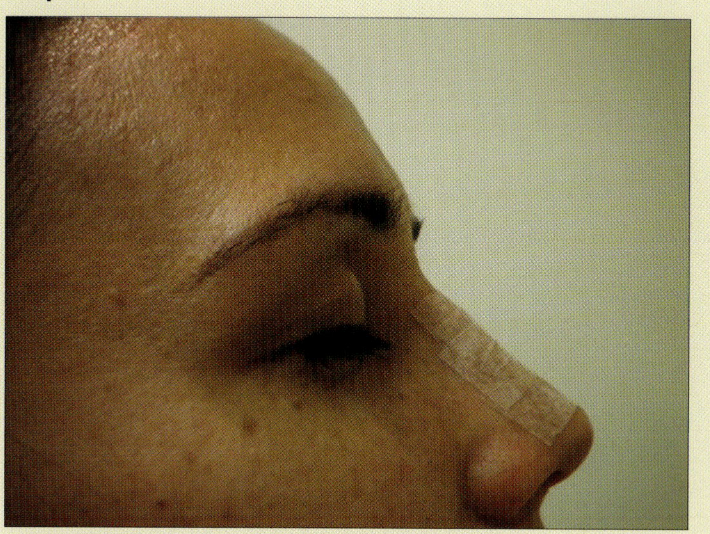

Rinoplastia con hilos.

Antes

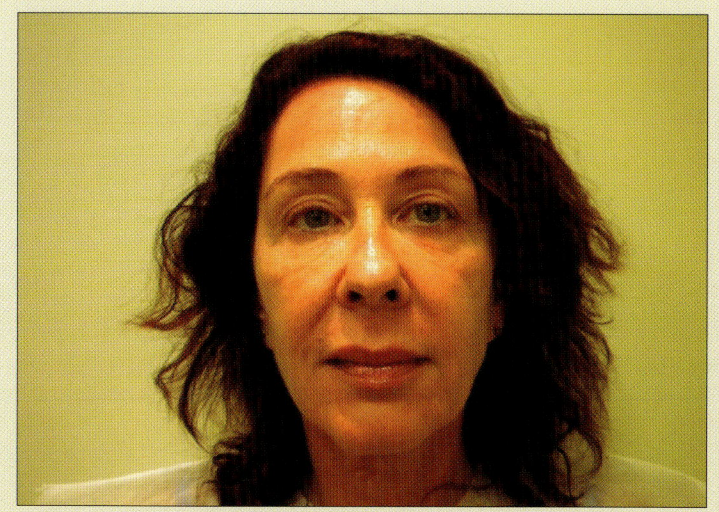

Después

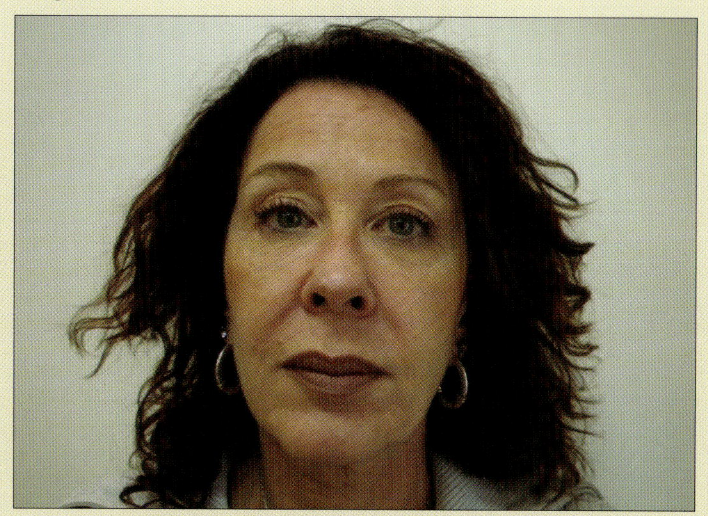

Hilos espiculados en tercio medio e inferior.

Antes

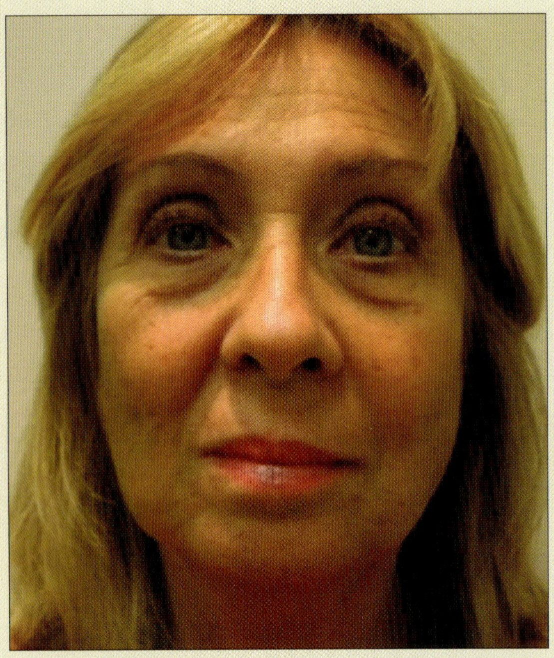

Después

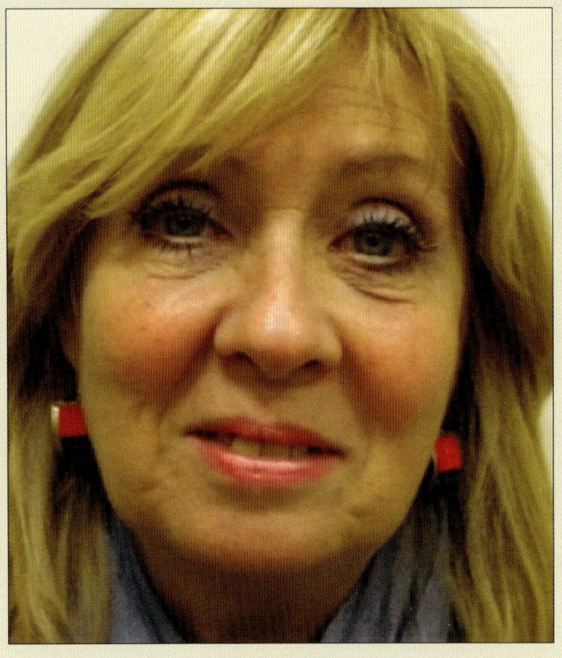

Hilos espiculados en tercio inferior y medio).

Antes

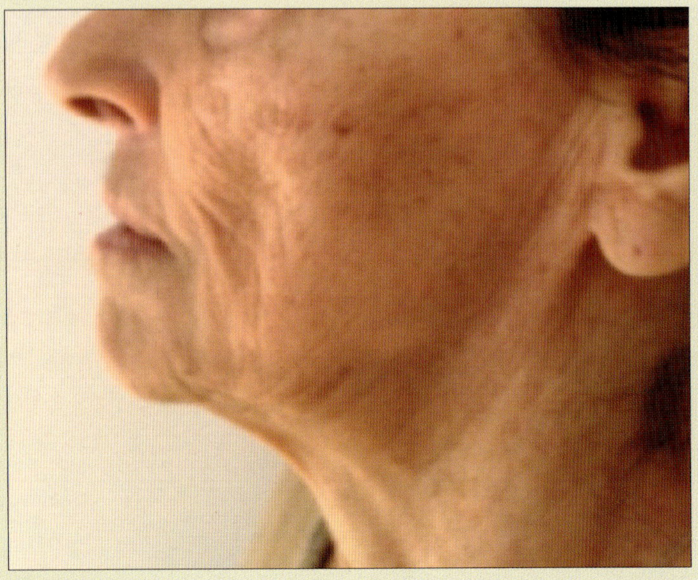

Después

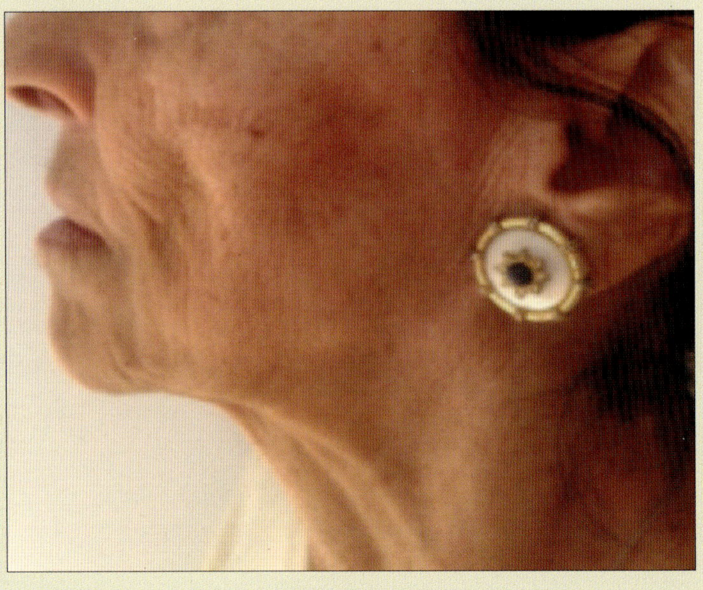

Hilos espiculados en tercio inferior y cuello.

7 Procedimientos corporales

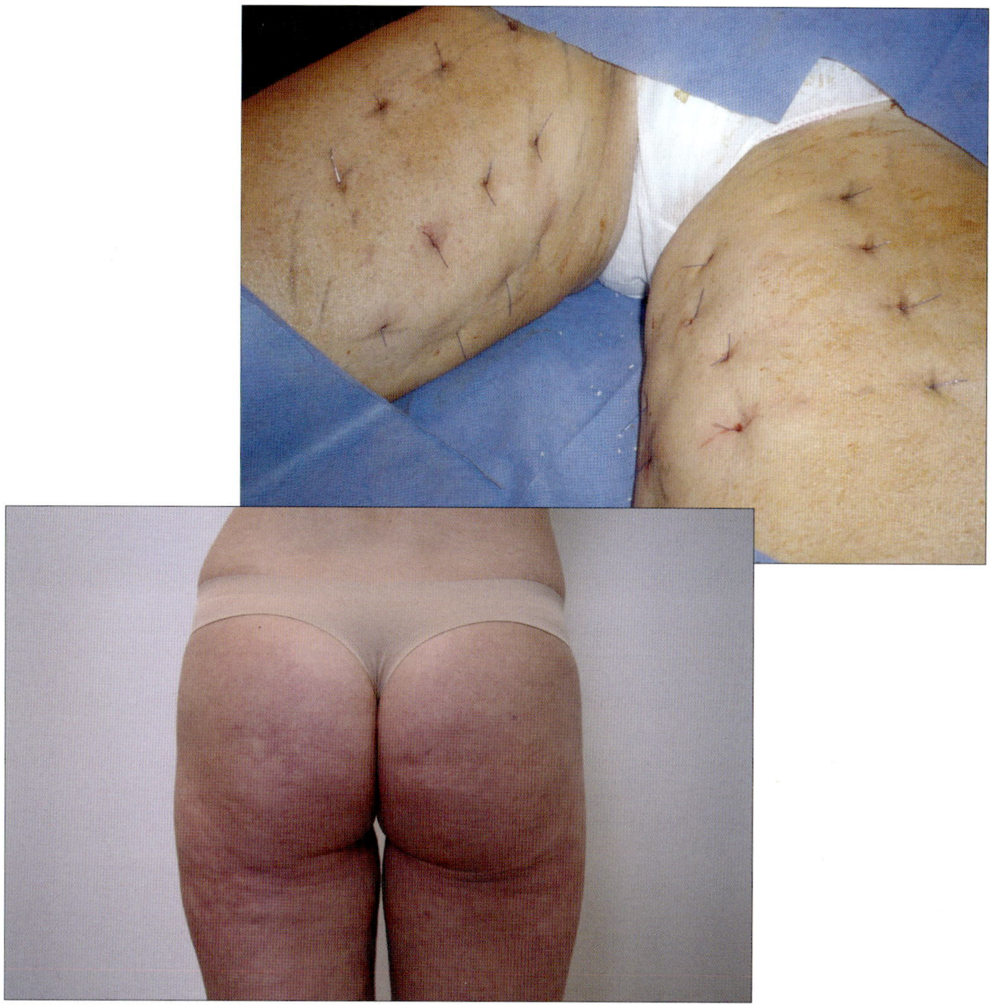

Los hilos también son protagonistas de los tratamientos de rejuvenecimiento corporal con efecto *lifting*.

Un poco de su historia

Transcurría el año 2007 cuando llevábamos colocados más de 11 500 hilos faciales en pacientes de Argentina, Uruguay, Perú, Ecuador, Guatemala, México y España, siempre tratando de difundir las técnicas aprendidas y de seguir capacitándonos, transmitiendo a los colegas el buen uso de la terapéutica con hilos dentro de un marco de divulgación científica permanente; bajo estas circunstancias, dada la experiencia que habíamos conseguido, nos sentíamos en condiciones de poder evaluar las distintas situaciones, poder decidir en qué casos indicar un tratamiento con aplicación de hilos y en qué casos decir no, evaluar a los distintos pacientes y reconocer en ellos las diferentes necesidades y, sobre todo, identificar las distintas exigencias que nos presentaban. Teníamos casuística en sustentación facial y nasal con aplicación de hilos lisos, espiculados, de polipropileno, de poliamida tanto de autosustentación como de anclaje.

Habiendo tenido resultados satisfactorios, decidimos incursionar en el terreno corporal (Foto 7.1).

Según las estadísticas internacionales, los procedimientos mínimamente invasivos crecieron en gran medida en los últimos años.

Los pacientes solicitan cada vez con mayor frecuencia este tipo de tratamientos debido a las exigencias de la vida moderna.

¿Cómo evaluamos a los pacientes?

Se plantean los distintos tratamientos posibles, tanto médicos como quirúrgicos, tal como se explicó en el Capítulo 2, "La consulta".

Estudios solicitados

- Hemograma.
- Coagulograma.
- ECG.

Y todo lo que el médico considere necesario según cada caso.

Procedimiento

Los pasos a seguir son lo mismos que los expuestos y desarrollados en el Capítulo 6, "Procedimientos faciales", por lo tanto aquí solo los mencionaremos.

- Fotografía.
- Marcación.
- Antisepsia.
- Anestesia.

Hilos que utilizamos y sus características

Utilizamos hilos de autosustentación (Tabla 7.1), que pueden ser lisos de polidioxanona (PDO), o espiculados de polipropileno o de materiales reabsobibles como la polidioxanona o el ácido poliláctico o la policaprolactona, de 12 cm de longitud con espículas multidireccionales, o bidireccionales en algunos casos; en otros, usaremos hilos de molde con seudoespículas, de mayor o menor longitud de acuerdo a la zona que se desee tratar; también podremos usar hilos espiculados bidireccionales de menor longitud colocándolos en serie, uno a continuación del otro. También, en paralelo, siempre el médico deberá elegir el hilo que —ya sea por su longitud, tamaño, material, etc. — le brinde mayor seguridad, confianza y que él se sienta capacitado para colocar.

Recordemos, además, que los hilos pueden presentarse dentro de agujas o cánulas. Estas últimas, como ya mencionamos en otros capítulos, nos dan la tranquilidad de evitar roturas de vasos y, por supuesto, con su uso podremos tener menor

Tabla 7.1 Características de los hilos corporales

- Autosustentación:
  - Polipropileno.
  - Polidioxanona.
  - Policaprolactona.
  - Ácido poliláctico.
- Características:
  - 12 cm de longitud.
  - Múltiples puntos de fijación.

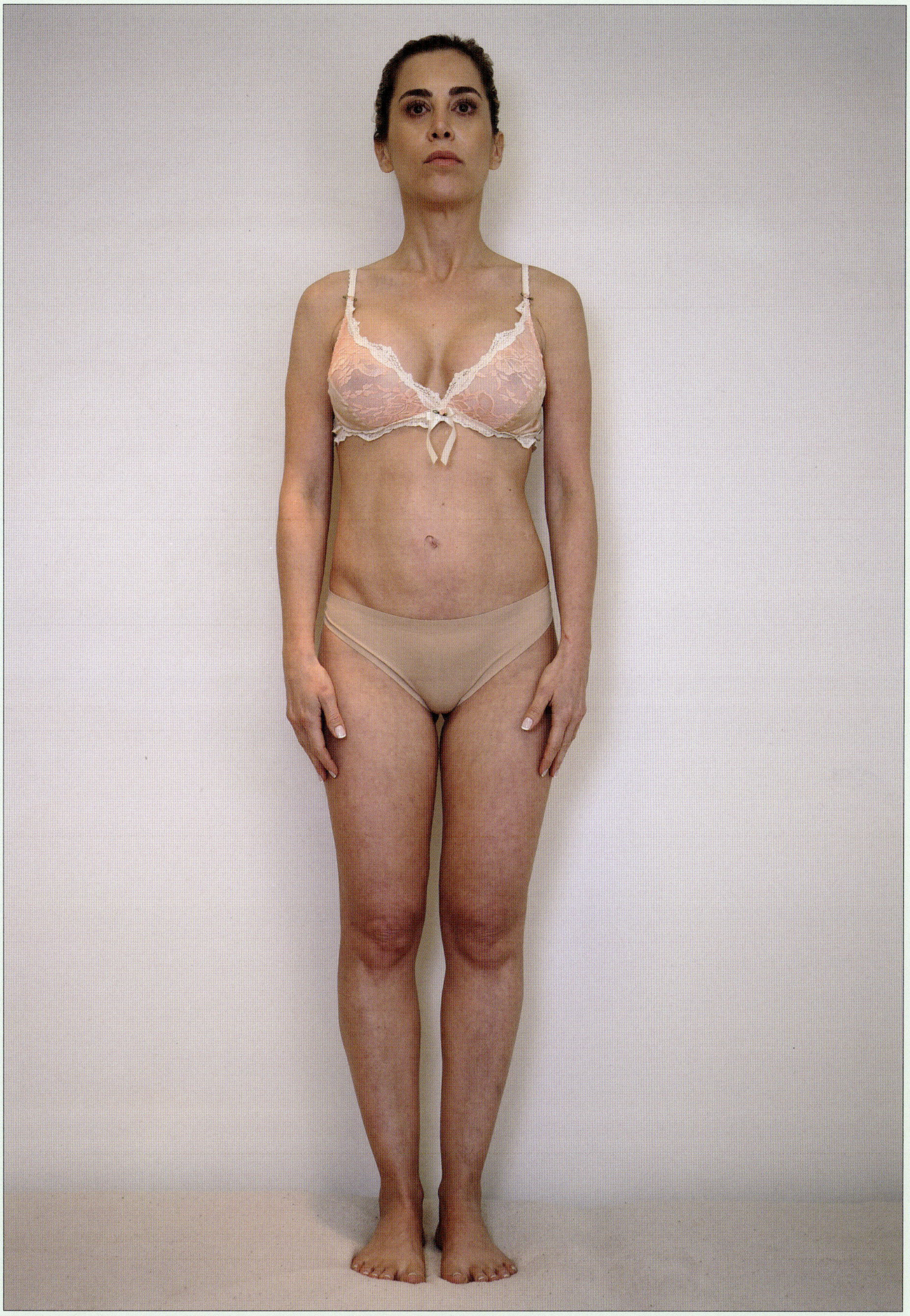

Foto 7.1 Los hilos de sustentación actúan en tejidos corporales, otorgan un efecto *lifting* en algunos lugares y mejoran los tejidos subcutáneos en otros. Siempre se deben evaluar las asimetrías presentes antes de realizar tratamientos. La columna vertebral puede presentar alteraciones que podrían complicar los tratamientos.

sangrado y menor índice de complicaciones. Como todos sabemos, las cánulas generalmente tienen punta roma, es decir no cortante, por lo tanto, necesitaremos una aguja de calibre igual o preferentemente mayor al del catéter utilizado, para crear el orificio de entrada.

Lugares de colocación de los hilos corporales

- Brazos (Foto 7.2).
- Muslo interno.
- Muslo anterior en zona supracondílea.
- Muslo externo.
- Glúteos.
- Abdomen.

Como ya he dicho, las técnicas de inserción son iguales, según cada tipo de hilo, a las técnicas faciales que hemos descrito en detalle en el Capítulo 6, "Procedimientos faciales". Por eso, en este capítulo, describiremos las distintas zonas de aplicación de manera más sintética, remitiéndonos a las fotos que citaremos oportunamente.

Brazos

En esta zona (Fotos 7.3-7.5), podemos colocar hilos lisos para tratar las arrugas por fotoenvejecimiento, con resultados favorables (Foto 7.6). También podemos tratar la zona tricipital, la cual considero difícil debido a la flacidez que en esta área es particularmente importante y, a veces, veo mujeres jóvenes con buena figura, pero morfológicamente sus brazos son gruesos y la laxitud se va intensificando con la edad. En estos pacientes, veo resultados que me parecen pobres, pero ellas refieren estar conformes y manifiestan que "sienten su brazo más firme y más armado". Confío que en un futuro cercano se fabricarán hilos específicos para esta zona que tanto preocupa y podremos mejorar los resultados.

Muslo interno

Es una de las zonas en las que mejores resultados veo (Foto 7.7).

Podemos colocar hilos lisos, que otorgarán un marco subdérmico interesante, espiculados bidireccionales o multidireccionales; cualquiera de ellos contribuirán al efecto *lifting* buscado.

Podremos colocarlos en forma de enmallado como muestra la Foto 7.8.

Siempre alejándonos, como ya he mencionado, 3 cm o 4 cm de la ingle para preservar la arteria femoral. También conviene aclarar que a los pacientes con várices pronunciadas o, inclusive, telangiectasias deberemos primero enviarlos al especialista en flebología para, luego, poder tratar la flacidez de la zona (Foto 7.9).

Muslo anterior, zona supracondílea

Es habitual en la consulta estética que las pacientes consulten por lo que ellas llaman celulitis por encima de la rodilla. A la inspección con la paciente parada de frente, lo que se suele observar en la mayoría de los casos es flacidez, la cual provoca un conjunto de elevaciones y depresiones horizontales en la piel y el tejido celular subcutáneo ubicado en la cara anterior

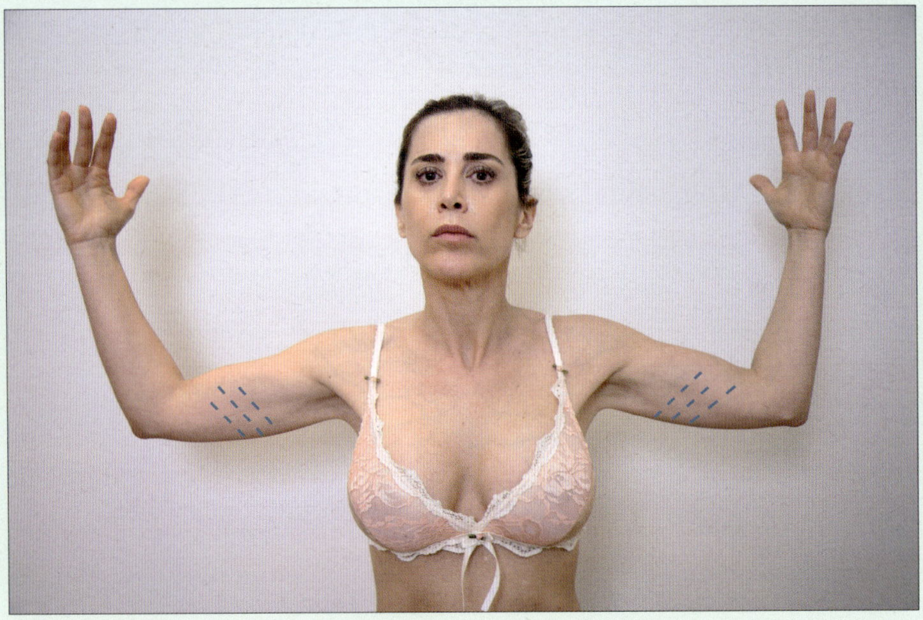

Foto 7.2 Esquema de marcación para la colocación de hilos espiculados en brazos.

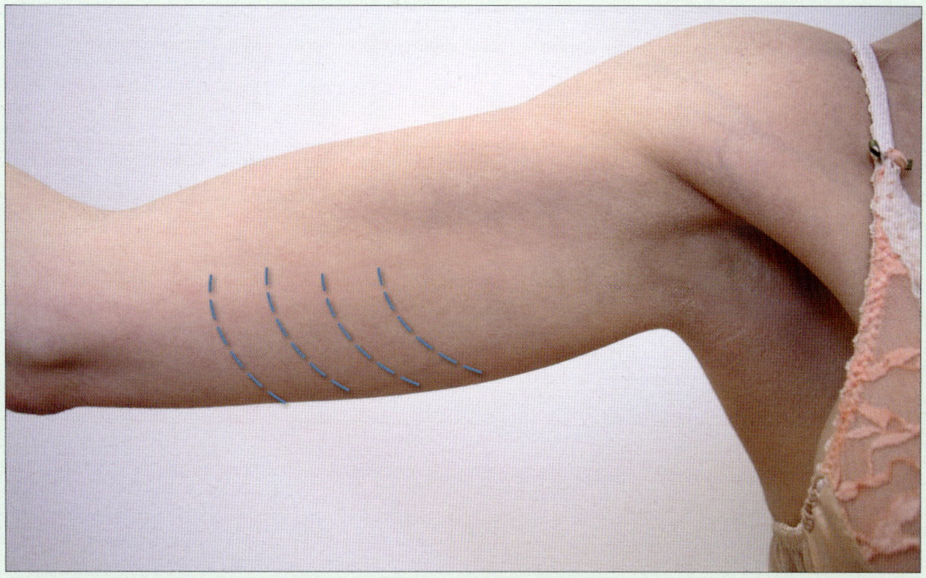

Foto 7.3 Marcación para colocar 4 hilos espiculados.

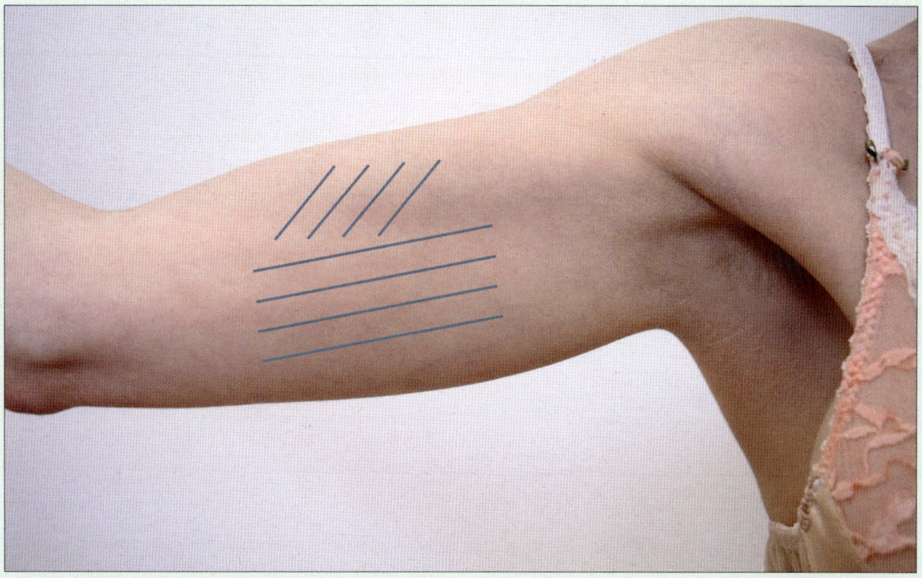

Foto 7.4 Detalle de marcación esquemática para la colocación de hilos lisos en brazos.

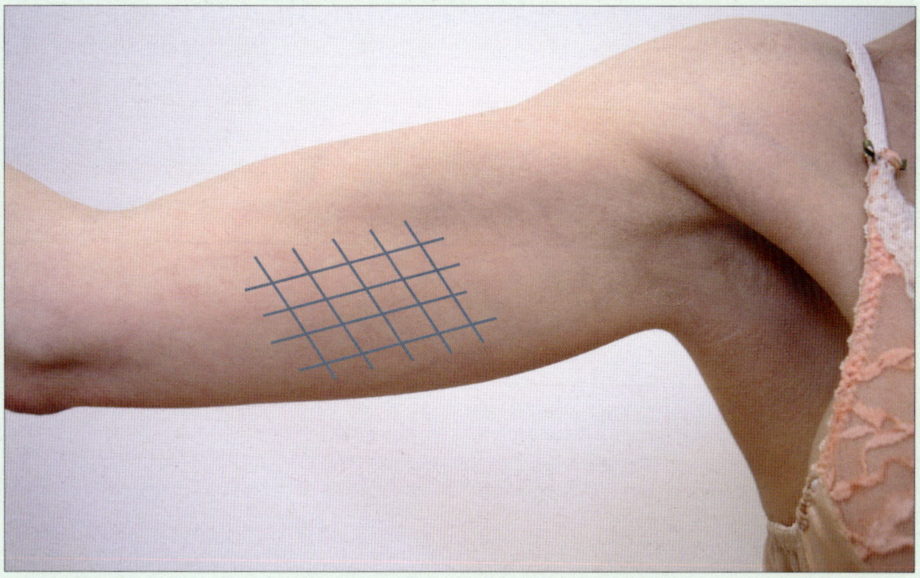

Foto 7.5 Otra forma de marcación para los hilos lisos, en este caso cruzándolos para realizar un enmallado.

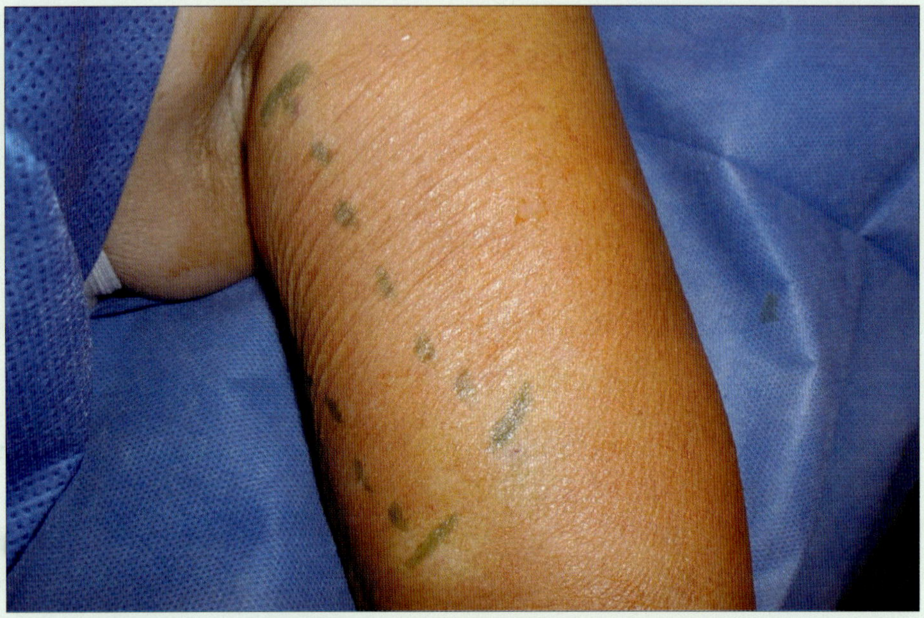

Foto 7.6 Marcación para la colocación de hilos espiculados en un brazo con signos de marcado fotoenvejecimiento.

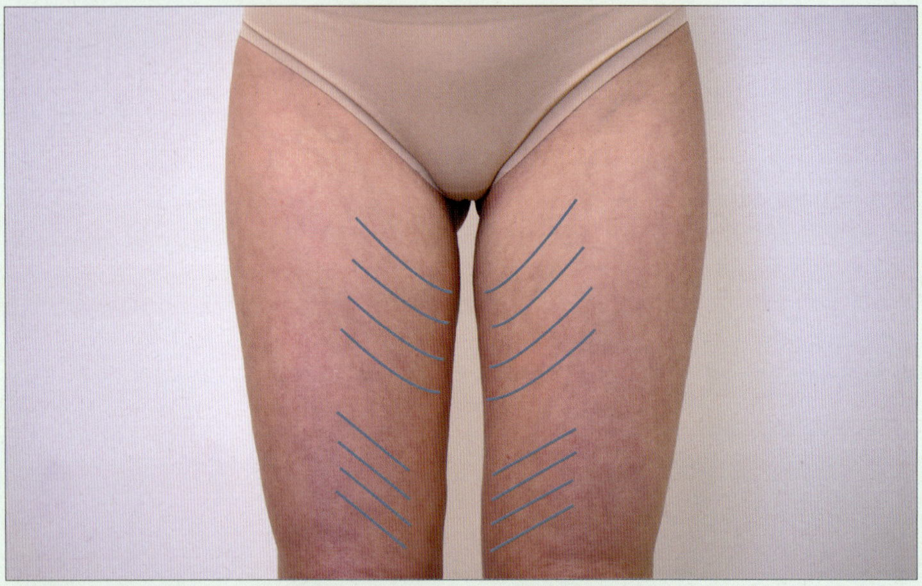

Foto 7.7 Esquema de marcación para la colocación de hilos lisos en muslos internos, con el objetivo de generar fibras colágenas y elastínicas para mejorar la textura de la piel.

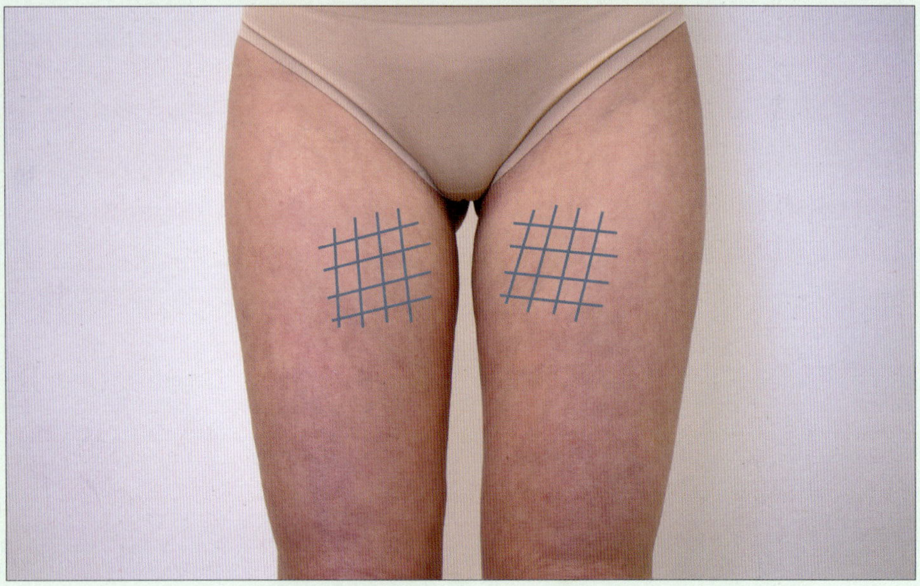

Foto 7.8 Marcación esquemática para colocación de hilos en el muslo anterior.

del muslo por encima de la rodilla, que da ese aspecto de celulitis que solo en algunos casos merece ese diagnóstico.

Para esta zona (Foto 7.10) se colocan hilos generalmente espiculados de 90 mm a 120 mm de longitud, combinados en forma horizontal y vertical o diagonal (*v*. Foto 7.10), con resultados satisfactorios para el médico y las pacientes. El plano de colocación será el celular subcutáneo.

También se pueden colocar hilos lisos en caso de necesitar mejorar la calidad de la piel de la zona, haciendo un enmallado en el plano dérmico superficial.

Cuando se hacen estos tipos de procedimientos, se indicará el uso de una faja o calza hasta la rodilla o mejor aún por debajo de ella, durante un período no menor de 28 días y la interrupción de la actividad física por 10 días. Esto se debe a que el músculo cuádriceps, que es el más voluminoso de todo el cuerpo humano, es el que soporta nuestro peso, nos permite caminar al extender la pierna y hace que esta sea una zona en permanente movimiento, de ahí que, cuanto más se cuide el tratamiento realizado con hilos, mejores serán sus resultados.

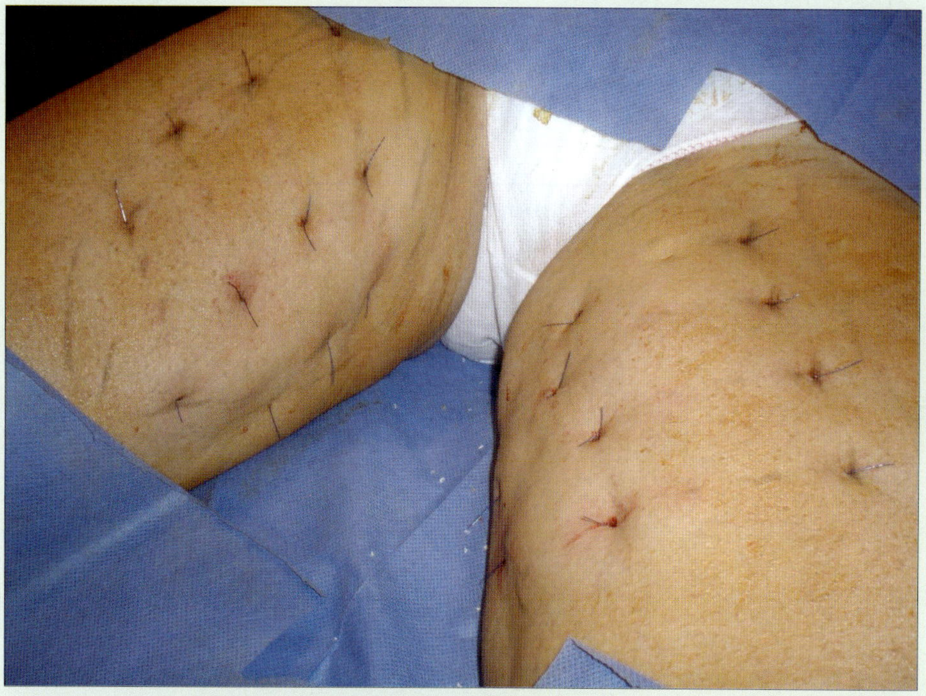

Foto 7.9 Colocación de hilos espiculados multidireccionales de polipropileno en muslos internos en forma paralela y en serie. Esto último lo hago para prolongar la longitud del hilo y mejorar el resultado del tratamiento.

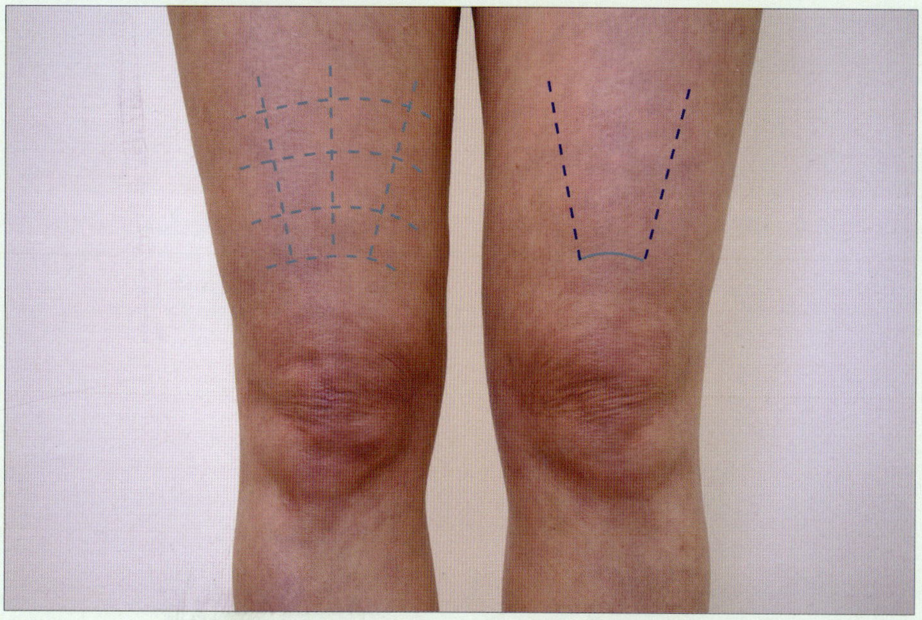

Foto 7.10 Esquema para la colocación de hilos espiculados en la pierna derecha en forma horizontal y vertical. En la pierna izquierda, a modo didáctico, se muestra la marcación para el implante de hilos de doble aguja.

Muslo externo

Podemos tratar la zona del muslo externo (Foto 7.11) en dos ocasiones diferentes. Una es la que se relaciona con un proceso de paniculopatía edemato-fibro-esclerosa llamada comúnmente celulitis. Como todos sabemos y la palabra lo dice, esta patología está íntimamente relacionada con el tejido graso, el edema, la fibrosis y la esclerosis; es patognomónica la llamada "piel de naranja". Obviamente, el tratamiento clínico es indispensable y se comenzará un tiempo antes de la colocación de hilos, que solo contribuirá a mejorar el poceado característico.

Podremos utilizar en este procedimiento hilos lisos y espiculados de acuerdo a cada paciente, considerando que con los primeros podremos dar volumen en las zonas deprimidas, hoy hay multihilos monofilamento, lisos absorbibles de PDO polidoxanona 5.0 que se presentan en forma de ramillete ya incorporados a una aguja o cánula 25 G flexible de 50 mm. El objetivo de estos hilos es conseguir la redensificación o voluminización de las zonas deprimidas por la celulitis.

En algunos casos, cuando, además, es necesario el efecto *lifting* podremos colocar hilos espiculados de PDO o poliláctico también reabsorbibles, de 90 mm o 120 mm con agujas o cánulas, aplicándolos en forma horizontal sobre el muslo externo.

Otra indicación para la aplicación de hilos en esta zona son las secuelas de liposucciones anteriores donde han quedado irregularidades del tejido que son visibles, manifestadas por asimetrías y áreas deprimidas por efecto de la cánula utilizada durante la cirugía. En estos casos, serán de gran utilidad los mismos hilos mencionados arriba, ya sean lisos monofilamento o espiculados, largos o cortos de acuerdo a la superficie a tratar.

Glúteos

Los hilos lisos y espiculados son de uso corriente en las pacientes que desean mejorar sus glúteos (Foto 7.12) y conseguir un efecto de perfeccionamiento de la textura de la piel de esa zona, acompañado por un ligero efecto visual de elevación (Foto 7.13). Este último se consigue con la colocación de hilos voluminizadores, como, por ejemplo, los que han sido mencionados en el párrafo anterior como multihilos 5.0 en ramillete de 50 mm o 60 mm de longitud, incorporados a una cánula de 50 mm (Foto 7.14).

Para lograr la mejoría del poceado causado por la celulitis procederemos como se explicó para la colocación de hilos en el muslo externo, generalmente con hilos monofilamento lisos.

Cuando deseamos mejorar la forma del glúteo colocamos hilos espiculados, bidireccionales, multidireccionales o los llamados forte que, como describí anteriormente, son hilos de molde con seudoespículas fuertes que ejercen un efecto importante de elevación del tejido (Fotos 7.15-7.22).

Para mejorar la textura sin duda elegiremos hilos monofilamento lisos en forma de enmallado para lograr que los fibroblastos generen la colagenización y la formación de fibras de elastina y reticulares (Fotos 7.23)

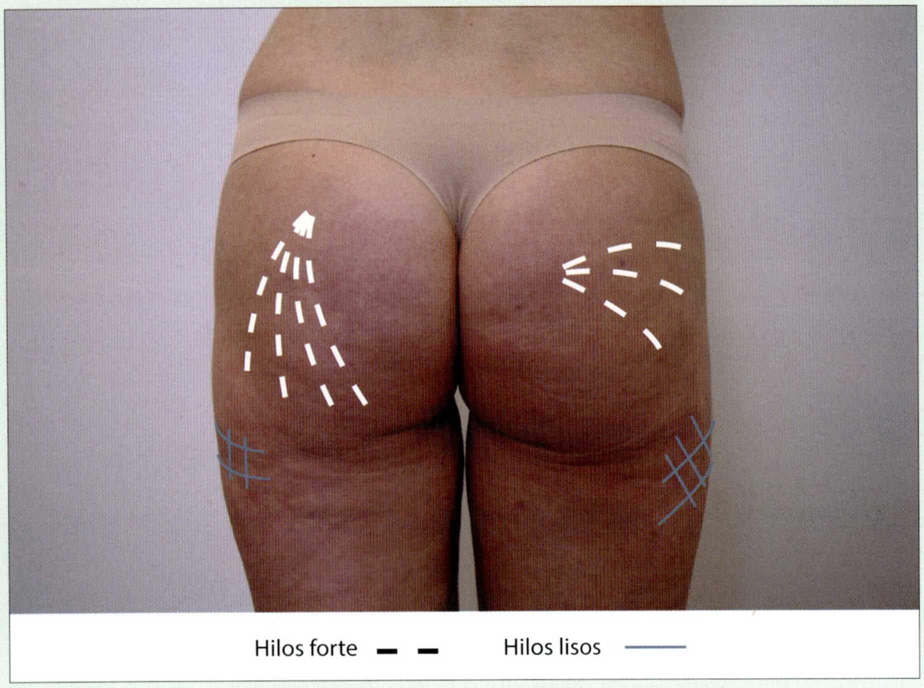

Foto 7.11 Marcación para colocación de hilos de molde, llamados forte, que presentan espículas de mayor tamaño que los espiculados. Distíngase la marcación del glúteo izquierdo donde se busca el efecto *lifting*, mientras que del lado derecho se pretende conseguir la proyección glútea. Además, se marca la colocación de hilos lisos en muslos externos para mejorar la calidad de la piel flácida o la llamada "piel de naranja" provocada por la celulitis.

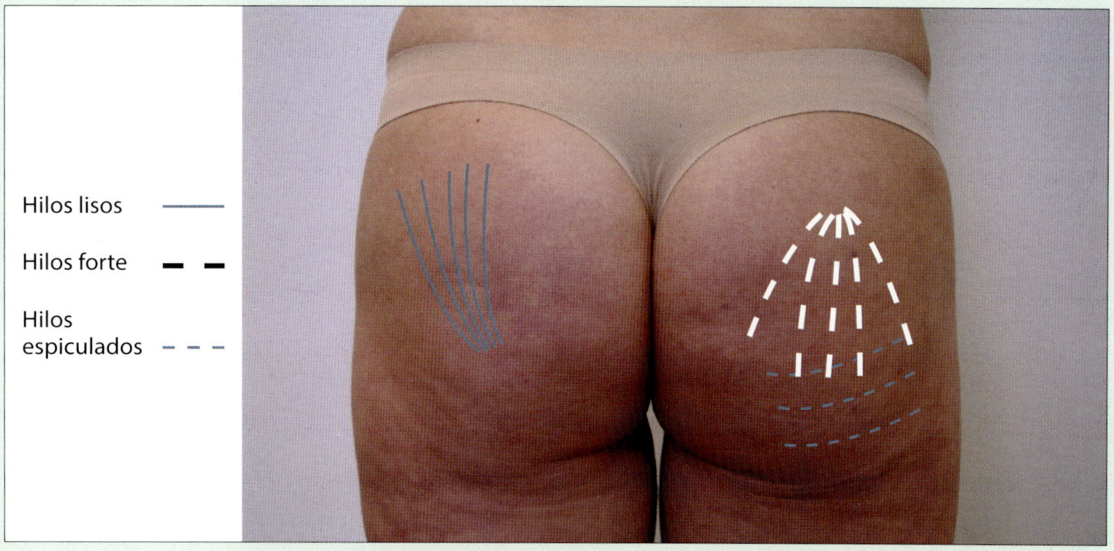

Foto 7.12 Aquí se combinan los hilos forte de molde con los espiculados y lisos.

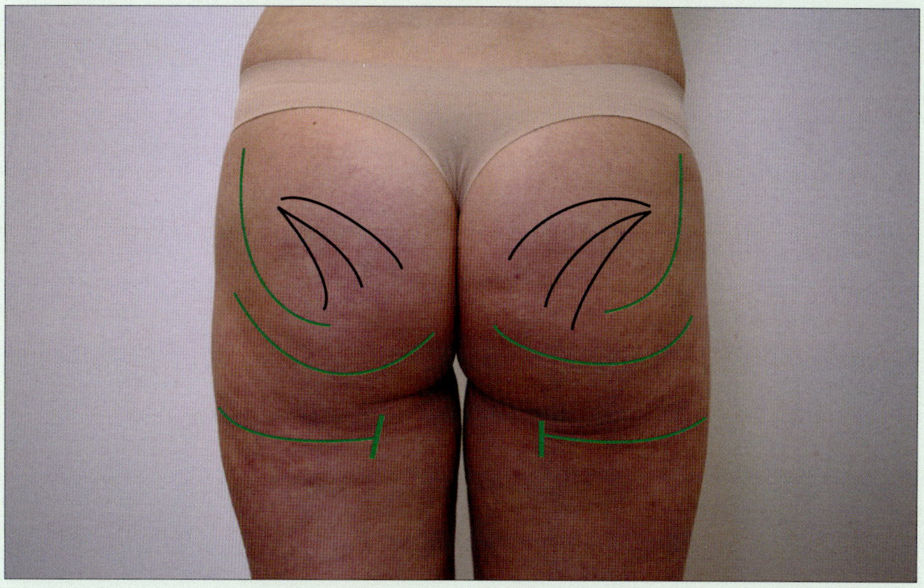

Foto 7.13 En este caso, se desea proyectar el glúteo en su cuadrante superoexterno y contribuir al diseño del contorno.

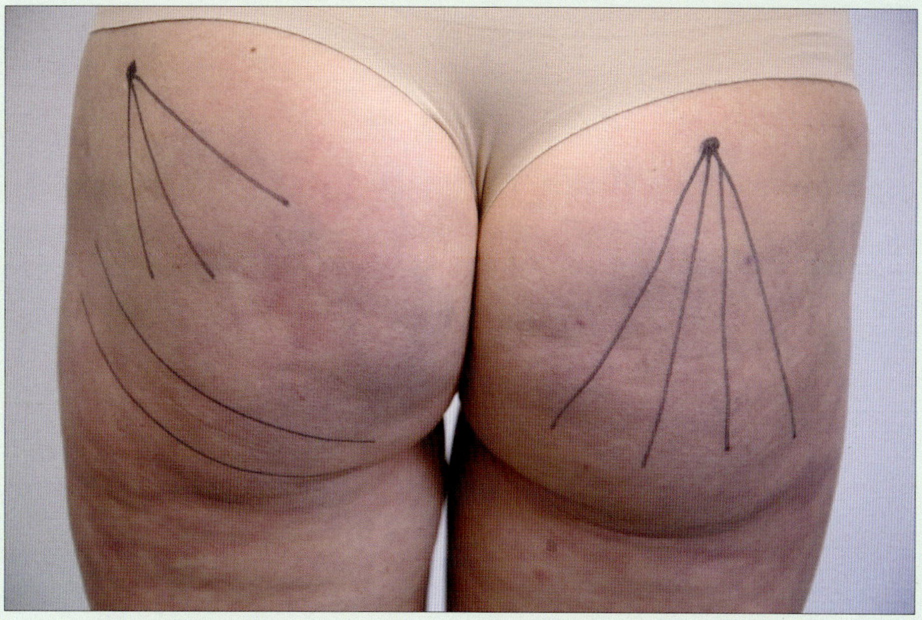

Foto 7.14 Diseño del contorno, elevación y proyección.

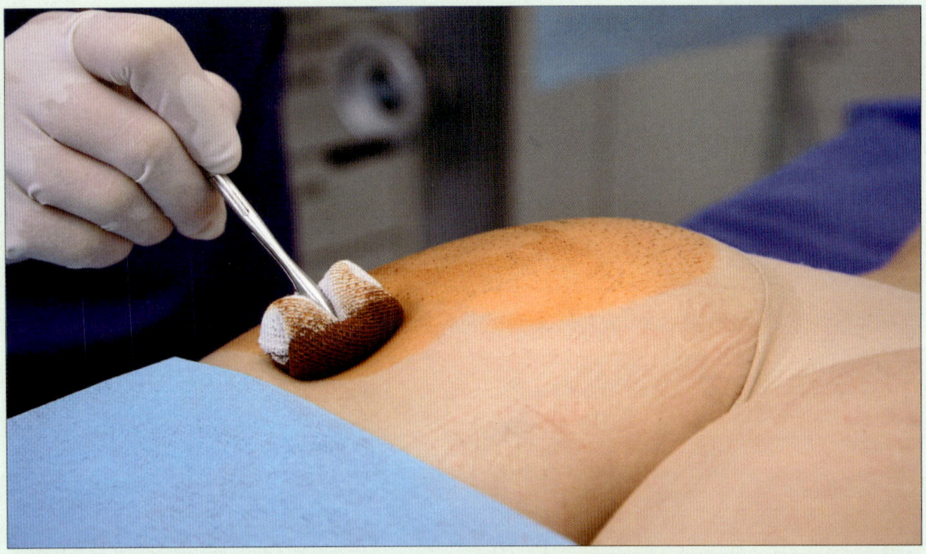

Foto 7.15 Antisepsia.

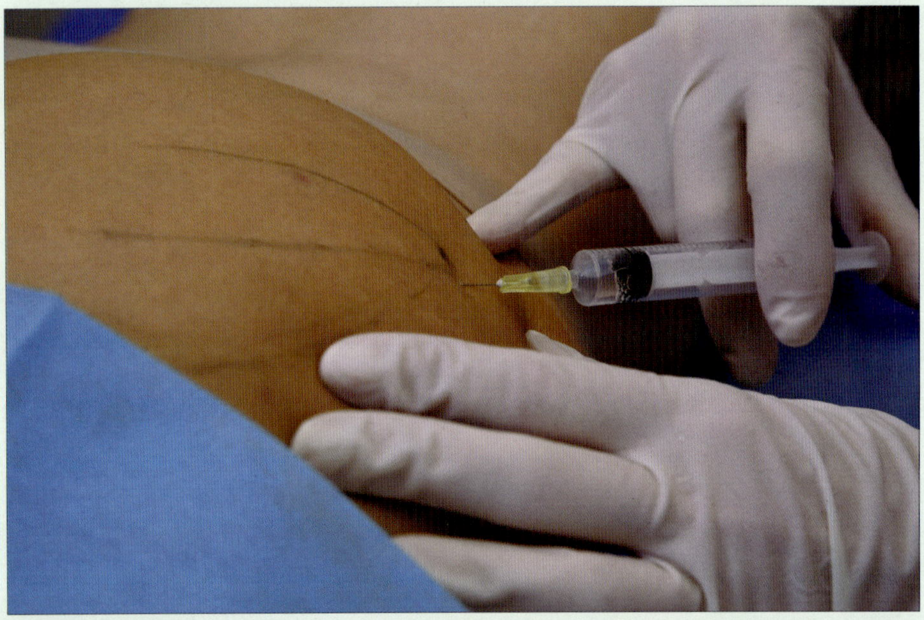

Foto 7.16 Anestesia.

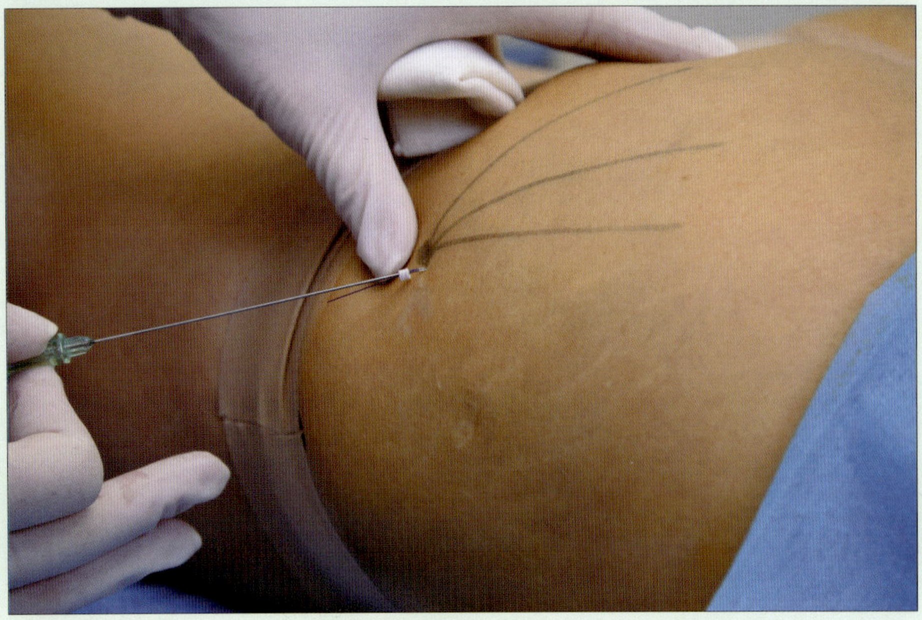

Foto 7.17 Introducción 1 de la aguja o cánula con el hilo incorporado.

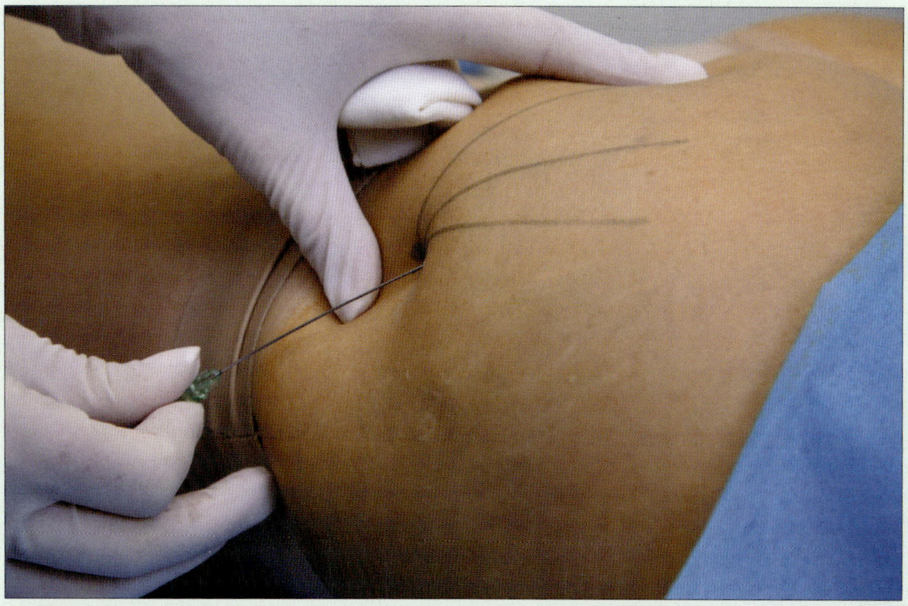

Foto 7.18 Introducción 2.

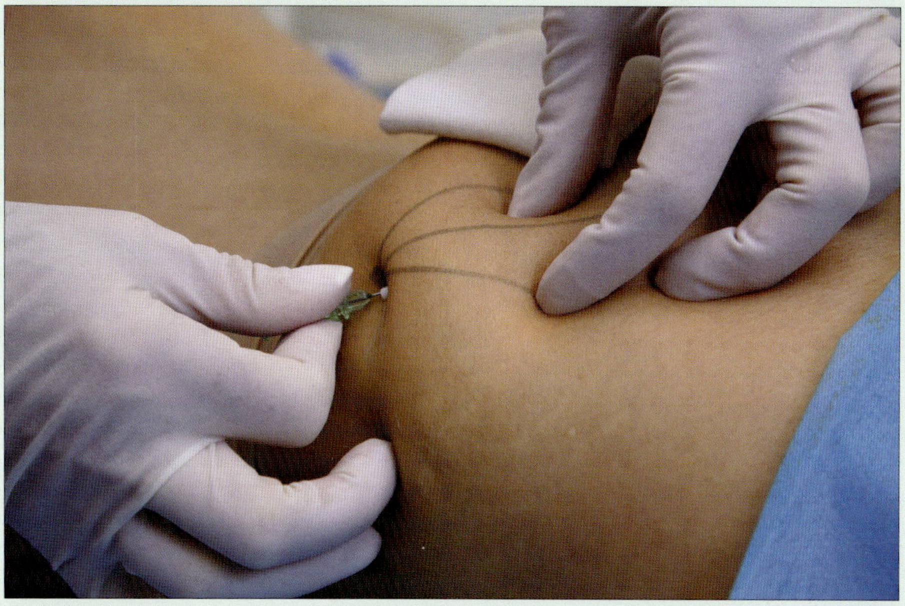

Foto 7.19 Introducción 3.

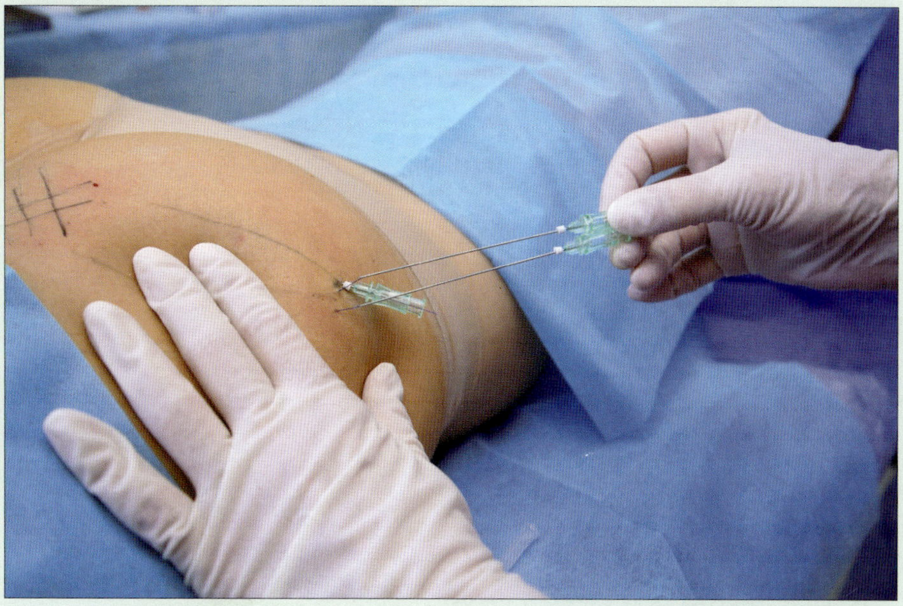

Foto 7.20 Extracción de las agujas.

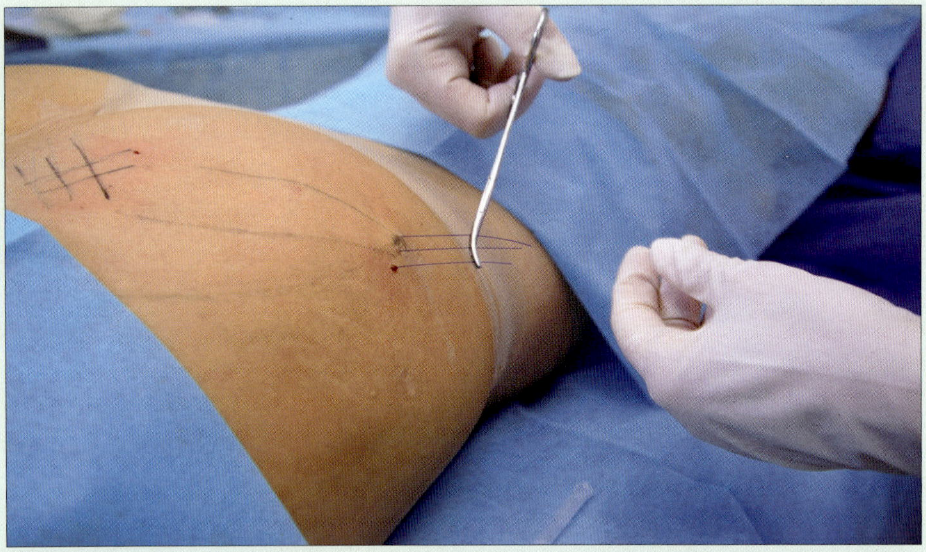

Foto 7.21 Tensión suave de los hilos usando una pinza Halsted.

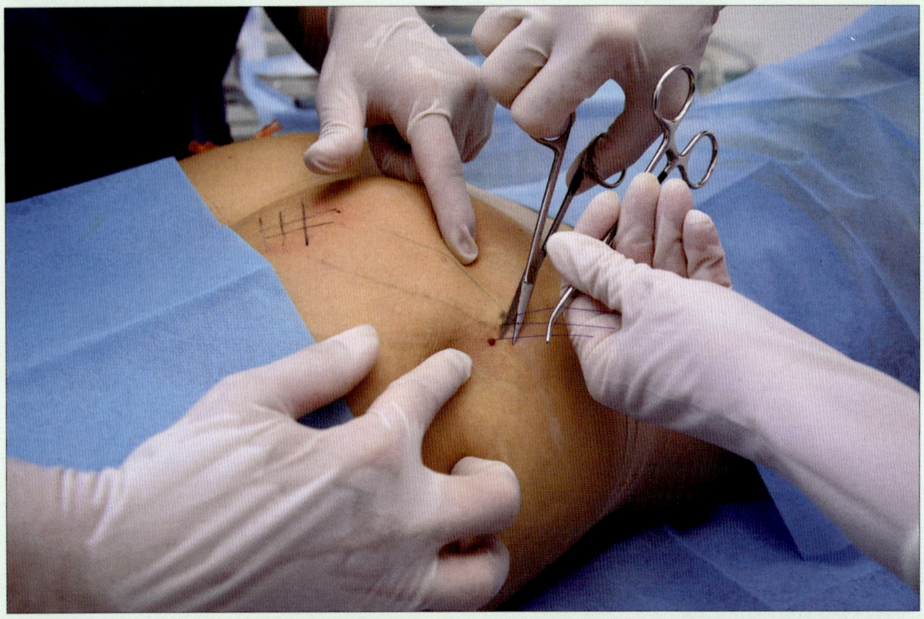

Foto 7.22 Corte de las puntas de los hilos mientras el ayudante retrae la piel para que el corte sea correcto.

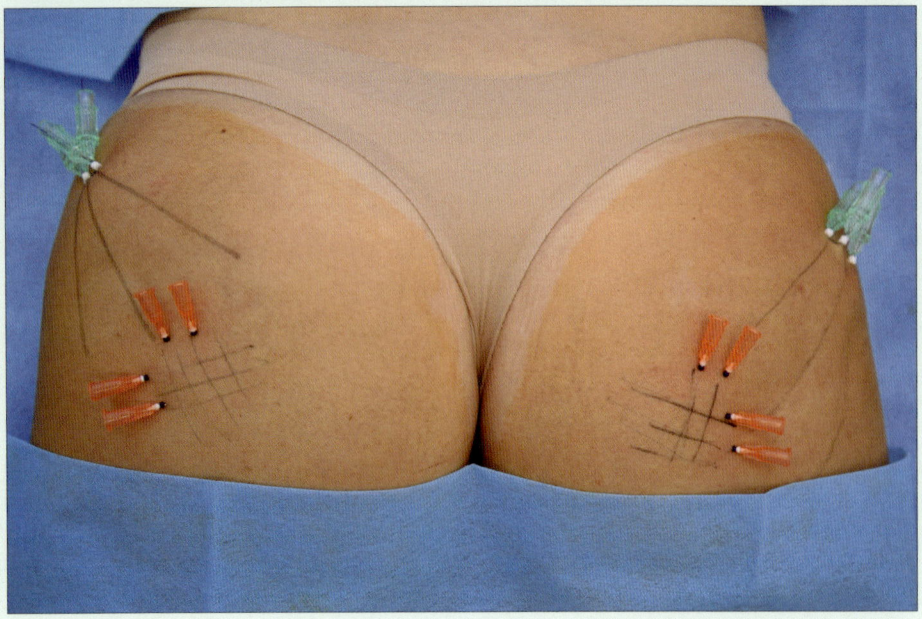

Foto 7.23 Combinación con hilos lisos de redensificación y revitalización.

Cabe destacar que, en los casos de encontrarnos con glúteos pesados acompañados por "pantalón de montar" importante, en pacientes generalmente con sobrepeso o de contextura ginoide, será imprescindible la práctica de una liposucción previa con el objetivo de aminorar el peso del glúteo y, de esa manera, poder lograr un efecto visual de elevación y redondear la forma (Foto 7.24).

Para estos casos colocaremos hilos forte para levantar, hilos espiculados bidireccionales o de multifijación de 90-120 mm de longitud, en cánula o aguja en forma horizontal, ligeramente curva, en el polo inferior del glúteo para redondear y, por último, hilos monofilamento lisos con el fin de perfeccionar la piel y mejorar la textura del glúteo, además de colaborar con la voluminización que conseguiremos con la colocación de los multihilos en ramillete lisos, monofilameto de 50-60 mm de longitud (Foto 7.25).

Cabe aclarar que existe una técnica de hilos de anclaje para la zona glútea que fue descrita en Bulgaria por Nikolay Serdev y modificada en Argentina por Julio Ferreira de acuerdo a la morfología corporal latinoamericana, que es excelente para obtener un efecto *lifting* importante.

Esta autora hoy en día utiliza solo las técnicas mencionadas con hilos lisos y espiculados debido a su sencillez en la aplicación, a los resultados obtenidos, con menor tiempo de recuperación, prácticamente indoloras y con alta satisfacción para el paciente (Foto 7.26).

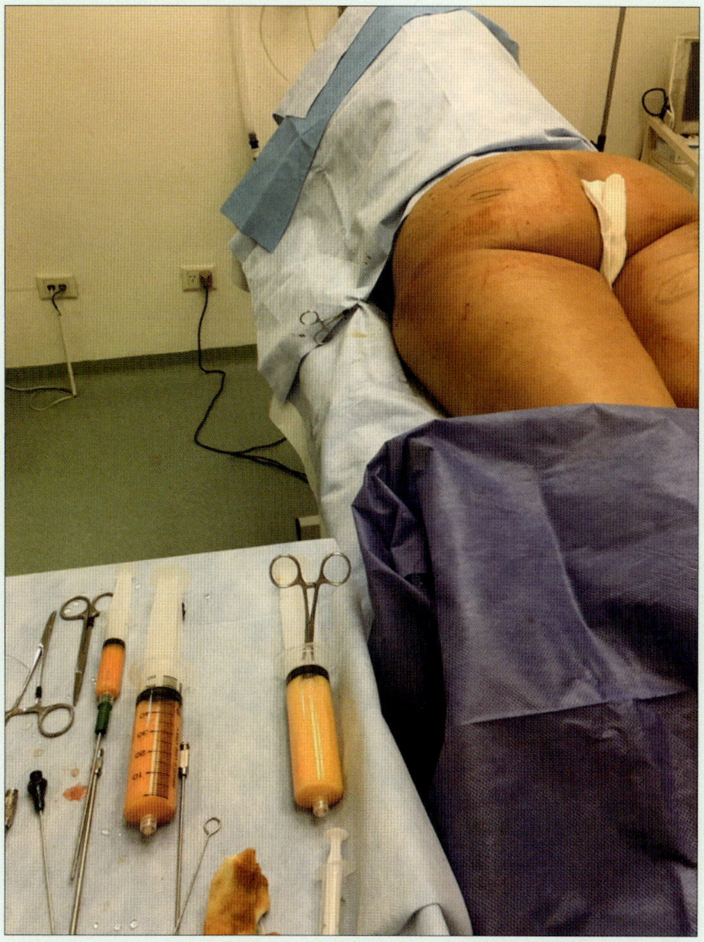

Foto 7.24 Mínima extracción lipídica ambulatoria.

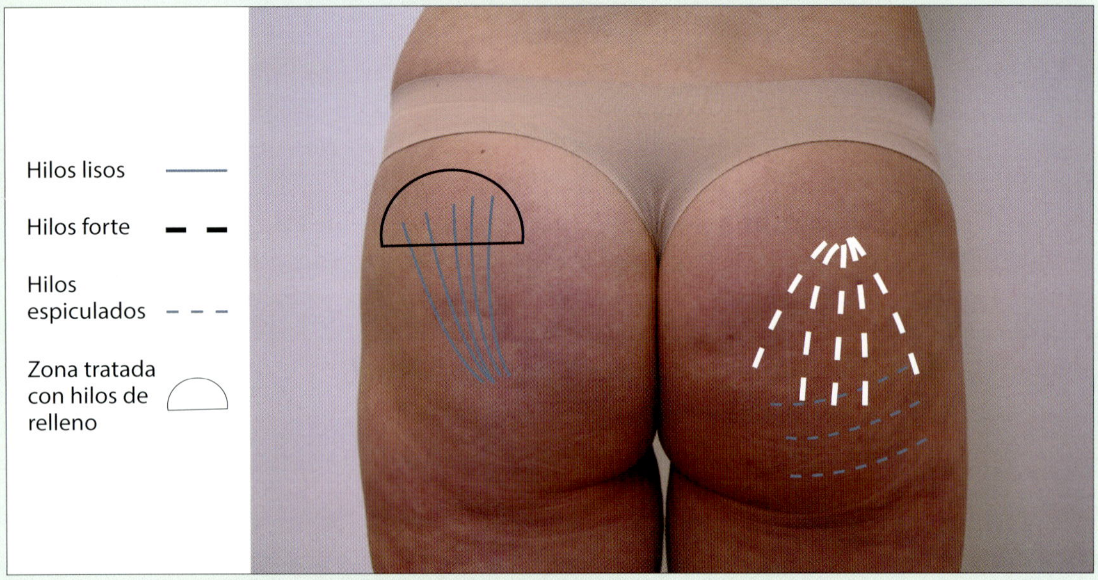

Foto 7.25 Combinación de hilos forte, espiculados, lisos y en ramillete.

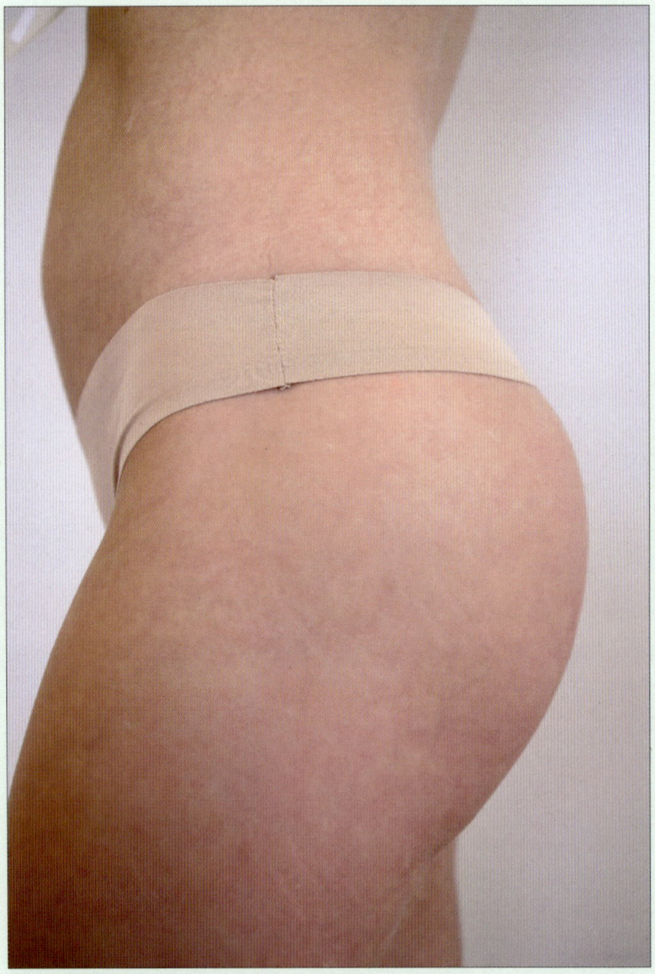

Foto 7.26 Glúteo tratado con hilos espiculados y lisos.

Abdomen

Los hilos en abdomen son muy solicitados por las pacientes en el posparto como también luego de una liposucción que dejó alguna pequeña asimetría o zona de flacidez.

Como ya he dicho en varias oportunidades en este libro, no hay dos pacientes iguales, con lo cual deberemos examinar cuidadosamente a cada uno para poder ver cuáles son sus necesidades y plantear el tratamiento correcto. Por ello nos pararemos frente al paciente de pie y evaluaremos nuevamente con nuestros dedos índice y medio de cada mano la posición correcta a la que queremos llevar los tejidos de ese abdomen. En este momento, haremos la marcación (Foto 7.27) correspondiente, que podrá ser en vectores diagonales a cada lado que no siempre serán iguales a izquierda y derecha de la línea media en la zona supraumbilical. En la línea umbilical, quizá, sea necesario colocar un hilo largo de cada lado y por debajo, en la zona infraumbilical se evaluará si es necesario y en caso afirmativo, cuál será la mejor manera de implantarlos. No debemos olvidar examinar la zona del epigastrio y de ambos hipocondrios. Es común la colocación de hilos verticales en el área epigástrica; con esto se consigue también embellecer el comúnmente llamado "ombligo triste" (Fotos 7.28 y 7.29).

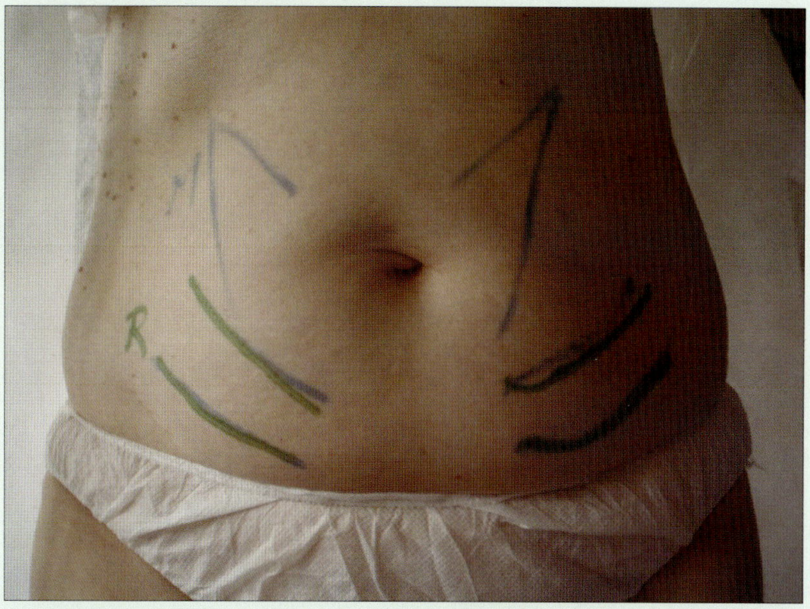

Foto 7.27 Aquí se marcó el abdomen para colocar hilos reafirmantes (R) e hilos de multifijación (M). Ambos de polipropileno espiculado bidireccionales y multidireccionales, respectivamente.

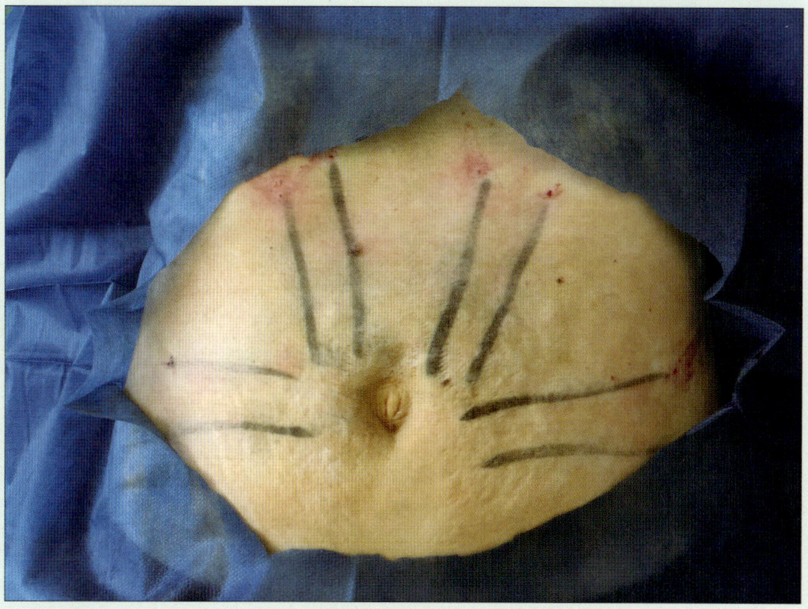

Foto 7.28 Marcación y poscolocación de hilos abdominales. Siempre debemos tensar con nuestros dedos para comprobar la mejor forma de marcación y colocación.

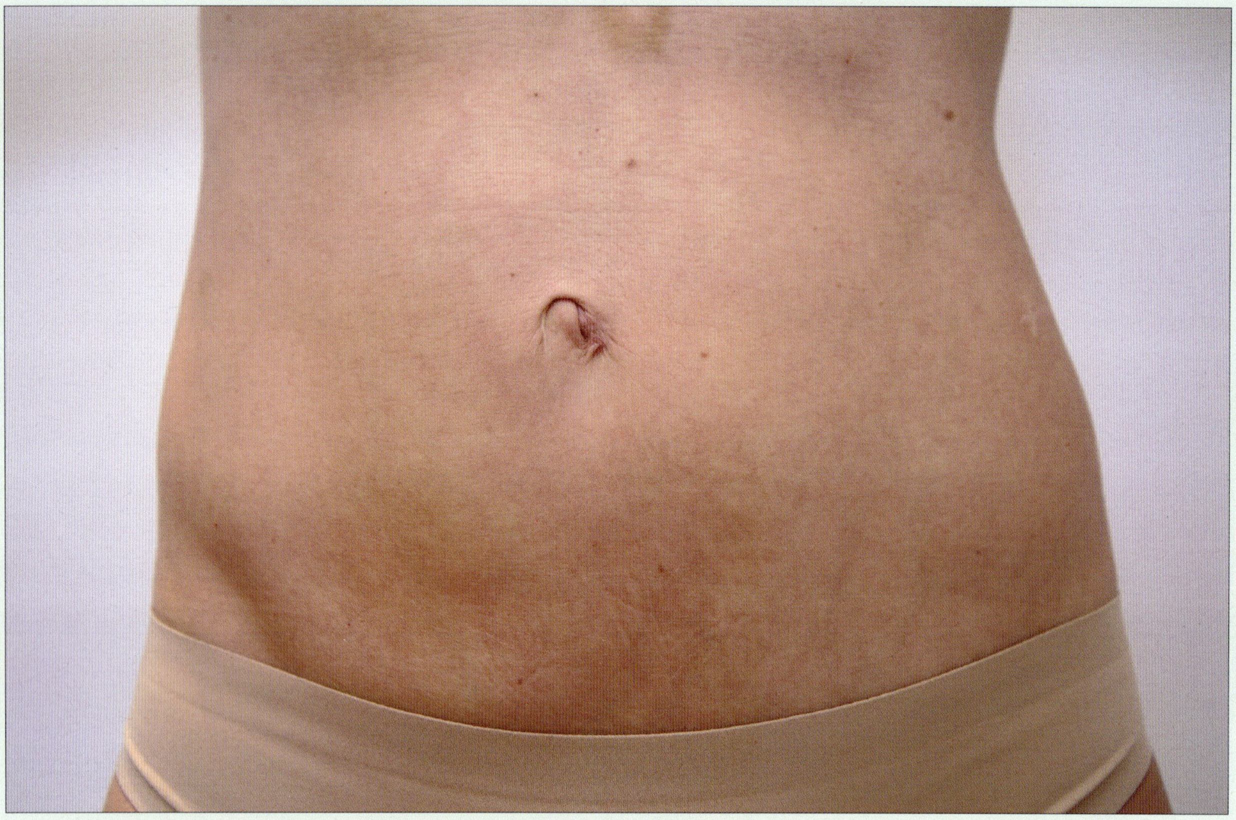

Foto 7.29 Abdomen con "ombligo triste".

Presentación de casos

Antes

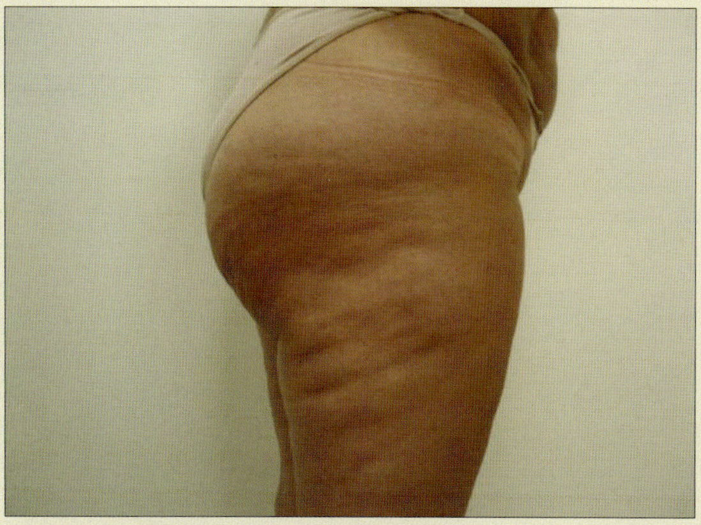

Después

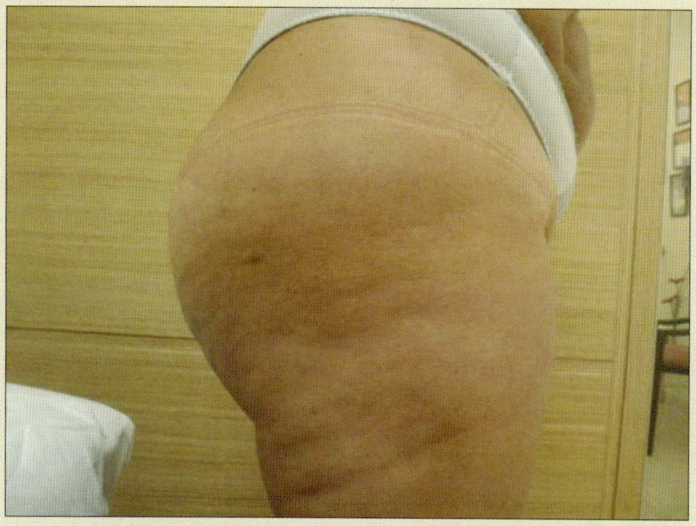

Tratamiento de hilos lisos para mejorar celulitis e imperfecciones de la piel en una paciente que fue tratada previamente con gluteopexia de Serdev con agujas y Serdev Sutures® según la técnica modificada por Ferreira en Argentina.

Antes

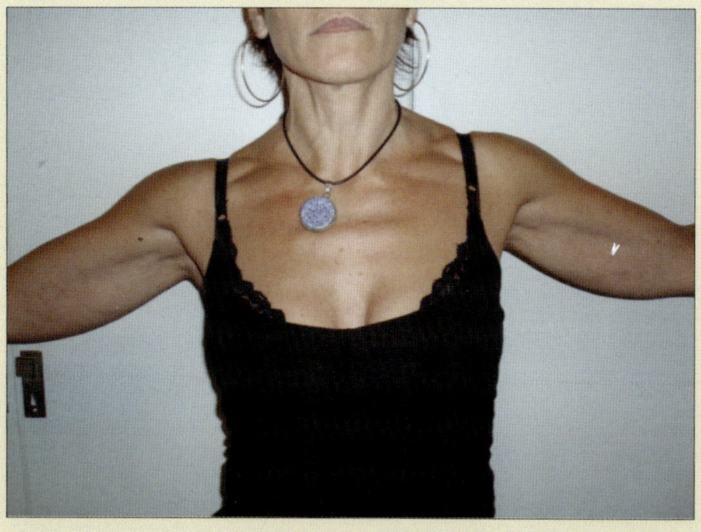

Después

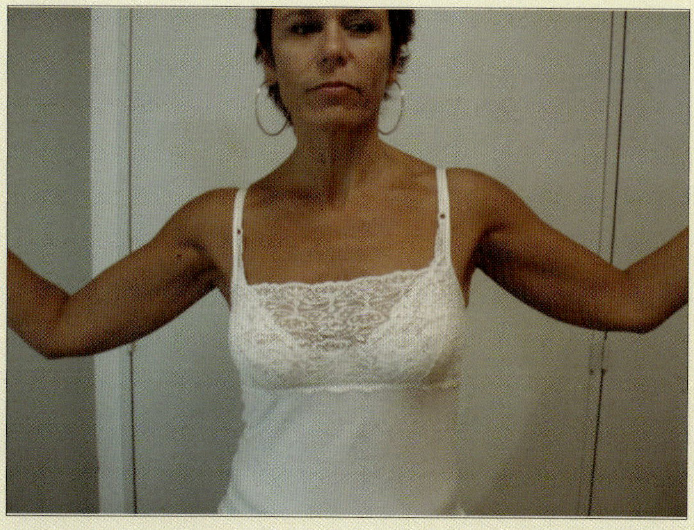

Técnica de hilos corporales aplicados en brazos. Se utilizaron hilos espiculados bidireccionales.

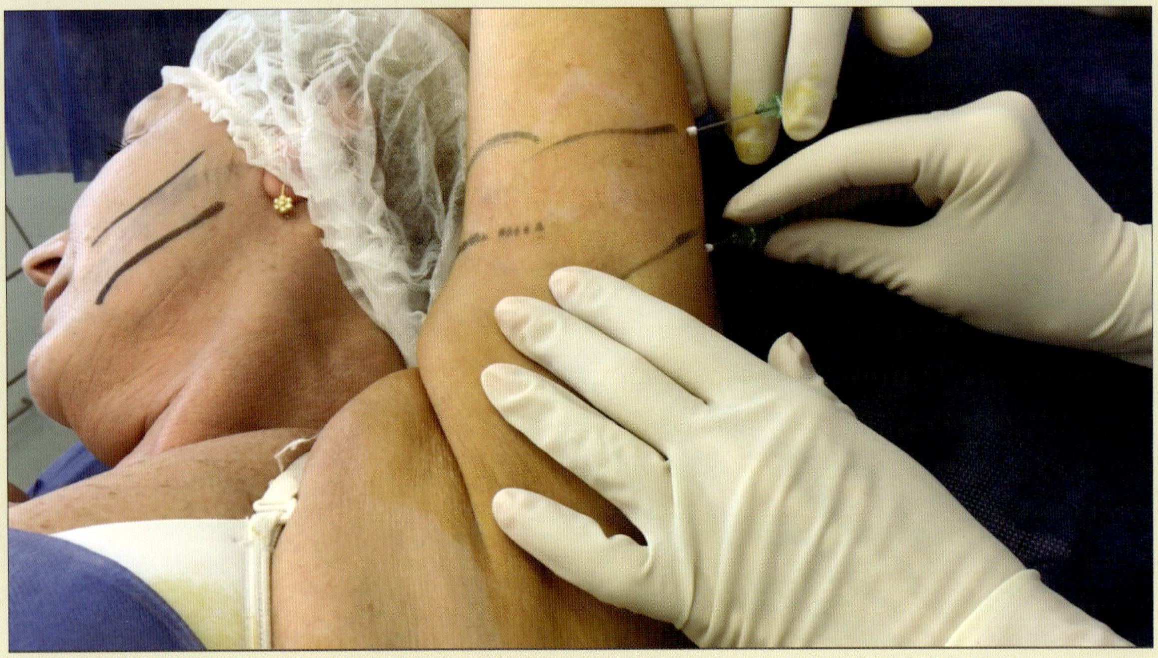

Colocación de hilos espiculados en brazos.

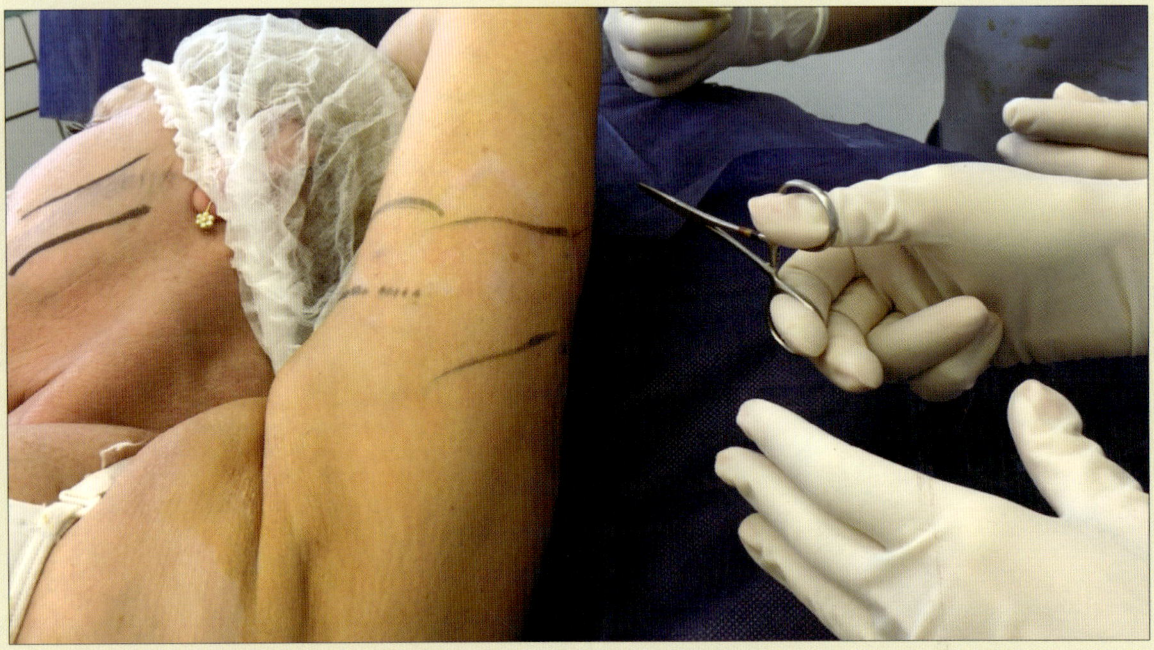

Tensado de los hilos con la ayuda de una pinza Halsted luego de la colocación y antes del corte. Con una tensión suave es suficiente.

Antes

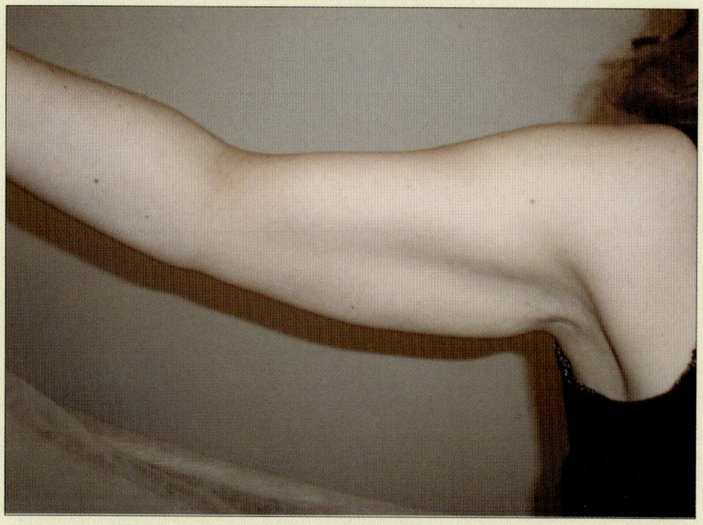

Después

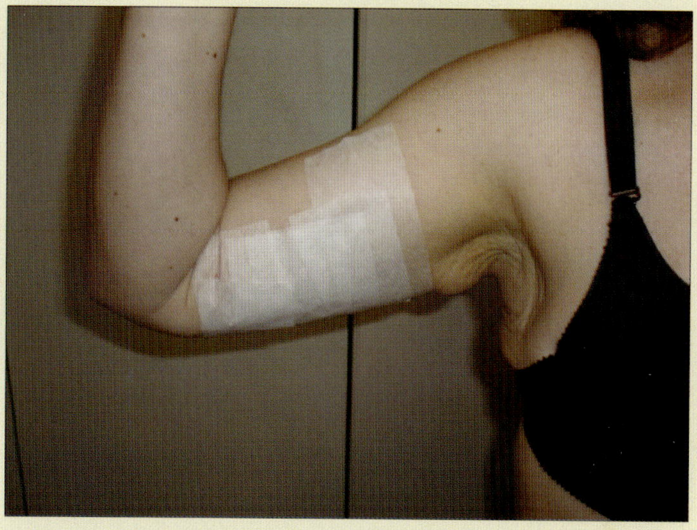

Luego de un tratamiento con hilos espiculados, se muestra cómo se retira la paciente con un soporte de Micropore® que se retirará a las 24 h y se pasará a elastocompresión suave durante 28 días.

Antes

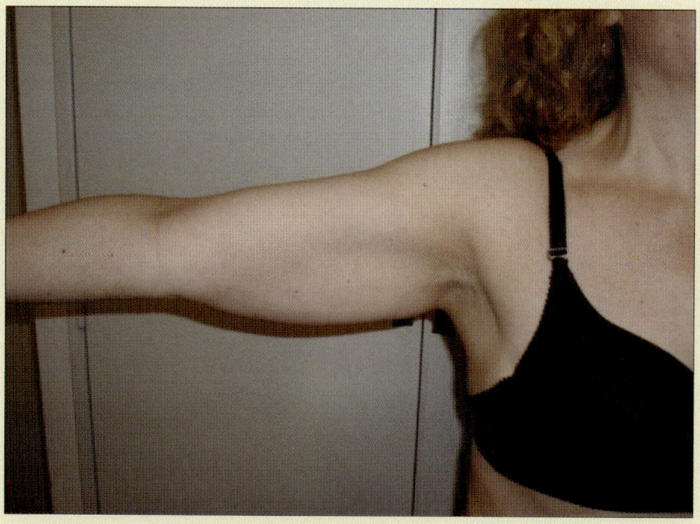

Después

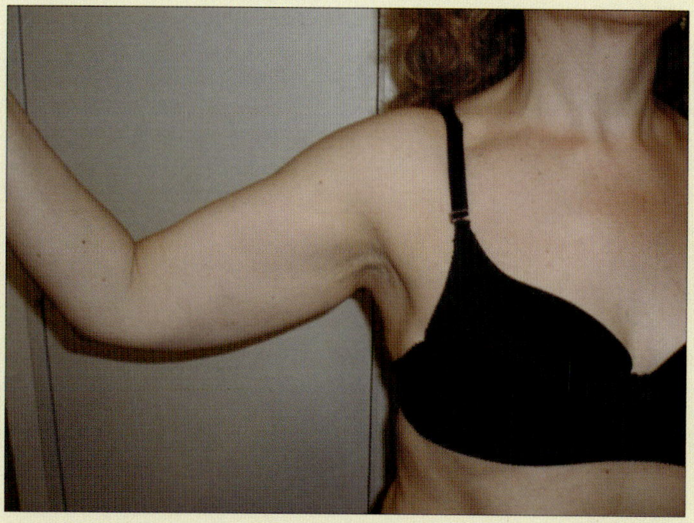

El mismo caso luego de dos meses de evolución.

Antes **A los dos meses** **A los nueve meses**

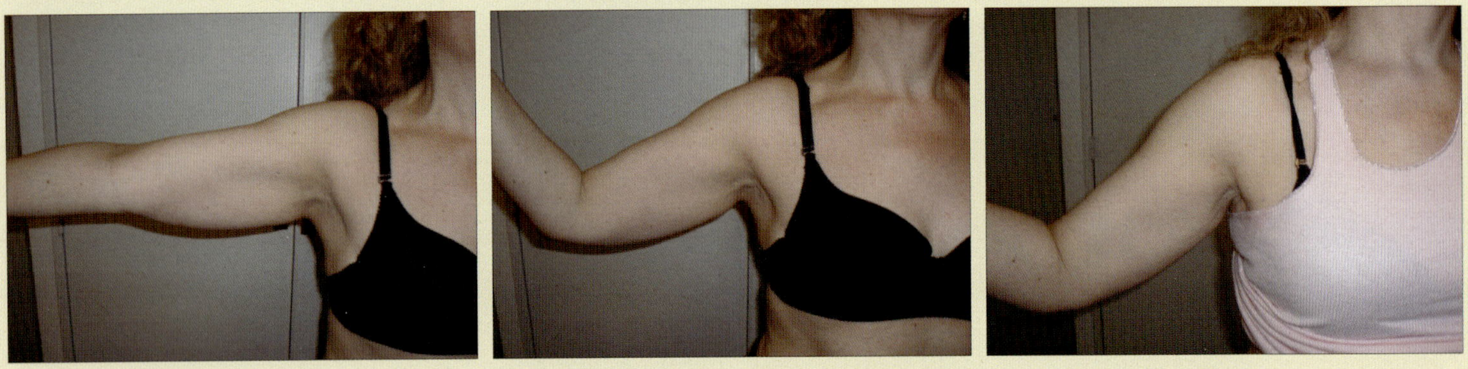

La misma paciente de la foto anterior luego de dos meses y a los nueve meses postratamiento.

8 Técnicas combinadas

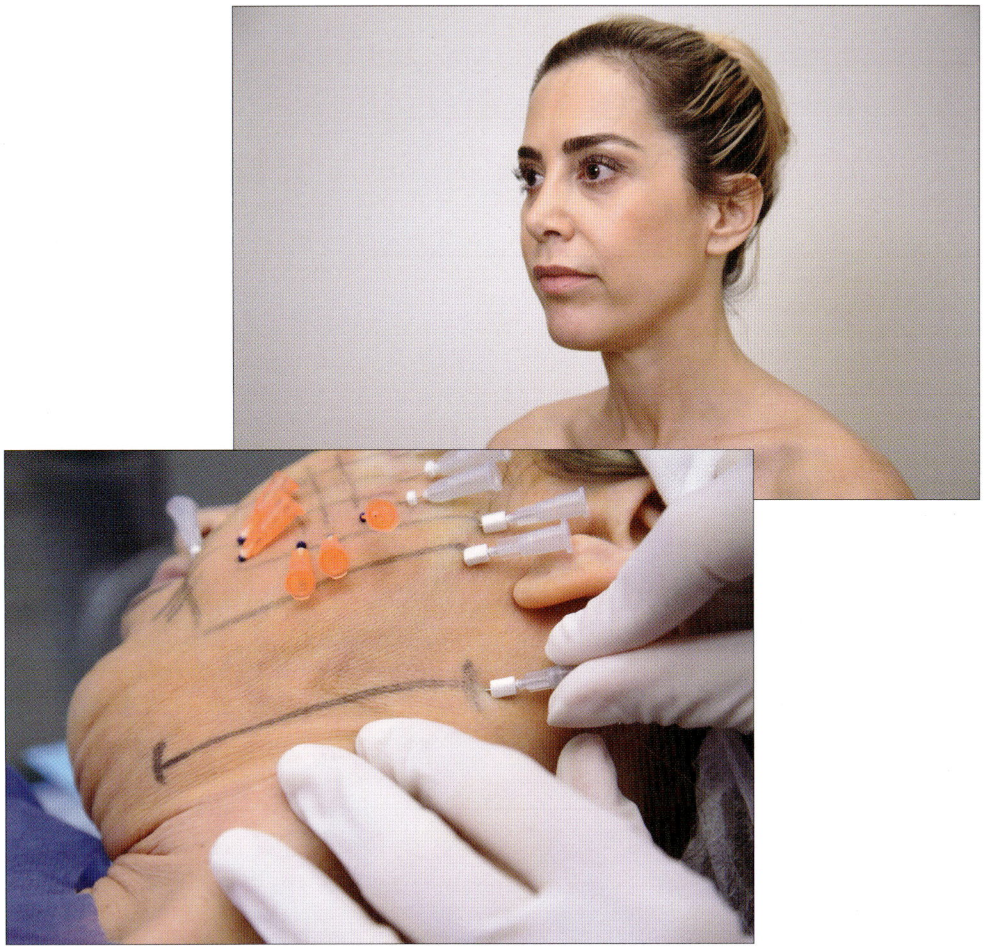

Hasta aquí hemos descrito una serie de técnicas específicas para tratar cada zona del rostro o del cuerpo. Es una realidad que, trabajando en tres dimensiones como hacemos con los tratamientos con hilos, en algunos pacientes será necesaria la combinación de dos o más técnicas con hilos para poder llegar al resultado que esperamos (Fotos 8.1-8.3).

Es necesario tener la habilidad de pensar y poder imaginar qué es lo que queremos conseguir en esa cara que es única e irrepetible. Por esta razón podemos tener un protocolo de tratamientos, pero no de su combinación ya que esta será personalizada (Fotos 8.4-8.7).

En la combinación de diversas técnicas de rejuvenecimiento facial o corporal con hilos, estará no solo el criterio clínico del médico, sino el buen gusto que siempre deberá consensuar con su paciente.

Habitualmente escuchamos que, en medicina estética, menos es más. Este es un concepto muy respetable, sabiendo y comprendiendo que todos los tratamientos tendrán un efecto que irá de acuerdo con el tiempo transcurrido. No olvidemos que la terapéutica con hilos se basa en la formación progresiva de colágeno, de fibras reticulares y de elastina tanto en tratamientos faciales como corporales (Fotos 8.8-8.10). El paciente deberá entender que este proceso llevará tiempo y, si es necesario, el médico deberá explicárselo repetidas veces. Por estas razones, es muy conveniente pensar siempre cómo iremos desarrollando ese tratamiento y cuáles serán las combinaciones necesarias para poder plantearlas desde el comienzo (Foto 8.11).

Siguiendo estos pasos, tendremos un resultado natural, armónico, sin "*look* operado", que es lo que las mujeres y los hombres de hoy nos solicitan a diario (Foto 8.12).

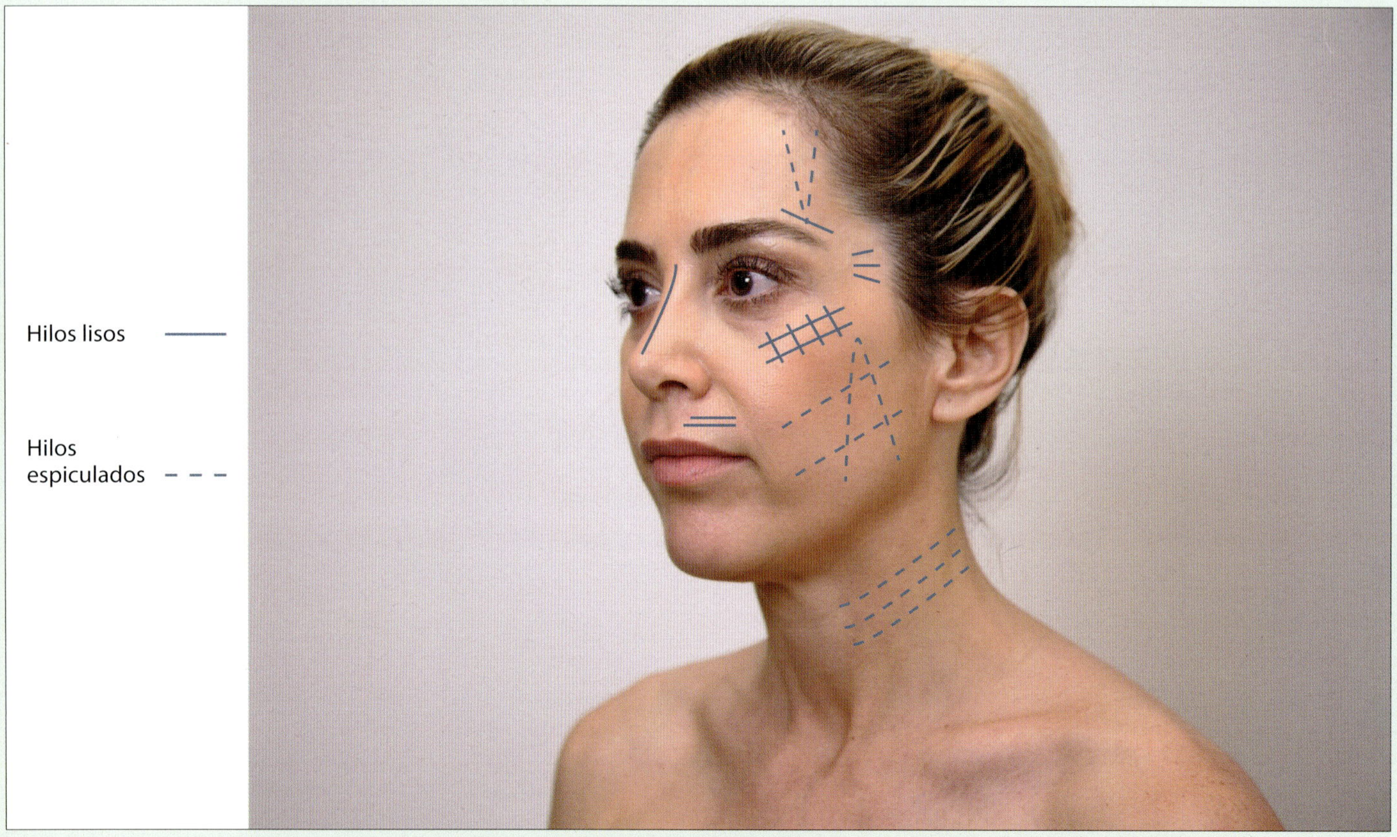

Foto 8.1 Excelentes combinaciones para un tratamiento integral de embellecimiento con hilos. Se combinan hilos lisos y espiculados, en los tres tercios faciales.

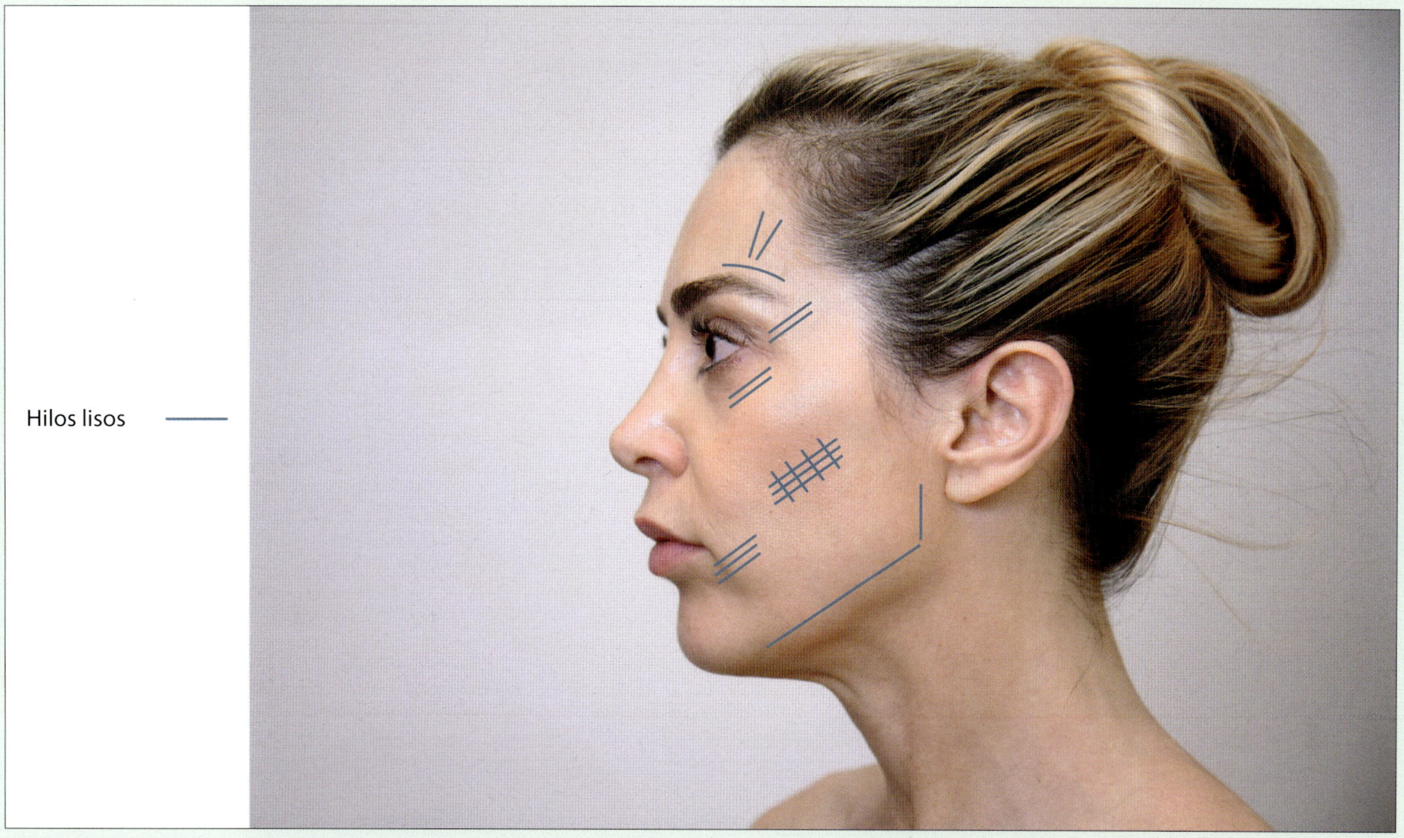

Foto 8.2 Marcación esquemática para la combinación de hilos lisos en distintas zonas faciales con el objetivo de densificar y levantar áreas de los tres tercios.

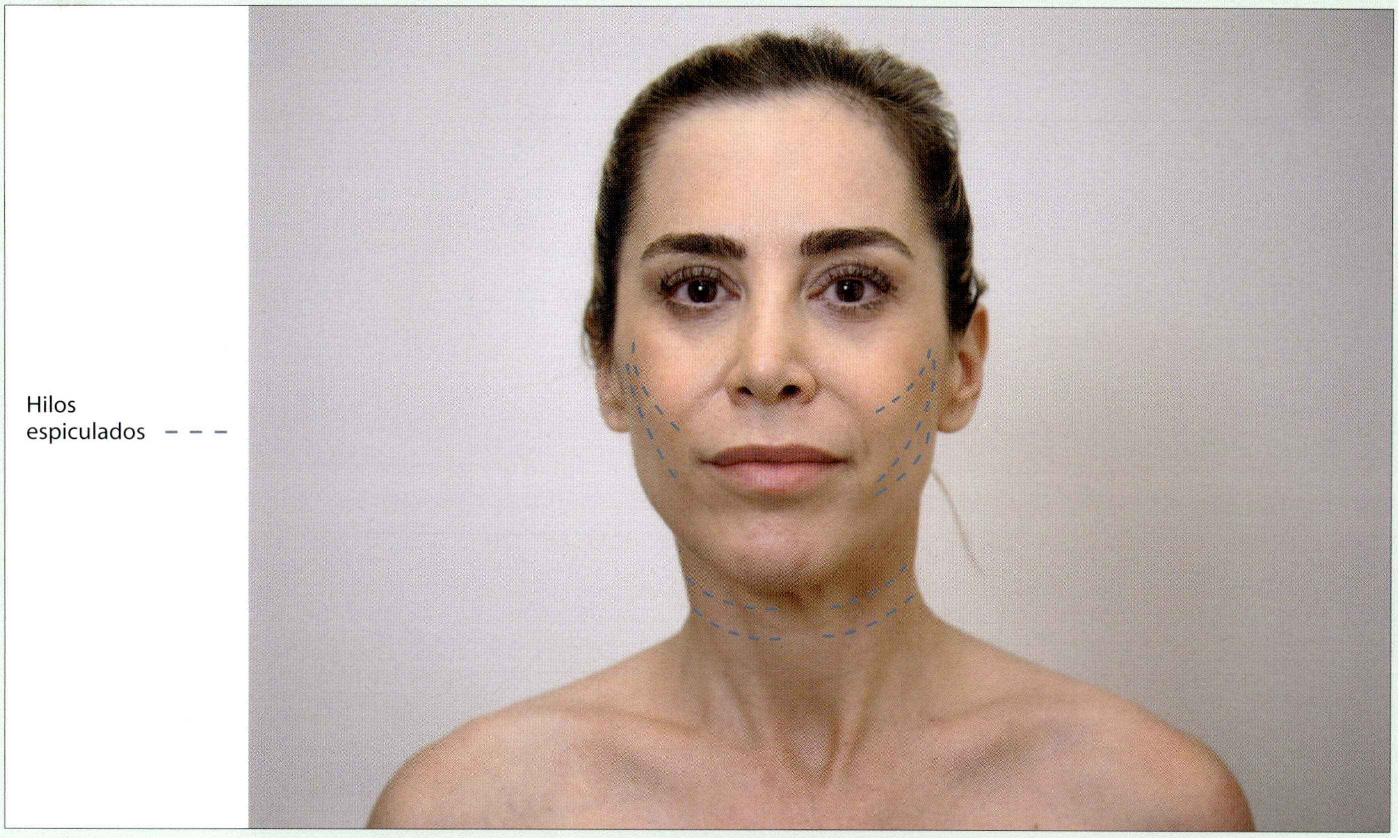

Foto 8.3 Combinación ideal con hilos espiculados para lograr un efecto *lifting* del tercio inferior y el cuello.

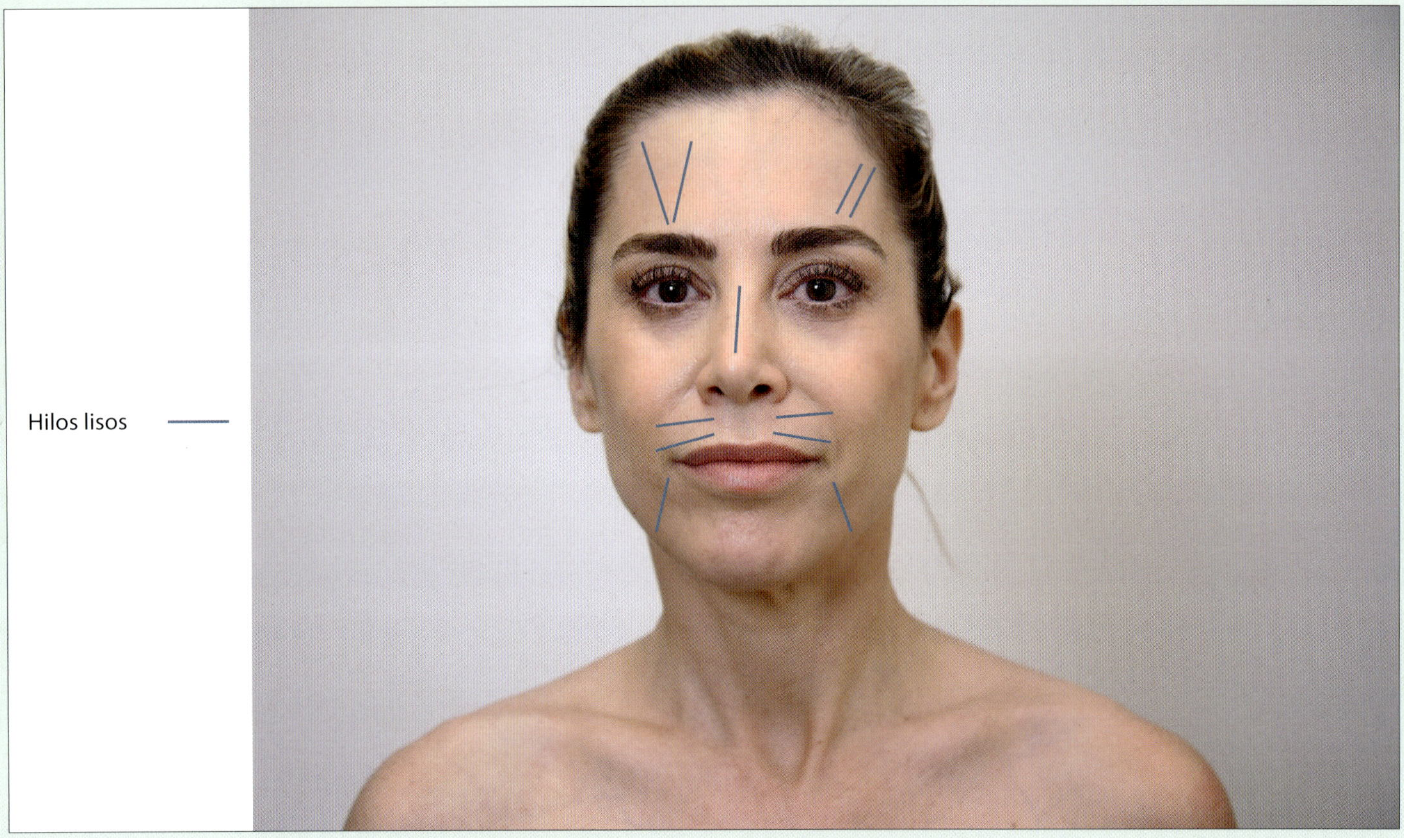

Foto 8.4 Hilos lisos de distintas longitudes combinados para levantar cejas, mejorar arrugas peribucales, contribuir a mejorar el dorso nasal y las comisuras.

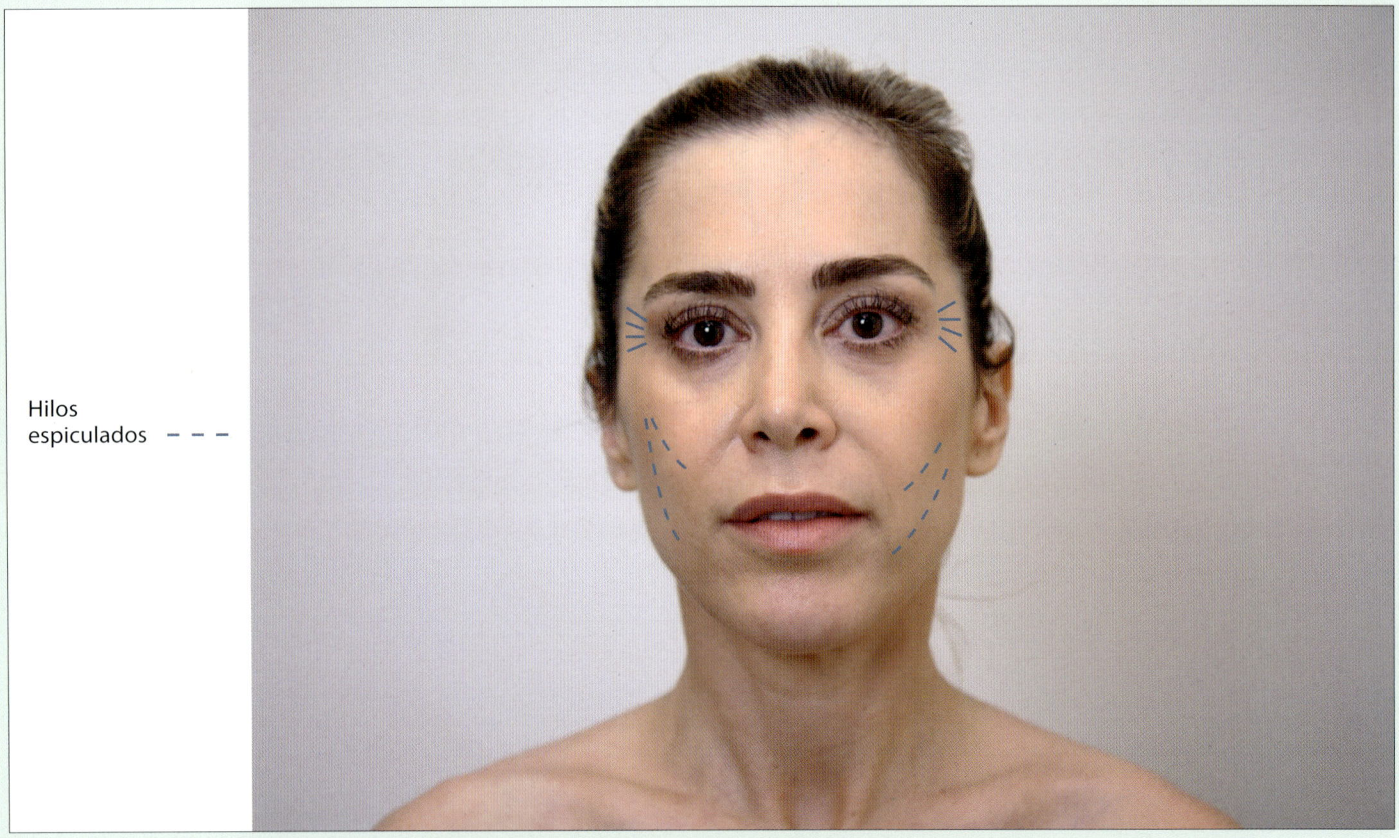

Foto 8.5 Esquema de la combinación de distintas formas de aplicación de hilos espiculados para levantar el tercio medio e hilos lisos para corregir "patitas de gallo" en el tercio superior.

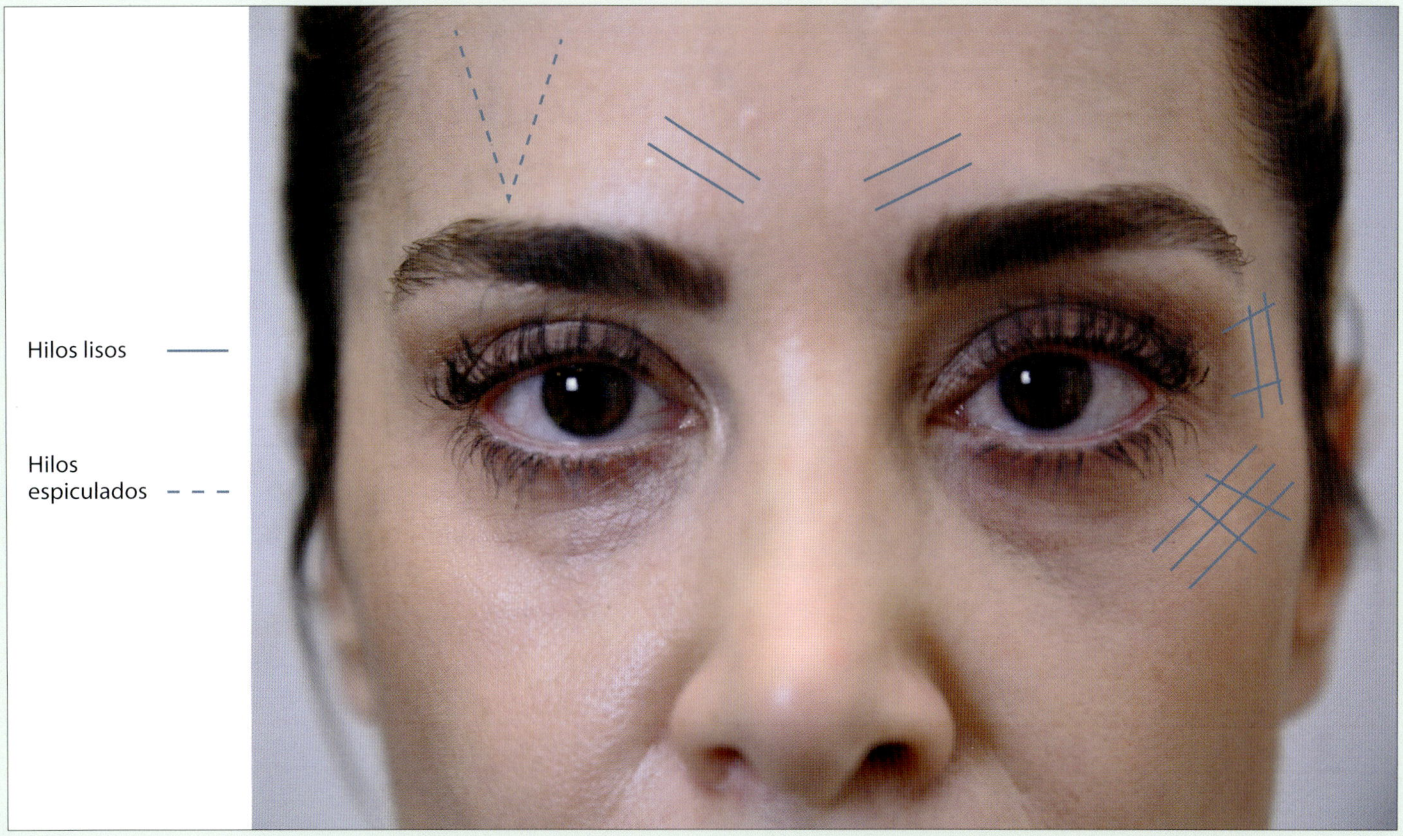

Foto 8.6 Combinación esquemática para lograr el rejuvenecimiento de la mirada con hilos lisos y espiculados.

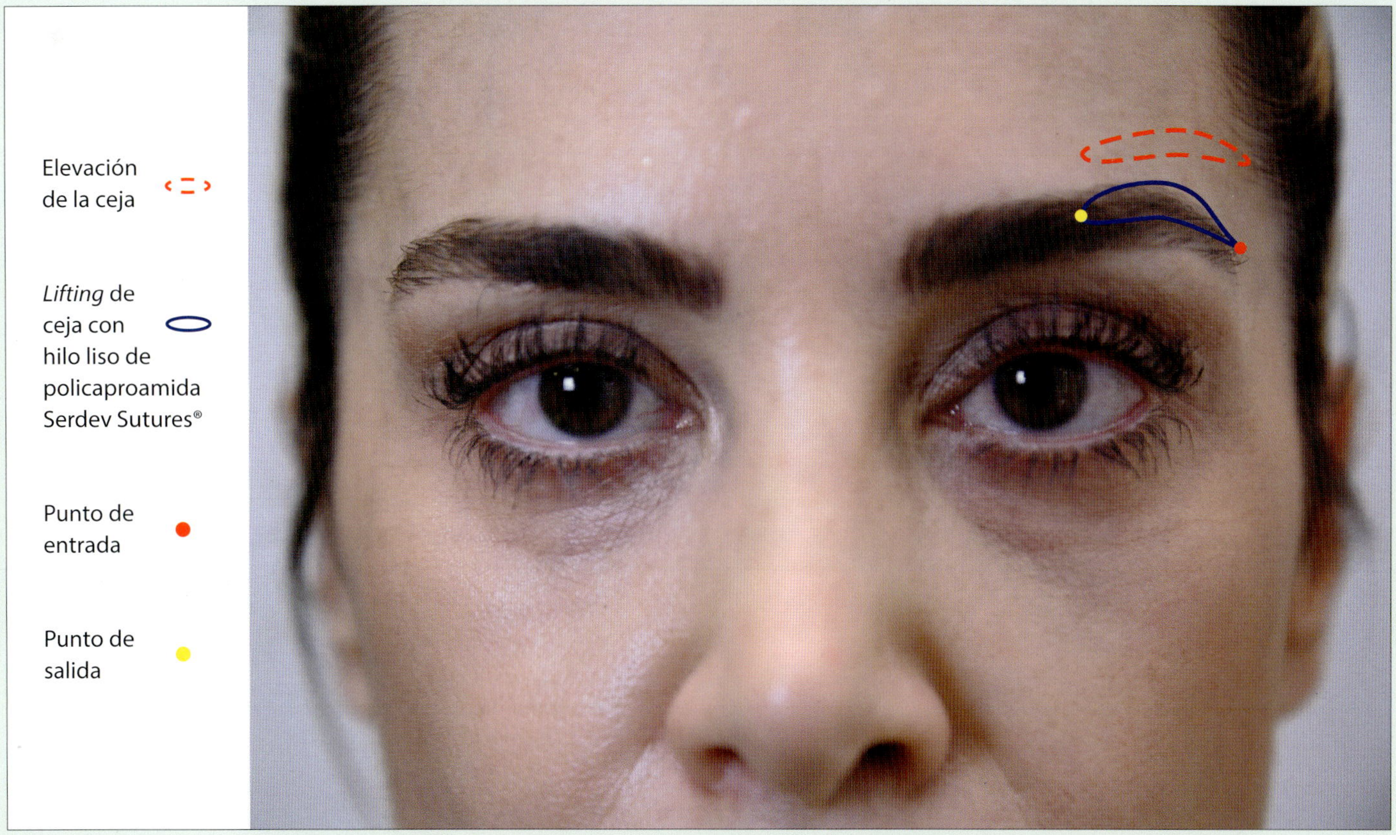

Foto 8.7 *Lifting* de ceja con técnica de Serdev® con hilos de policaproamida Serdev Sutures®.

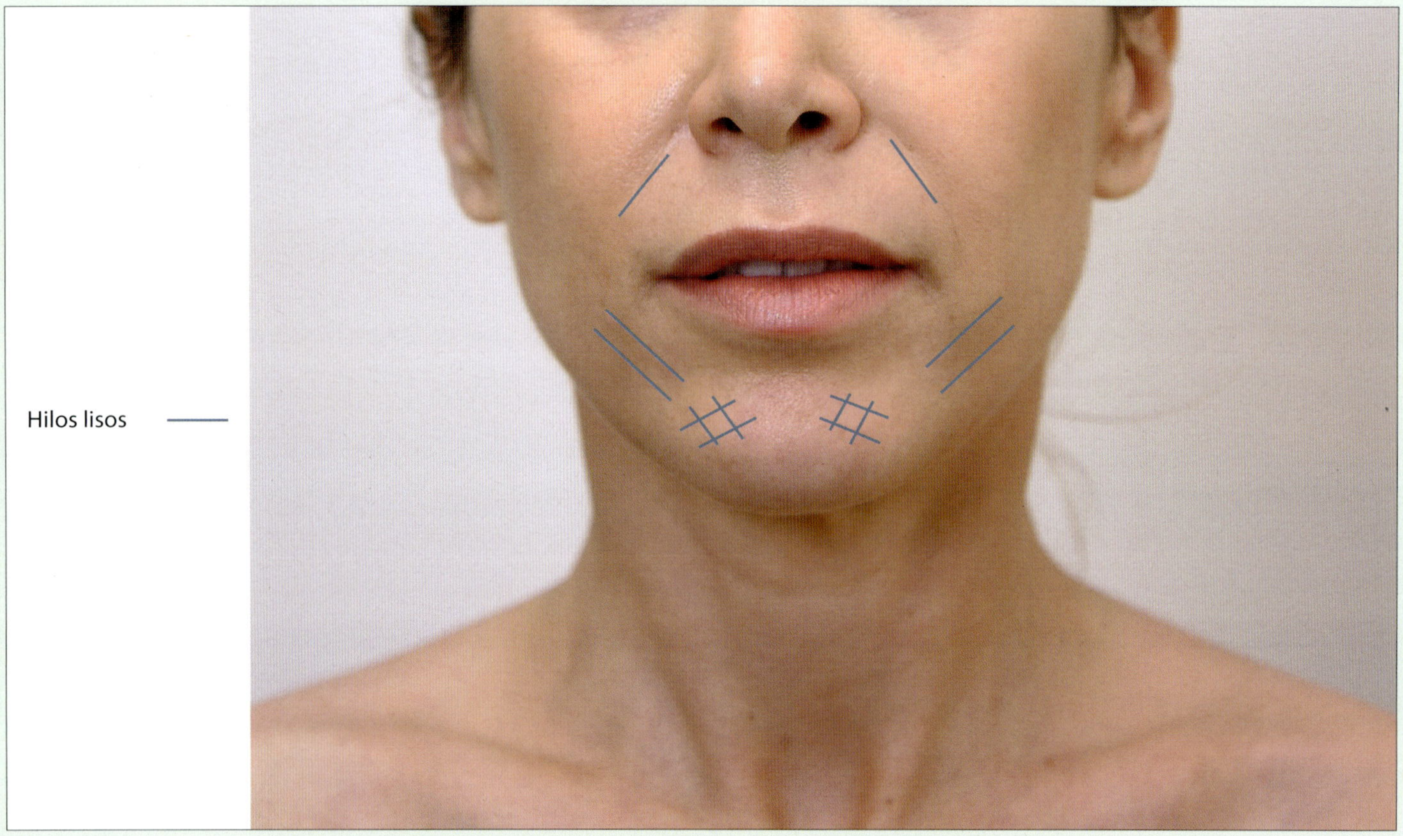

Foto 8.8 Esquema de combinación de hilos lisos en surcos nasogenianos, líneas de marioneta y mentón.

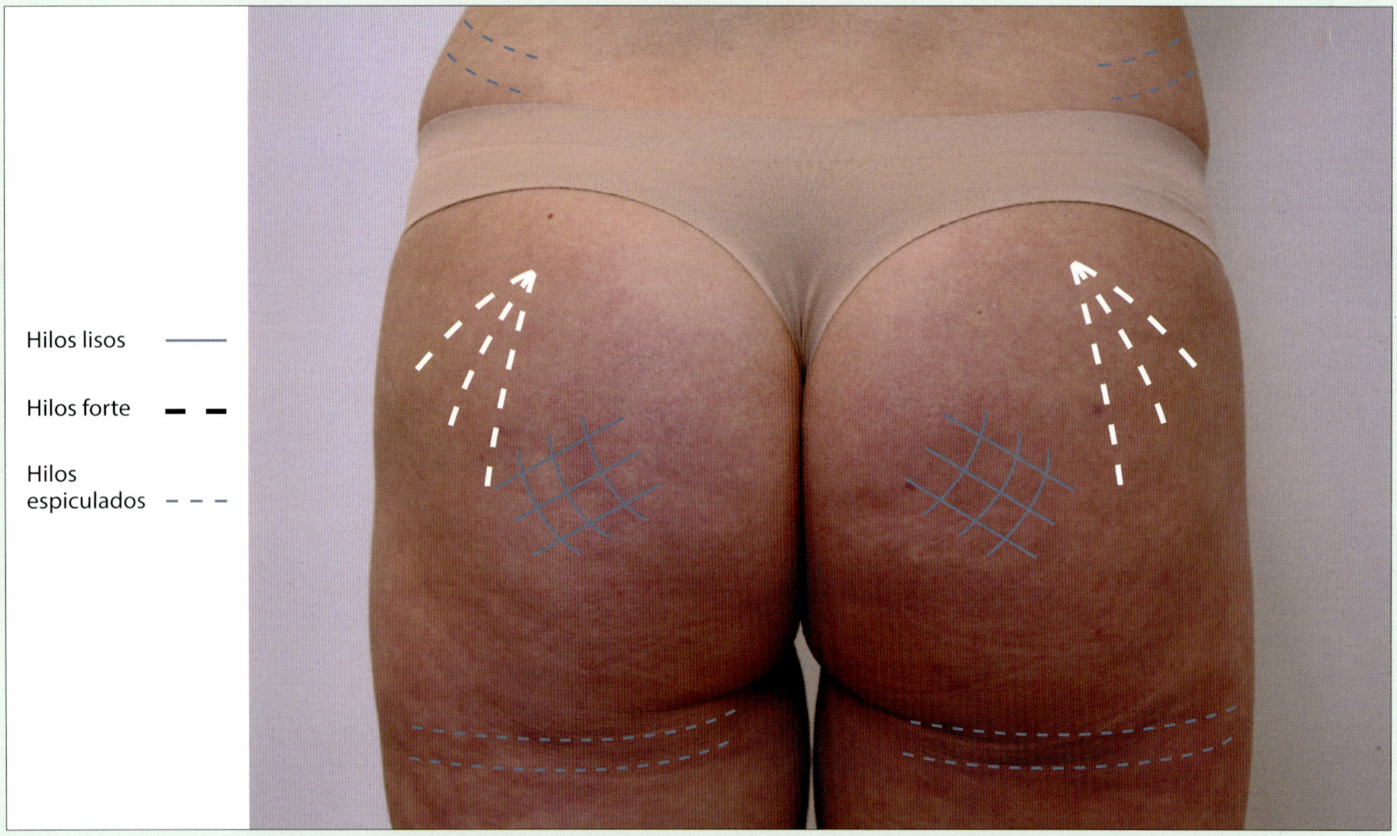

Foto 8.9 Combinación de hilos forte para levantar el glúteo con hilos lisos para regenerar tejido celulítico e hilos espiculados en "*banana fold*" para redondear esa zona.

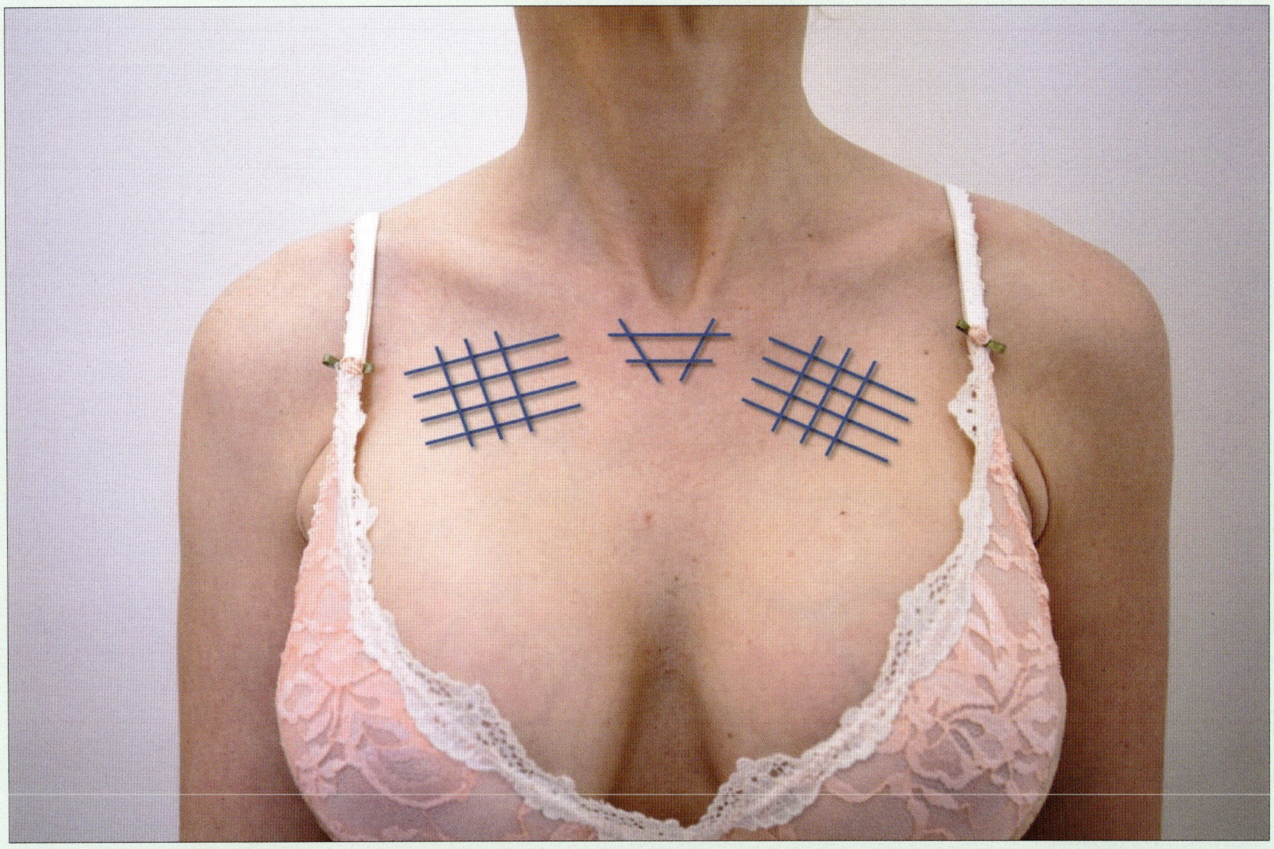

Foto 8.10 Hilos lisos combinados en forma de enmallado para alisar arrugas de las distintas áreas del escote.

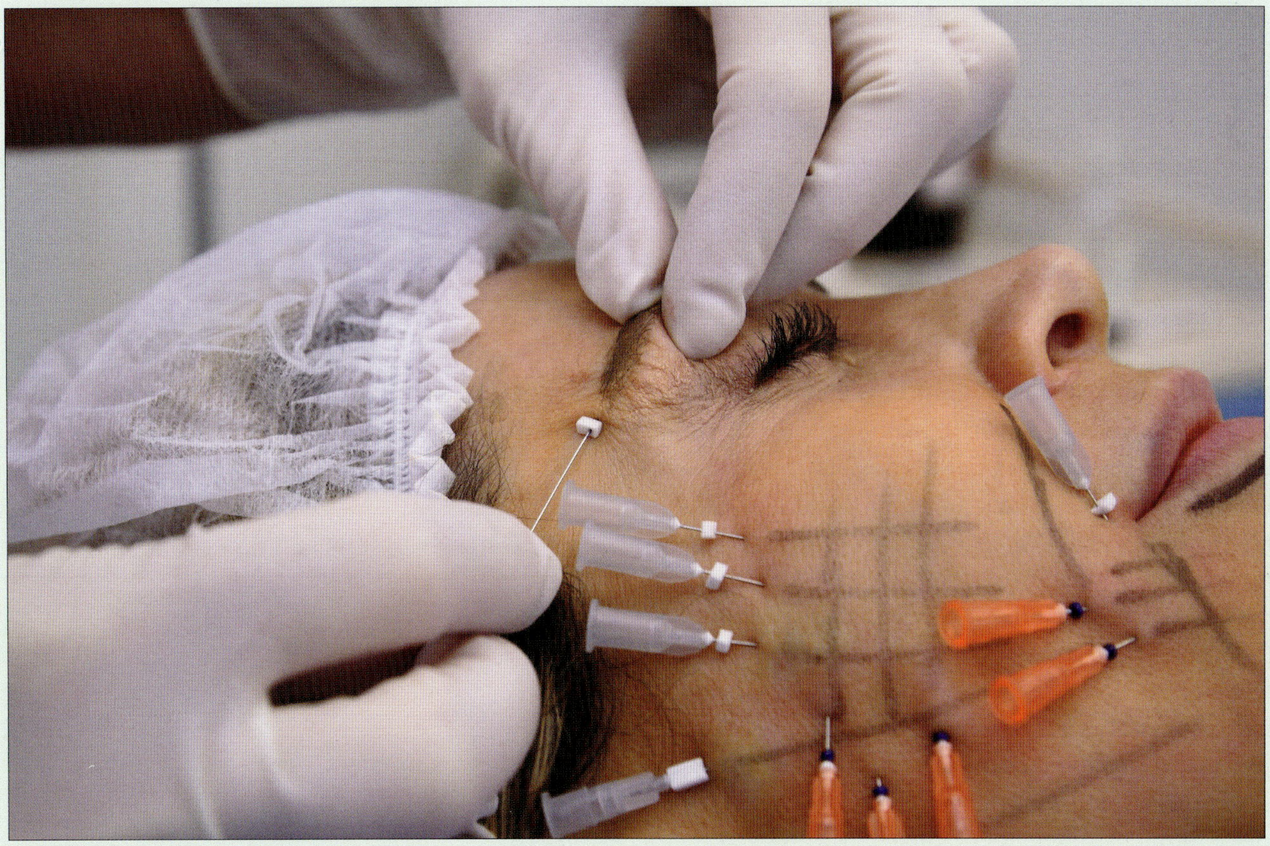

Foto 8.11 Combinación de diez hilos por lado utilizando espiculados y lisos en tercio medio con el agregado de un hilo en cada ceja.

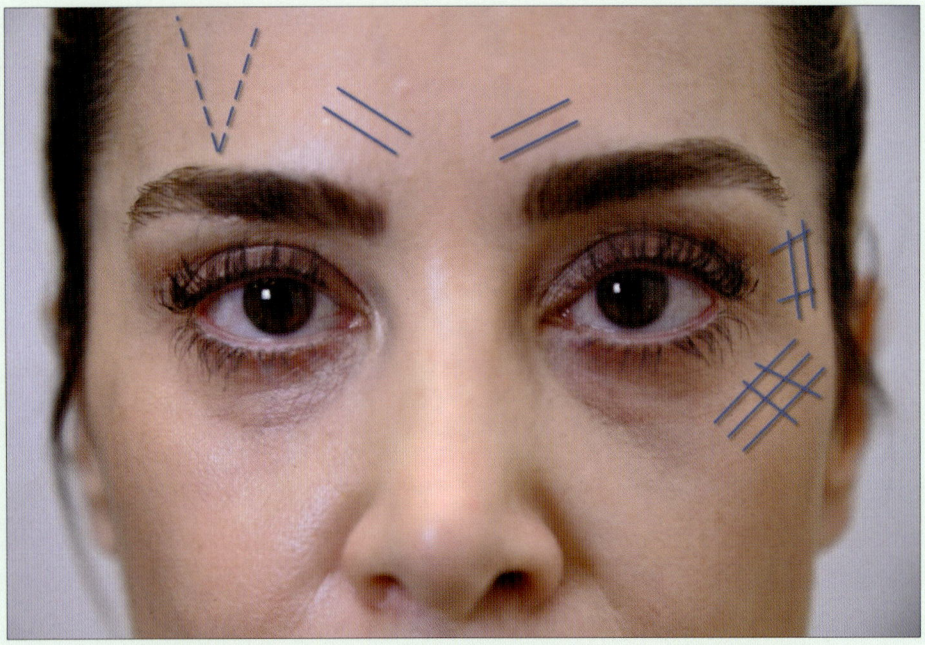

Foto 8.12 Combinación de hilos lisos y espiculados para rejuvenecer la mirada poscolocación de Fiberlift®.

Combinaciones posibles

En general, las mejores combinaciones están dadas cuando logramos tensar, levantar, revitalizar y conseguir una voluminización armónica y, para ello, nos valemos de distintos tipos de hilos (Fotos 8.13 y 8.14).

También debemos tener presente que es posible combinar distintos tipos de hilos en distintas zonas, por ejemplo, colocar hilos lisos y espiculados en rostro y, además, hilos espiculados largos en cuello (Foto 8.15). De este modo lograremos reposicionar no solo el tercio medio de la cara, sino que estaremos trabajando sobre la ptosis del músculo platisma y, de este modo, conseguiremos mejorar el contorno facial.

Si se trata de corregir, mejorar o embellecer y rejuvenecer zonas corporales podemos mencionar los beneficios de combinar en glúteos hilos espiculados para reposicionar con hilos monofilamento en forma de enmallado para disimular la piel de naranja (Fotos 8.16 y 8.17).

Es de mucha utilidad la combinación de hilos espiculados bidireccionales o multidireccionales con hilos lisos monofilamento en abdomen en distintos casos, como, por ejemplo, en mujeres jóvenes en período de posparto o también en mujeres y hombres de mediana edad con laxitud de los tejidos de la zona abdominal o posliposucciones para obtener un efecto *lifting* y tensar la piel supraabdominal (Foto 8.18).

Del mismo modo, podemos mencionar la combinación de hilos tensores espiculados, para levantar el tejido en la zona del muslo anterior, con hilos lisos monofilamento en el muslo externo para mejorar la celulitis (PEFE) (Foto 8.19).

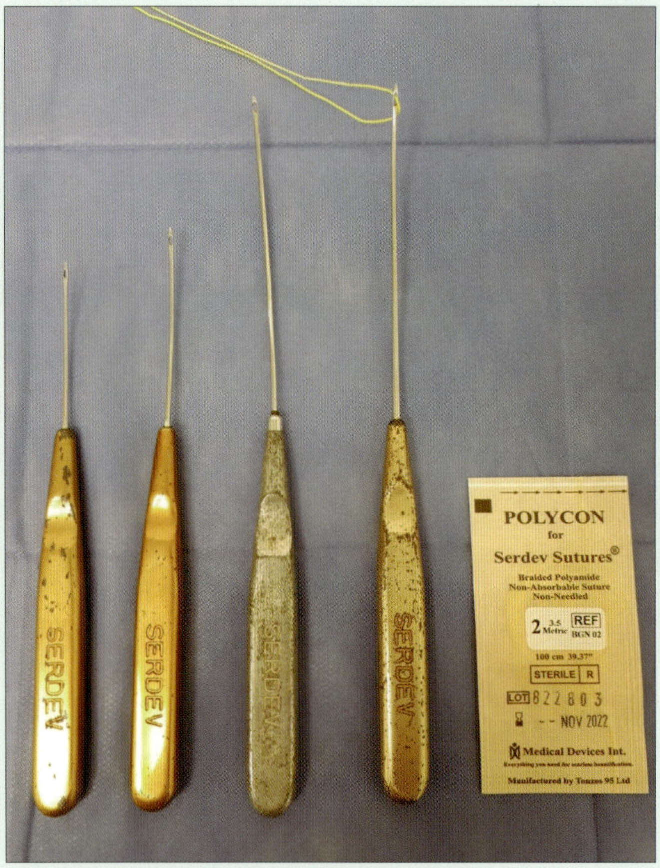

Foto 8.13 Agujas *ad hoc* para las suturas de la Foto 8.21.

Polipropileno azul Monofilamento 2.0 Espículas convergentes	Poliamida trenzada semielástica sin espículas	Polipropileno azul Monofilamento 3.0 Espículas divergentes
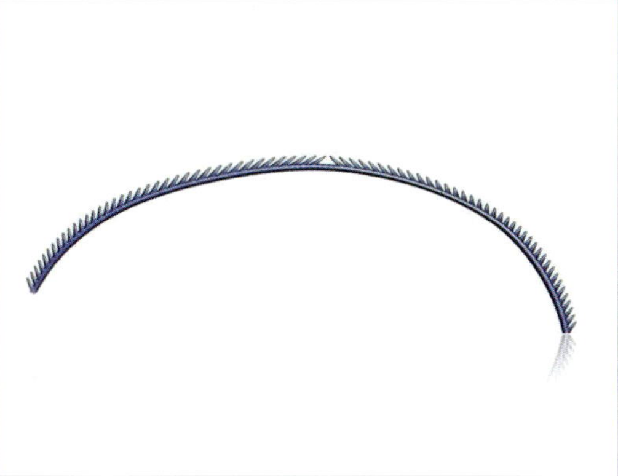	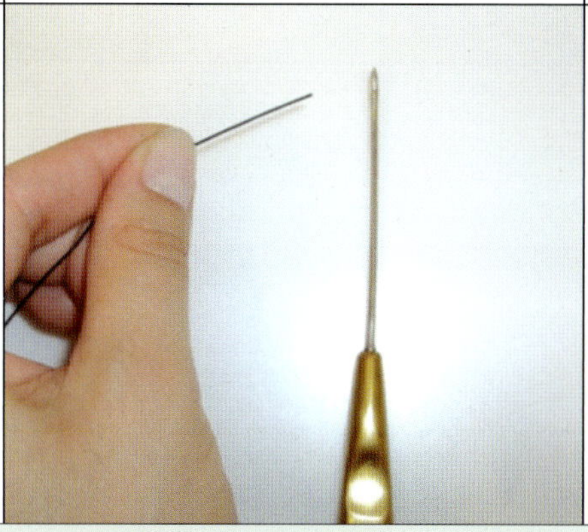	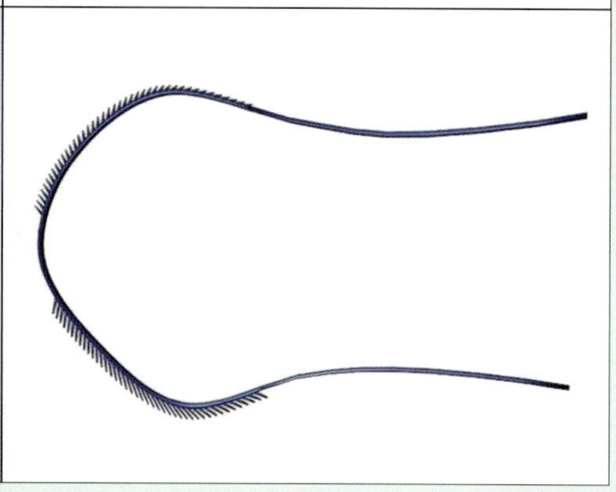

Foto 8.14 Hilos espiculados y lisos de polipropileno y poliamida combinables con otros tipos de hilos.

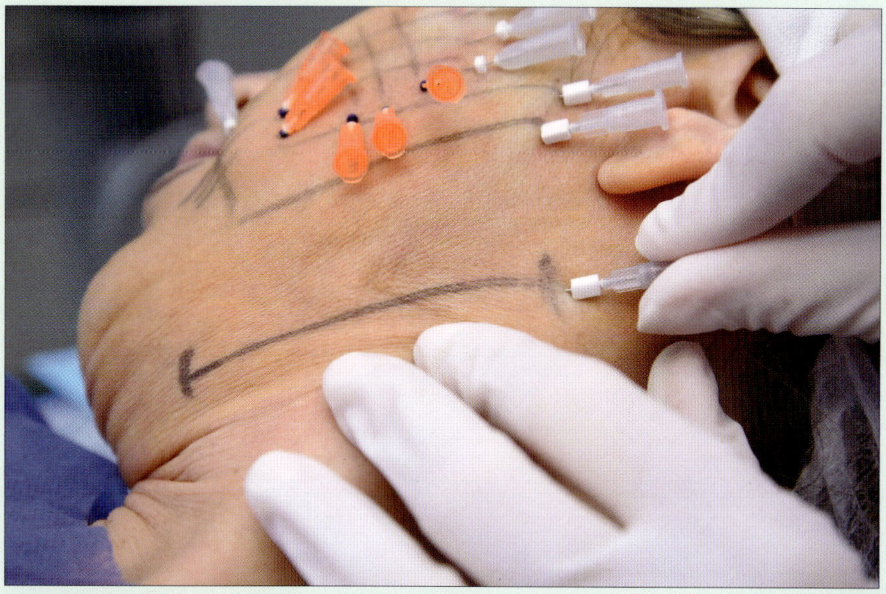

Foto 8.15 Tratamiento combinando hilos tensores espiculados con hilos lisos de revitalización en rostro e hilos espiculados en cuello para mejorar el efecto depresor del músculo platisma y recuperar en parte el contorno facial.

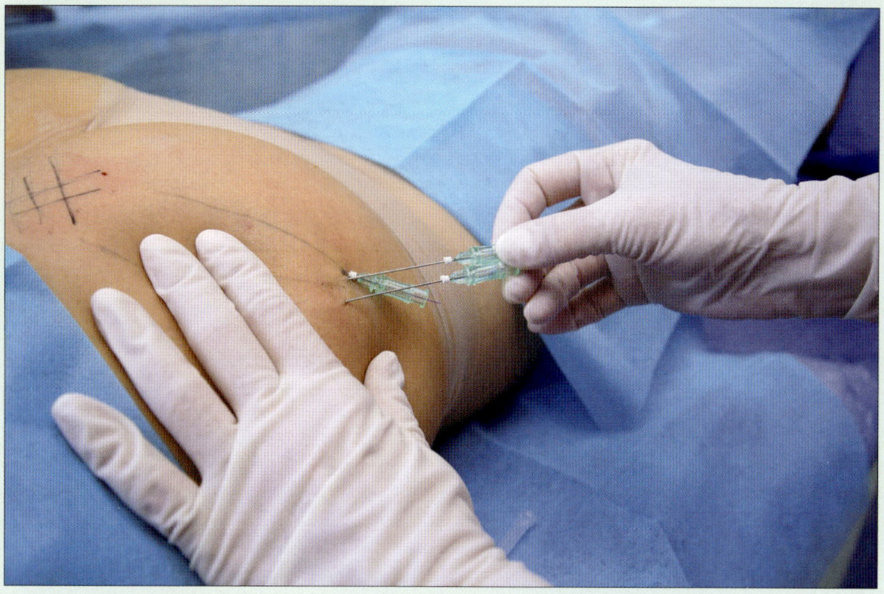

Foto 8.16 Hilos glúteos espiculados de policaprolactona de efecto *lifting*, combinados con hilos lisos de polidioxanona que se colocarán según la marcación en forma de enmallado para mejorar el poceado.

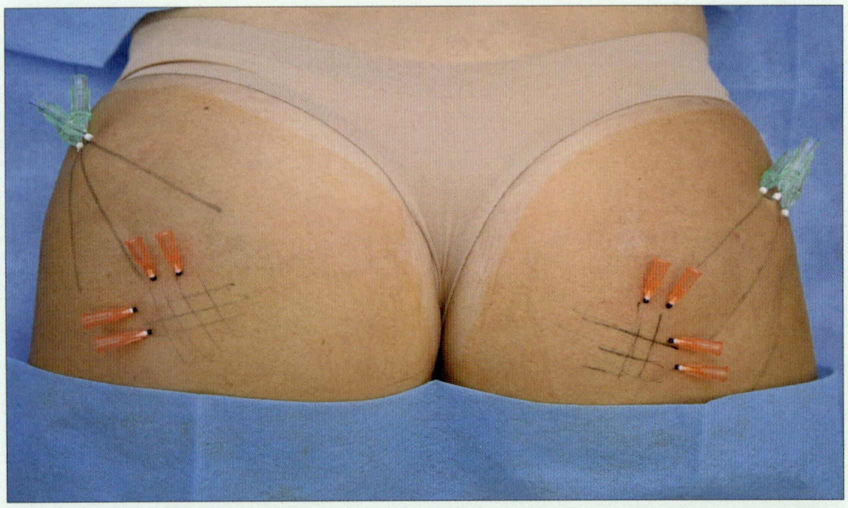

Foto 8.17 Efecto *lifting* de glúteos con hilos espiculados forte con cánula combinados con hilos lisos de 60 mm para mejorar el estado de la piel y el tejido celular subcutáneo.

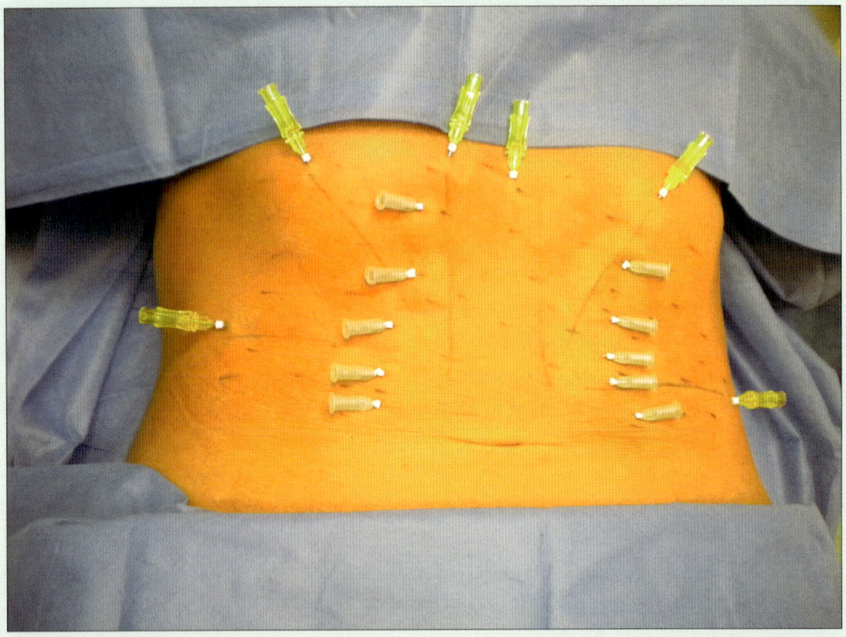

Foto 8.18 Multicombinación de hilos de distintos materiales y de ditintas longitudes pensados para optimizar el efecto *lifting* y tensar la piel del abdomen.

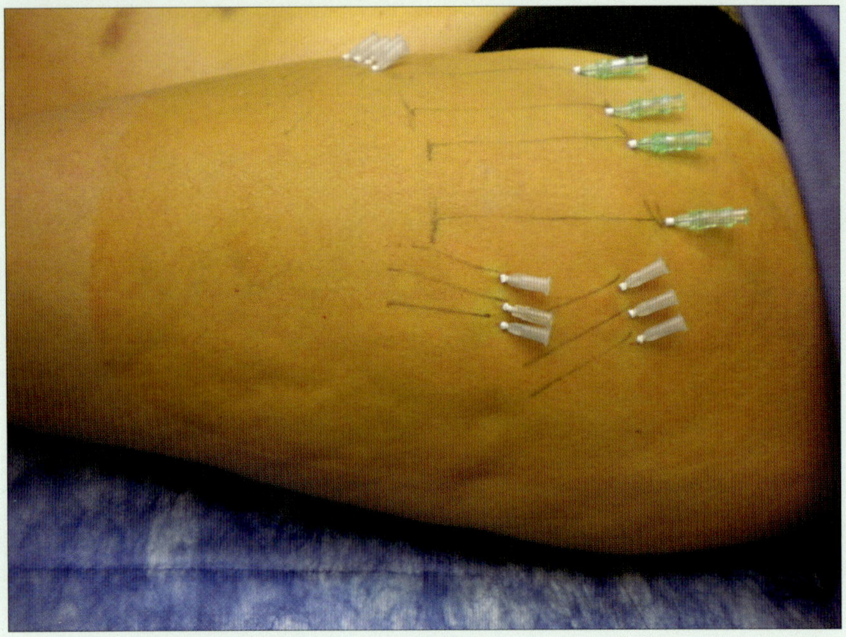

Foto 8.19 Hilos espiculados en muslo anterior para levantar el tejido e hilos lisos en muslo externo para tratar celulitis.

Por supuesto, esto dependerá de la edad de cada paciente. En las personas más jóvenes, entre los 25 y los 35 años, quizá sea suficiente un tratamiento con hilos de biorrevitalización (Foto 8.20).

Para aquellas entre los 35 y los 45 años, elegiremos, seguramente, los hilos tensores espiculados combinados con los lisos monofilamento (*v.* Foto 8.5). Luego de esta edad, a lo ya descrito le agregaremos los hilos de anclaje, como, por ejemplo, la técnica Fiberlift®.

En la Foto 8.14, podemos ver algunos de los hilos que se pueden combinar en distintos procedimientos y también en el mismo paciente en un mismo tiempo.

Otro ejemplo son las técnicas de *lifting* facial con Serdev Sutures® y Serdev Needles® que, sobre la base de su combinación en los distintos tercios faciales logran una verdadera armonía del rostro con resultados naturales (Foto 8.21; *v.* Foto 8.13).

Zetaplastia combinada con hilos monofilamento

Esta técnica, tal como se describió en el Capítulo 6, "Procedimientos faciales", la realizamos con hilos espiculados de 60 mm o 90 mm, con lo se consigue un efecto tensor y de elevación del tejido.

Con esta técnica, conseguiremos también una ligera mejoría de las arrugas de la zona de las mejillas que se puede optimizar agregando un enmallado de hilos lisos monofilamento de 50 mm de longitud. Esto nos dará la posibilidad de generar colágeno en esta zona que, sin duda, completará el resultado esperado para el tercio medio (*v.* Foto 8.11).

Del mismo modo, podremos combinar los hilos lisos que acabamos de nombrar, de polidixanona PDO o poliláctico PLT, con los hilos espiculados bidireccionales colocados de tal forma que pasen por el ligamento cigomático de McGregor, con el fin de voluminizar la zona de la mejilla (*v.* Foto 8.3).

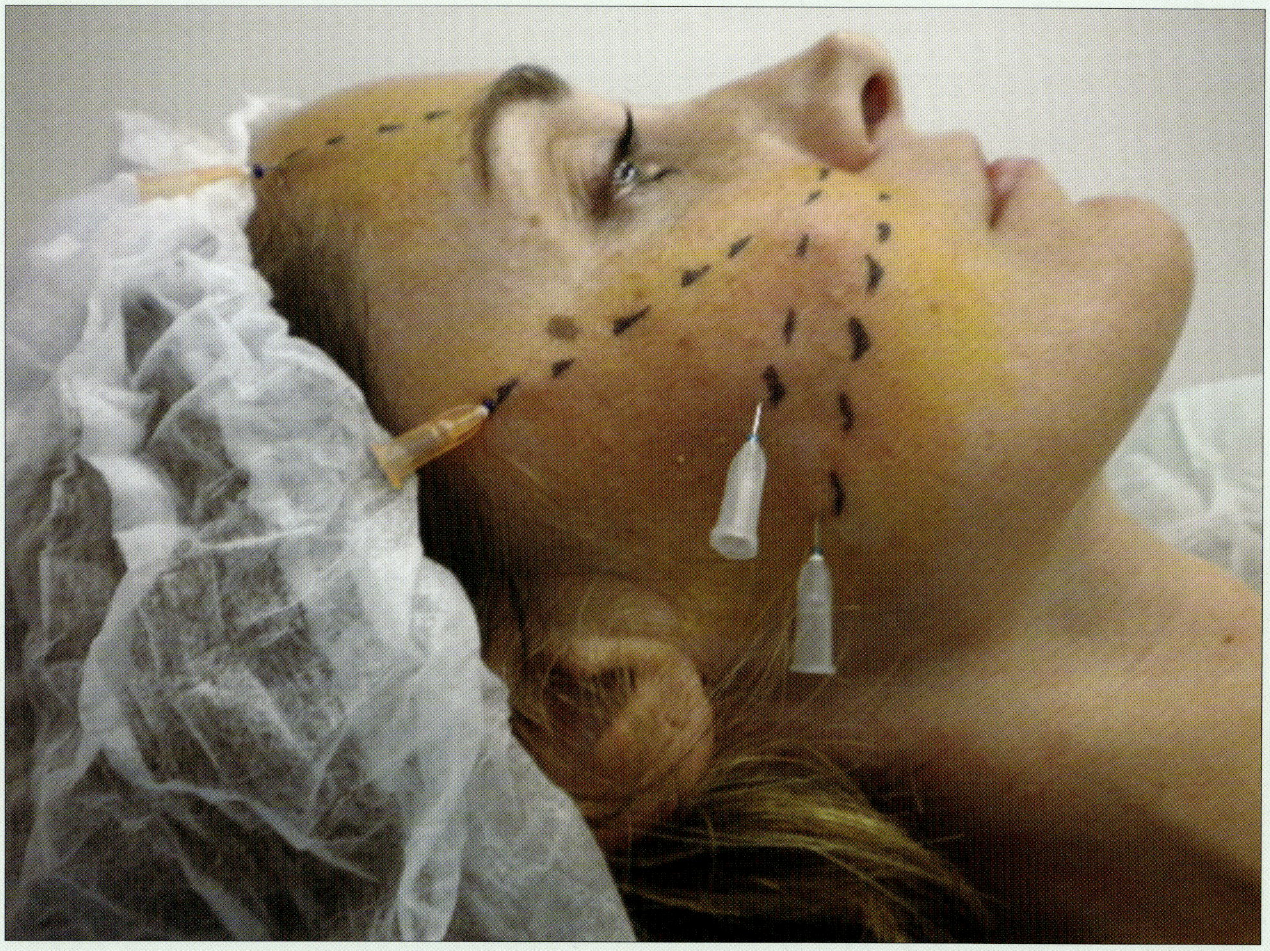

Foto 8.20 Hilos espiculados para lograr efecto *lifting* de los tercios medio e inferior e hilos lisos para redensificar el área malar y mejorar la posición de la ceja en el tercio superior.

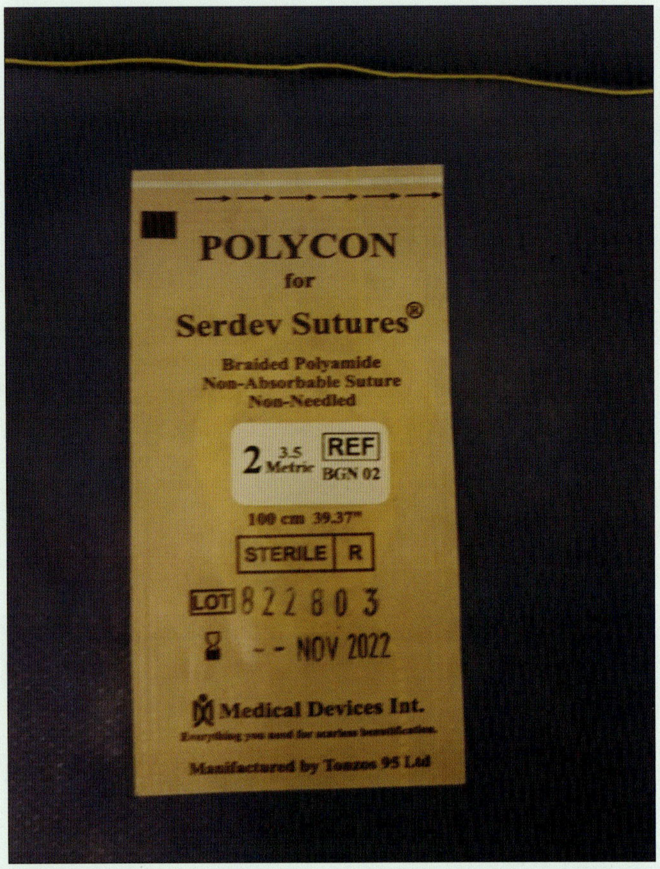

Foto 8.21 Se muestran Serdev Sutures® de policaproamida para tratamientos combinables con hilos espiculados, por ejemplo, en el rostro.

Rejuvenecimiento de la mirada con hilos (*v.* Foto 8.6)

Combinando la colocación de hilos cortos monofilamento de PDO de 30 mm de longitud en la zona periocular —cruzándolos en el párpado inferior y enhebrando las llamadas "patitas de gallo"— con el procedimiento de *lifting* de ceja con sutura de Serdev®, como se describió en el Capítulo 6 ("Procedimientos faciales"), obtenemos un excelente tratamiento (*v.* Foto 8.7).

Además de levantar las cejas y mejorar el aspecto de la piel de la zona, da amplitud a la mirada y genera un interesante efecto de agrandamiento de los ojos y rejuvenecimiento de la mirada, muy apreciado por los pacientes.

Fiberlift® del tercio superior combinado con hilos tensores espiculados multidireccionales

La técnica Fiberlift®, descrita en el Capítulo 6, "Procedimientos faciales", para elevación de las cejas, podemos combinarla con hilos espiculados multidireccionales para efectuar la elevación del tercio medio. Podemos completar la técnica combinando efecto *lifting* (Fiberlift®), efecto tensor (espiculados) y voluminización de las mejillas aplicando hilos de densificación monofilamento ya sean individuales o los que se presentan en ramillete si buscamos un volumen más significativo (Foto 8.22; *v.* Foto 8.12).

Otras combinaciones de hilos

Hoy en día prácticamente no existen limitaciones para combinar los distintos tipos de hilos mientras el médico esté informado de cuáles son las características de cada uno y tenga experiencia en su colocación y en la solución de los inconvenientes o las complicaciones que cada uno de ellos pudiera ocasionar.

Como se ha podido ver, las posibles combinaciones de distintos hilos son múltiples y variarán de acuerdo a cada paciente como mencioné al principio de este capítulo.

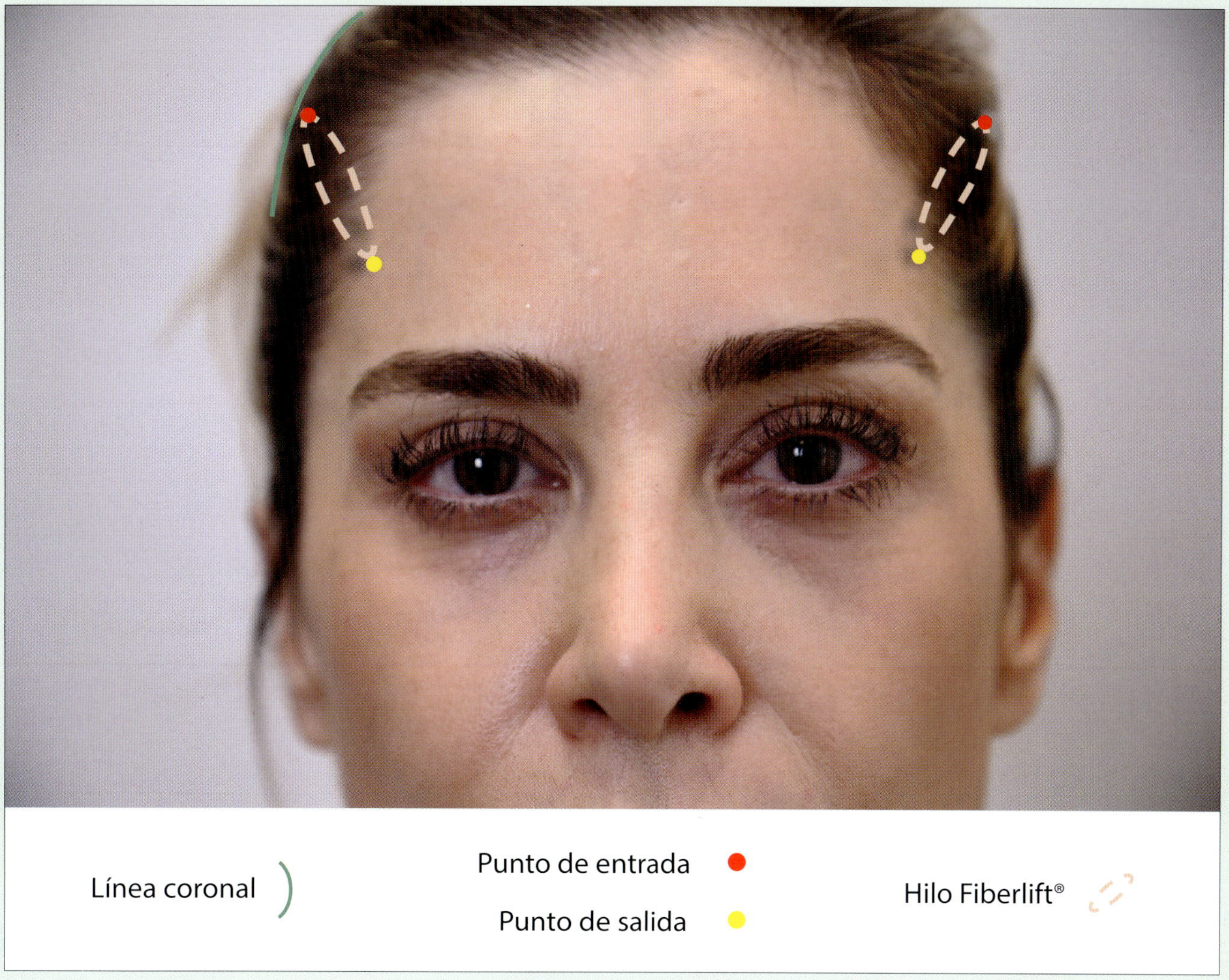

Foto 8.22 Marcación esquemática para la aplicación de hilos Fiberlift® en el tercio superior.

Presentación de casos

Antes

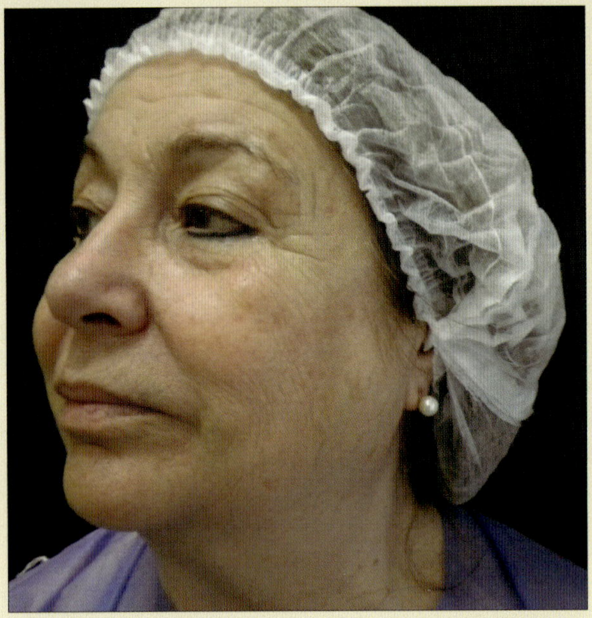

Después

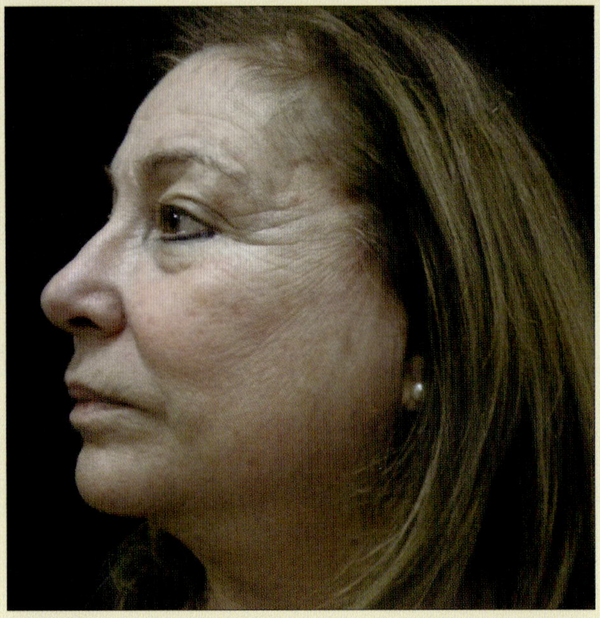

Combinación de hilos espiculados de autosustentación con hilos espiculados de anclaje Fiberlift® en tercios medio y superior.

Antes

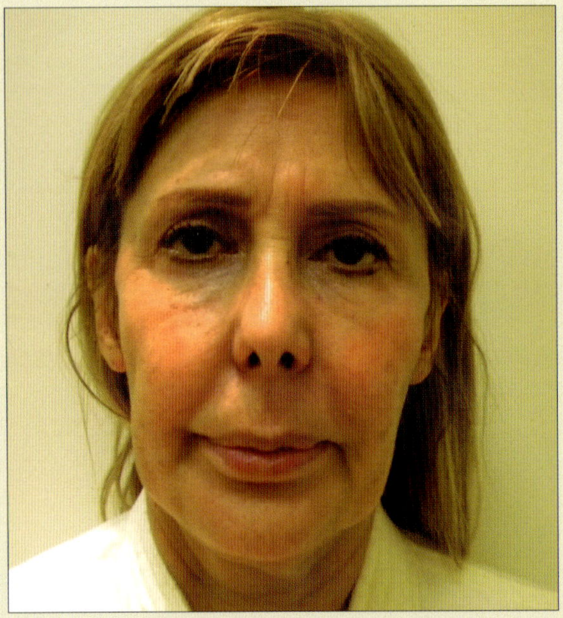

Después

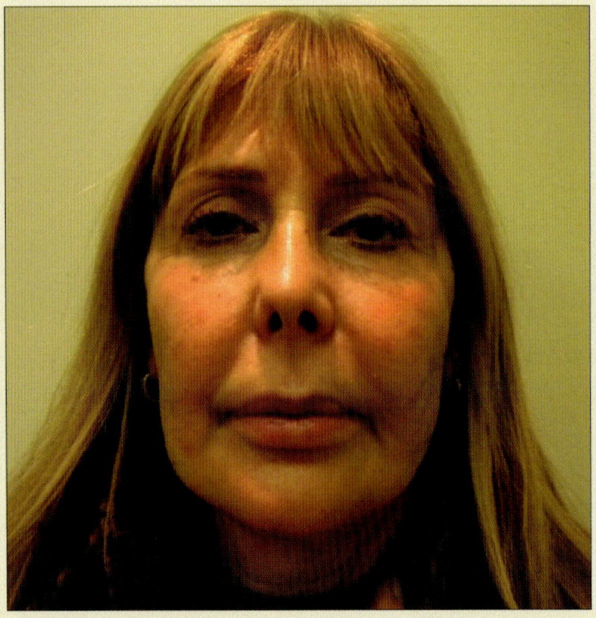

Hilos espiculados de PDO en tercio medio, en forma de zetaplastia e hilos lisos de PDO en zona periocular.

Antes **Después**

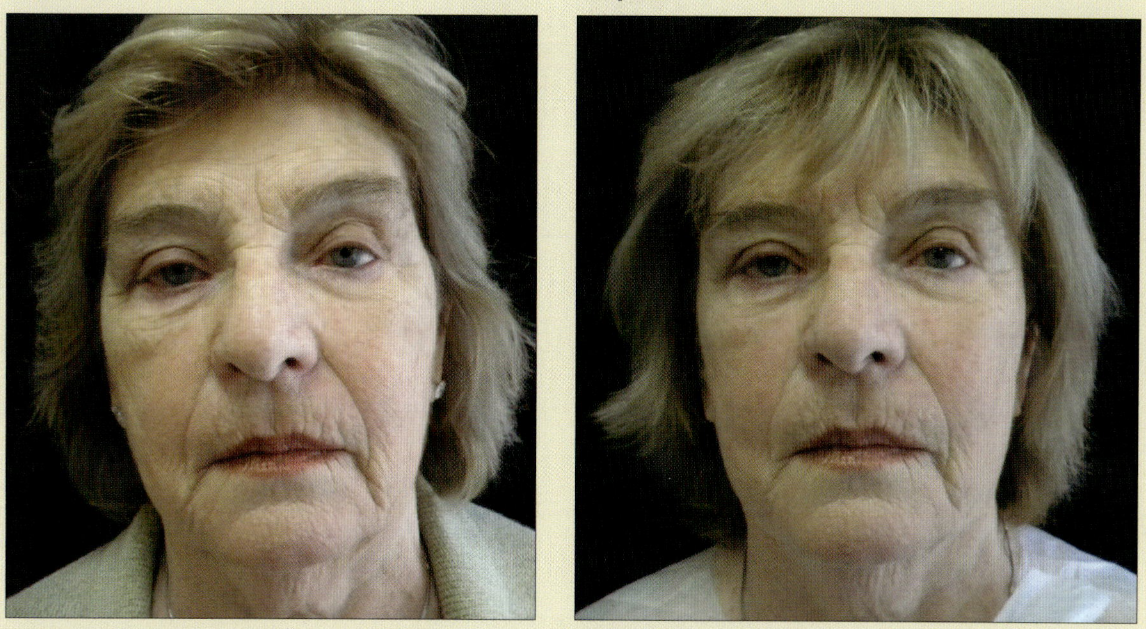

Hilo de anclaje Fiberlift® en tercio medio y cuello e hilos espiculados en zetaplastia.

Antes **Después**

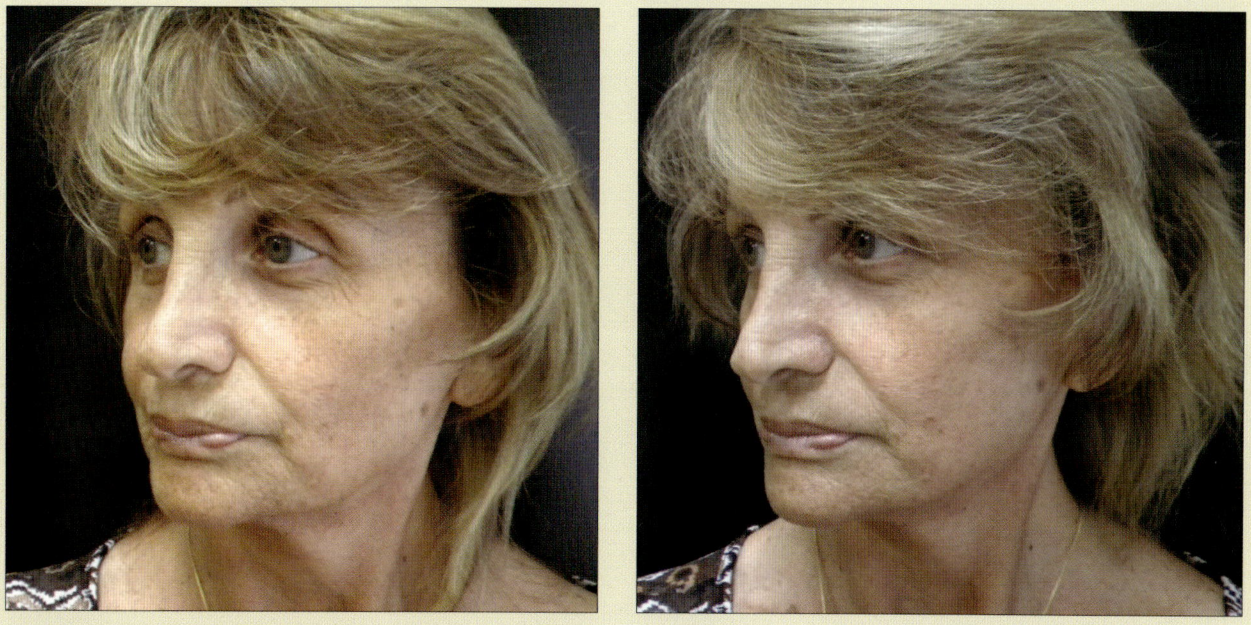

Combinación de seis hilos espiculados en zetaplastia de cada lado con cuatro hilos lisos en comisuras de cada lado.

Antes **Después**

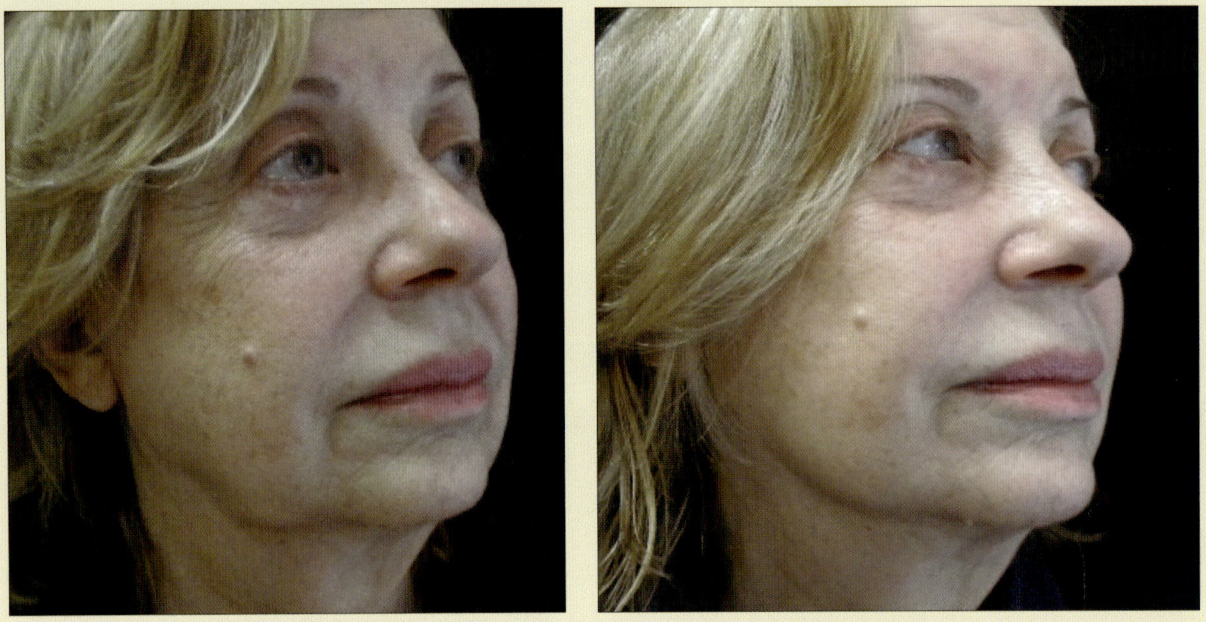

Fiberlift® del tercio medio más la colocación de cuatro hilos de ambos lados, espiculados bidireccionales en vela de barco.

Antes **Después**

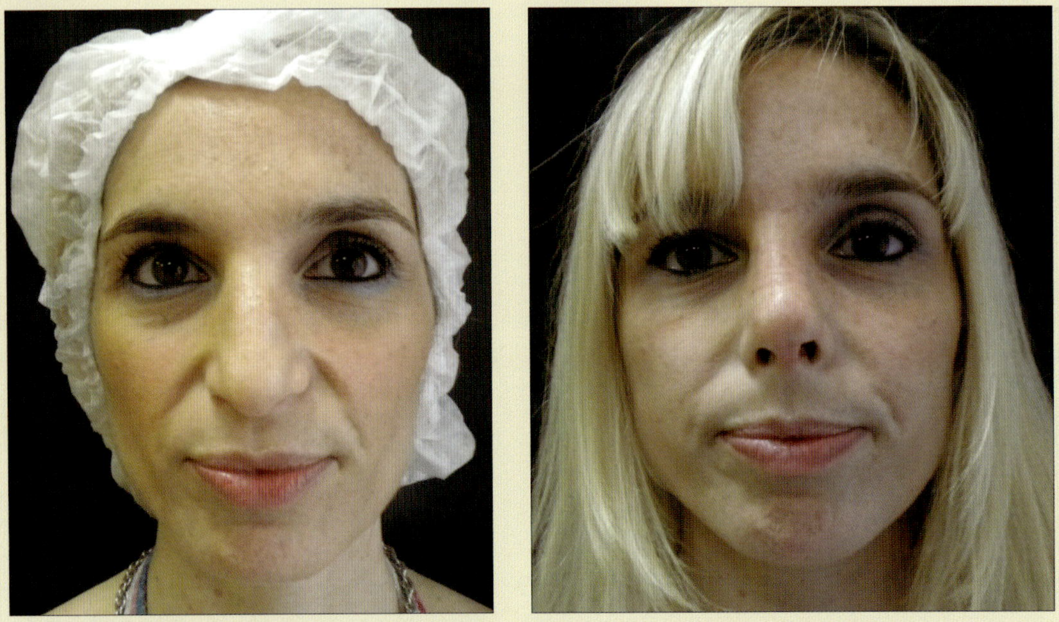

Combinación de rinoplastia con hilos de anclaje y técnica de zetaplastia para embellecer el tercio medio.

Antes **Después**

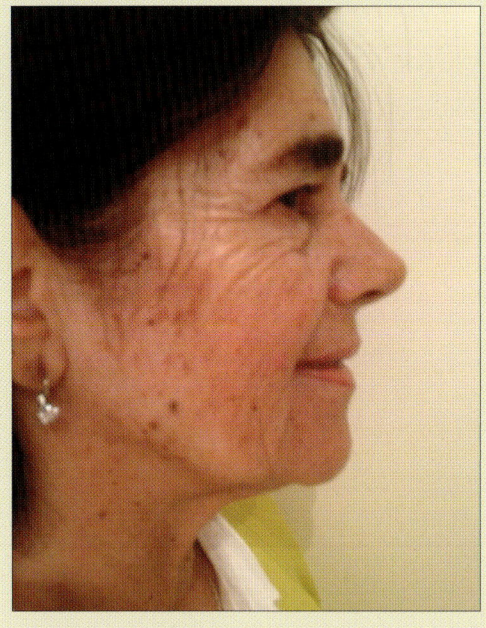

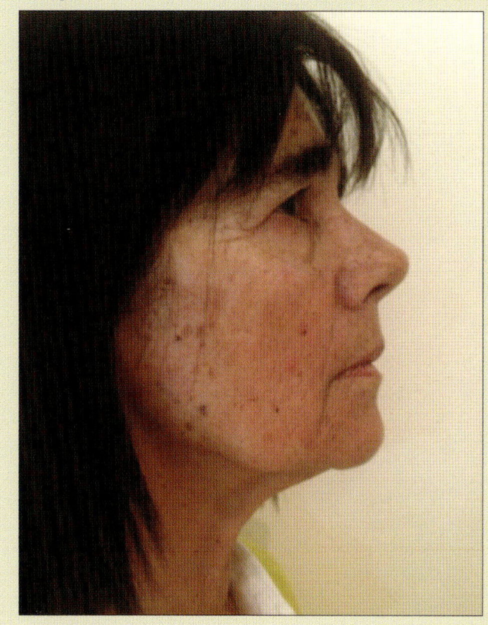

Combinación de hilos espiculados bidireccionales en contorno facial e hilos lisos monofilamento de PDO en tercio medio para mejorar el fotoenvejecimiento. Las arrugas perioculares se trataron con toxina botulínica más hilos lisos.

Antes **Después**

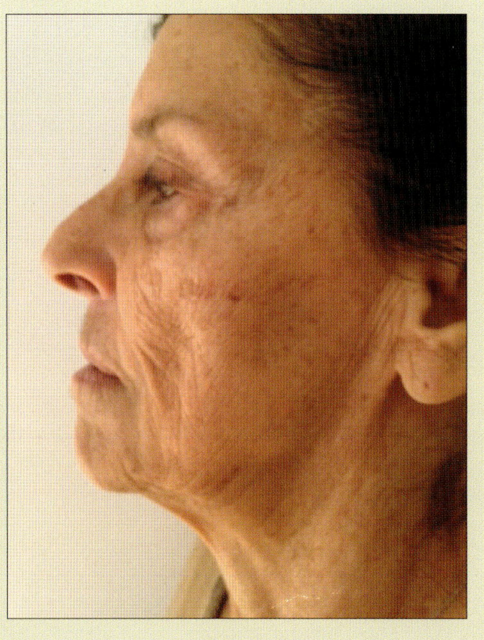

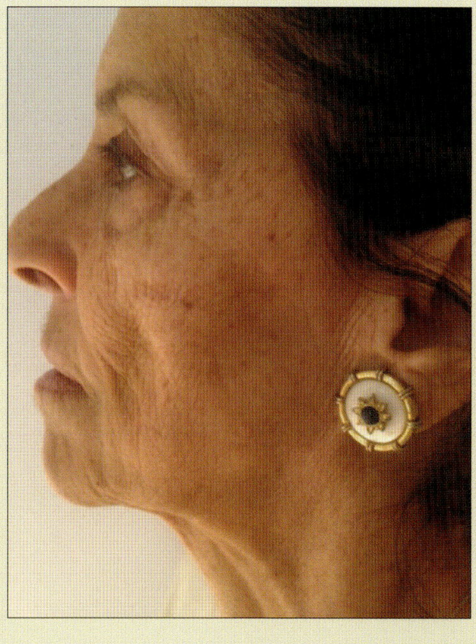

Tratamiento de reposicionamiento de los tejidos logrado solamente con la combinación de hilos espiculados, hilos multidireccionales e hilos lisos. Los hilos 3D de 90 mm se colocaron en forma de zetaplastia, los multidireccionales de 90 mm, en posición de vela de barco y los hilos lisos en las zonas más lábiles como el área periocular y peribucal como también en la zona malar para revitalizar y colagenizar el tejido.
También se observa la combinación de hilos en cuello. Se han usado hilos espiculados 4D de 90 mm con cánula, ya que resulta más seguro debido a la complejidad de la zona tratada.

9 Métodos complementarios

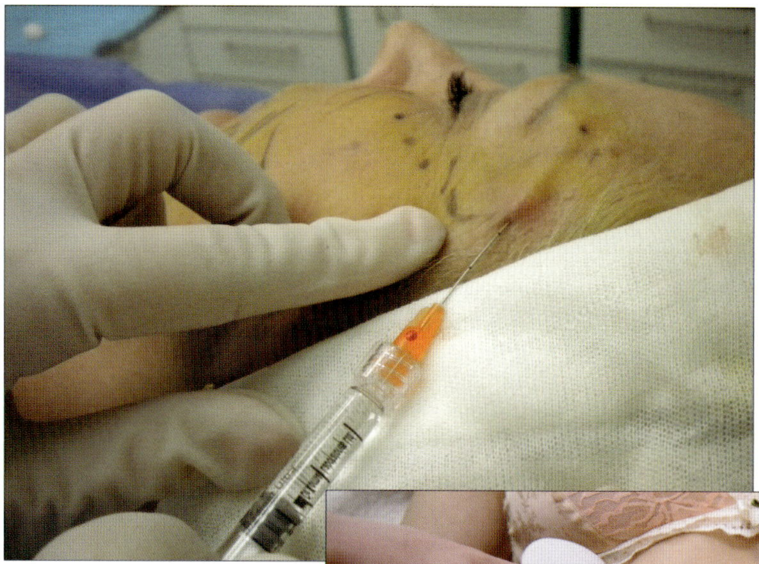

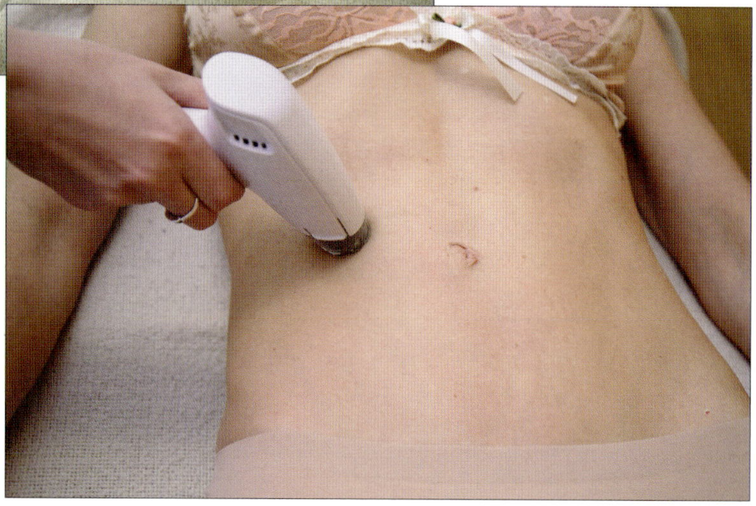

En medicina estética, para preservar un aspecto natural y optimizar los resultados de los tratamientos con hilos disponemos de una serie de métodos complementarios (Fotos 9.1 y 9.2) que ayudarán al paciente y mantendrán satisfecho al médico.

Haremos mención de algunos de ellos.

Mesoterapia

El médico francés Michel Pistor, describió en 1952 la mesoterapia como "una forma distinta de aplicar un medicamento" y agregaba "poco, pocas veces y en el lugar adecuado".

Existen varias vías para aplicar medicamentos: la vía oral, la vía intramuscular, la vía sublingual, la vía intravenosa, etc. La mesoterapia (Foto 9.3) utiliza la vía intradérmica para aplicar pequeñas cantidades de fármacos a través de la piel, a una profundidad de entre 0,5 mm y 13 mm, con agujas muy finas en el lugar más cercano a la zona que se quiere tratar o bien en la proyección dérmica de esa zona.

¿Qué fármacos se usan?

Describimos los grupos de medicamentos usados para las distintas necesidades:

- Restaurar: regeneradores.
- Mejorar la microcirculación: vasoactivos.
- Borrar arrugas: hexapéptidos u octapéptidos.
- Optimizar las reacciones metabólicas: vitaminas.
- Actuar contra los radicales libres: antioxidantes.

La mesoterapia es un procedimiento médico que se puede realizar en forma manual o asistida.

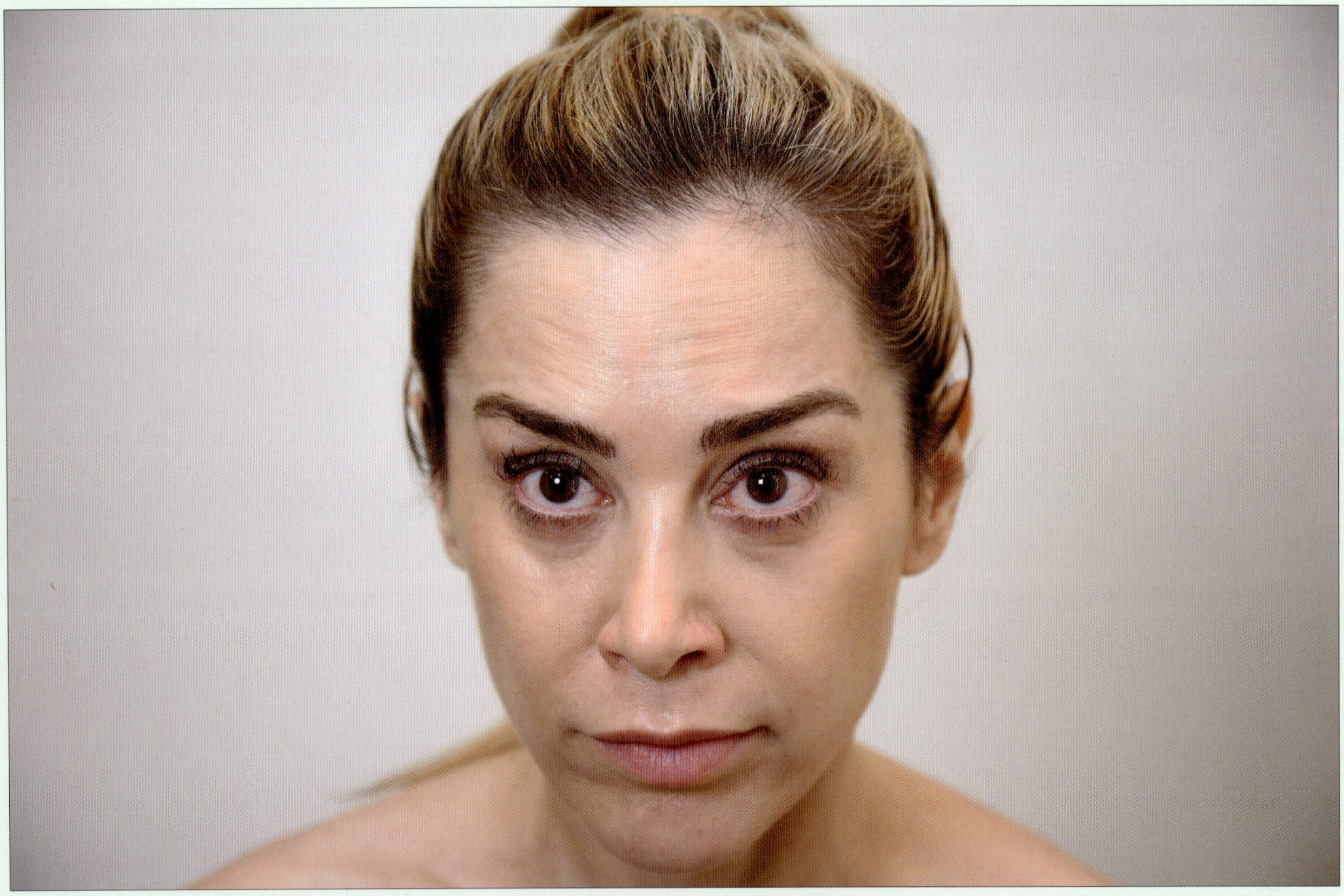

Foto 9.1 La toxina botulínica es una buena opción complementaria para los tratamientos con hilos.

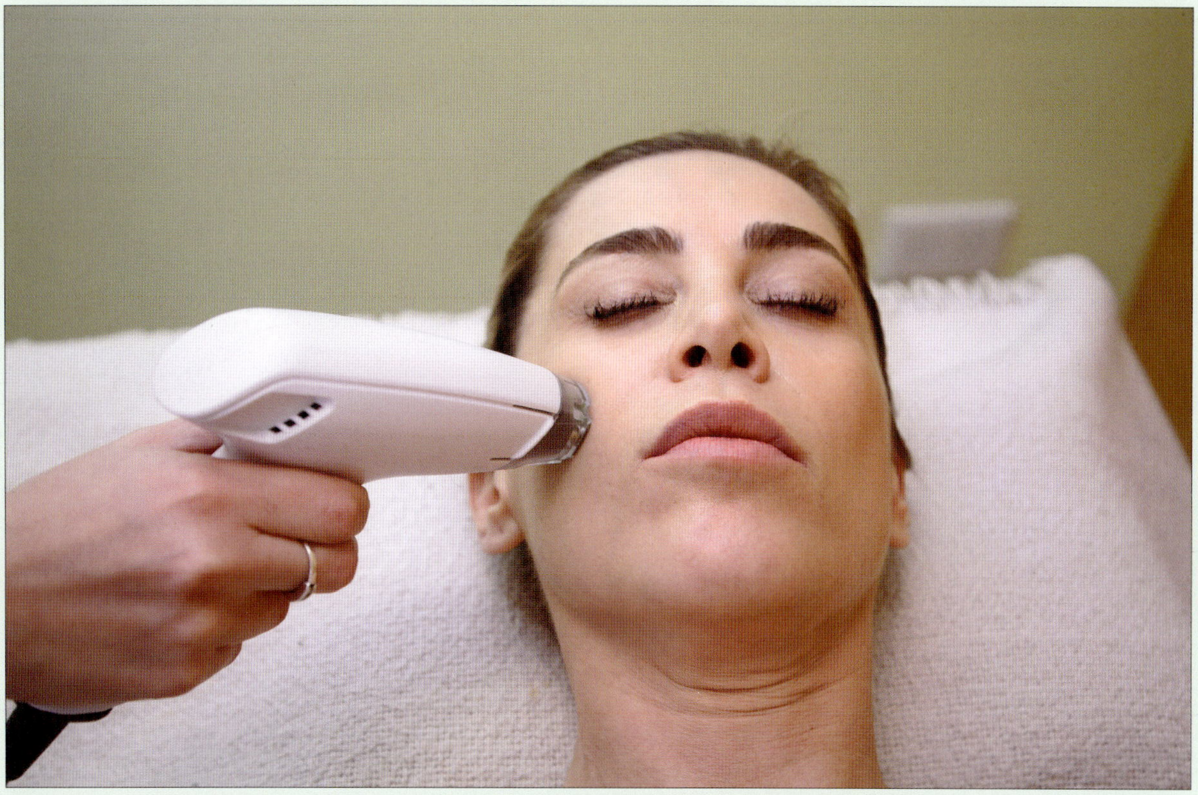

Foto 9.2 Un buen método complementario de las terapéuticas con hilos es la radiofrecuencia fraccionada.

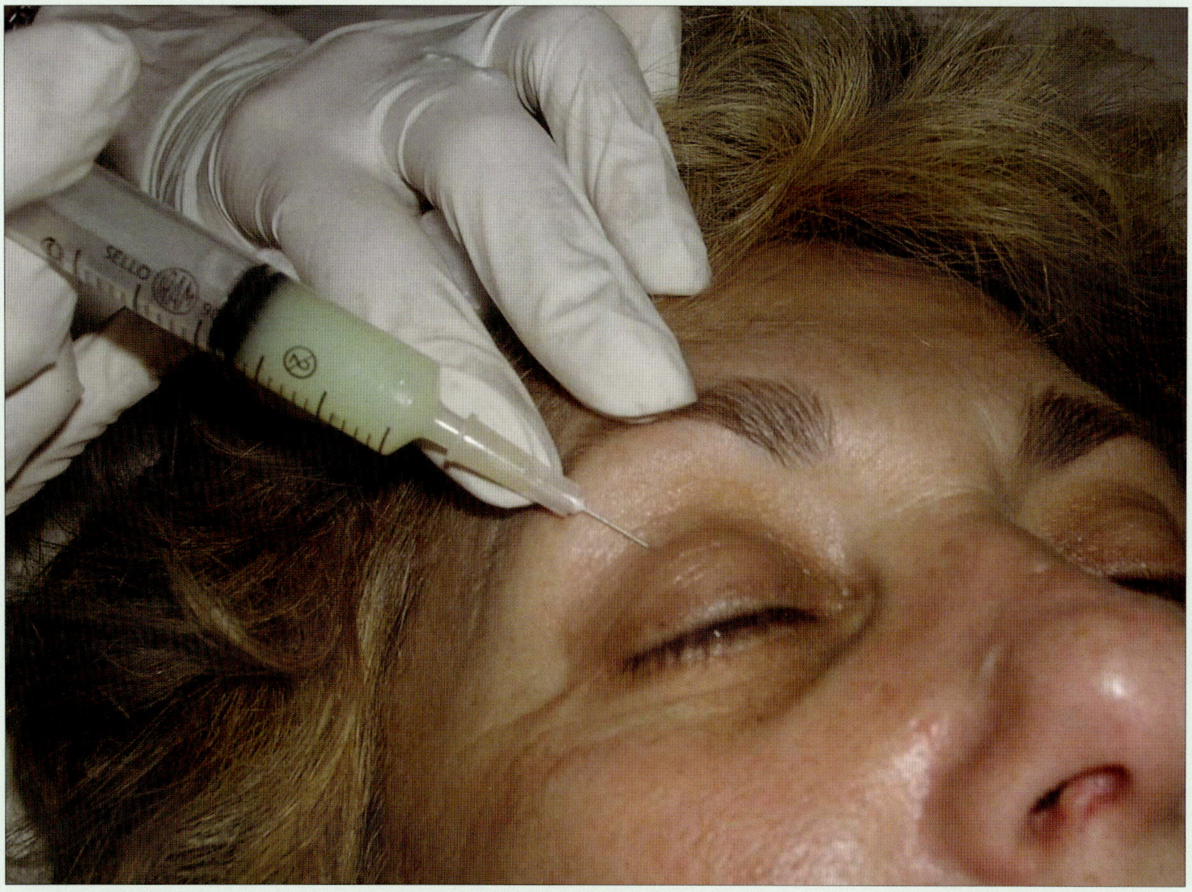

Foto 9.3 Mesoterapia en la zona periocular con Argireline®.

Objetivos de la mesoterapia como tratamiento complementario de las técnicas con hilos faciales

En la Foto 9.4, podemos ver un tratamiento con mesoterapia de la zona periocular con el que conseguimos mejorar la pigmentacion palpebral y las ojeras utilizando ácido kójico y emblica.

La mesoterpia ayudará a mejorar las capas de la piel otorgándole brillo, mejorando arrugas superficiales y ayudando a la viscosuplementación dérmica. Mejora también la laxitud de los tejidos.

En tratamientos corporales, ayuda en la lipólisis, mejora la flacidez de los tejidos y el envejecimiento de la piel, y en la celulitis colabora en el tratamiento de la microcirculación disminuyendo el edema, mejorando el poceado y contribuyendo con el tratamiento de la fibrosis.

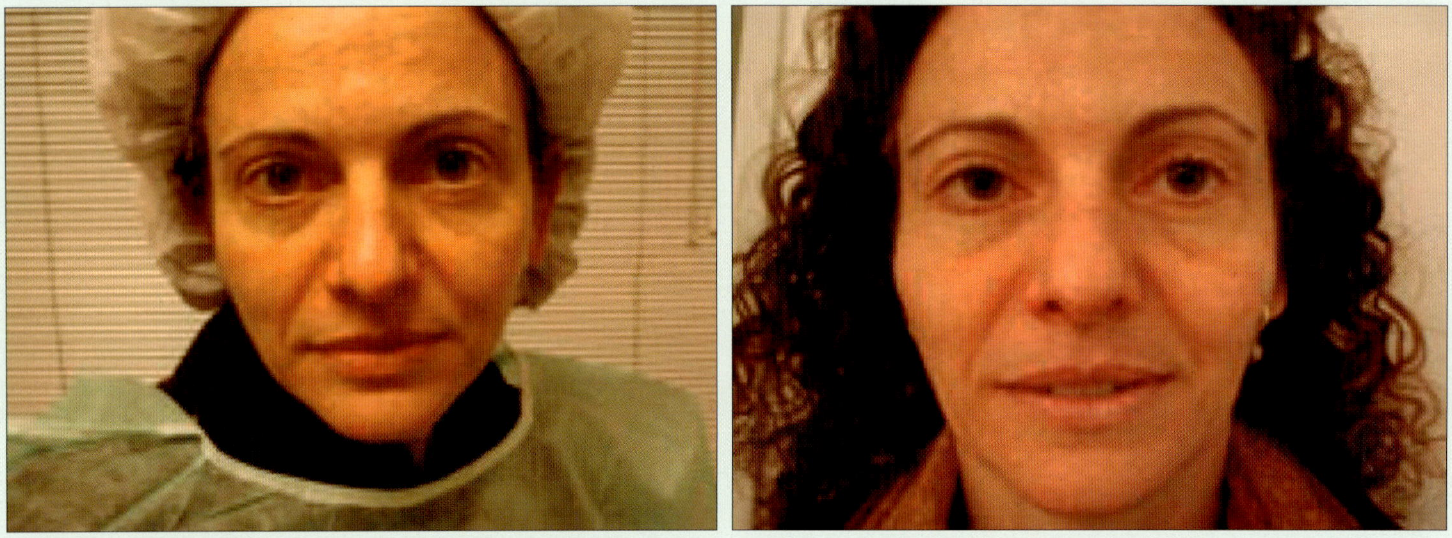

Foto 9.4 Mesoterapia postratamiento con hilos con ácido kójico y emblica para despigmentar la zona periocular.

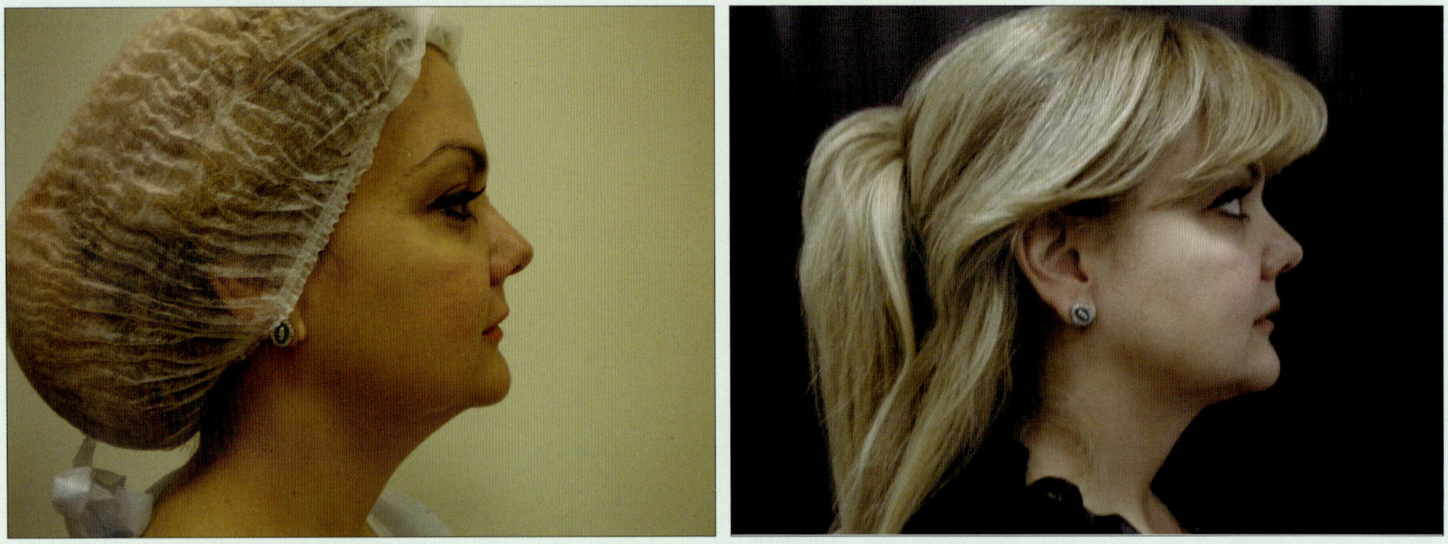

Foto 9.5 Si fuera necesario una corrección mayor poshilos en el cuello, la fosfatidilcolina es un buen recurso.

Diferentes formulaciones de *mesolifting* de revitalización

▪ Procaína: 1 cm^3 ▪ Furfuriladenina: 1 cm^3 ▪ Benzopirona: 1cm^3 ▪ Solución fisiológica: 2 cm^3	▪ Lidocaína: 1 cm^3 ▪ Ácido retinoico: 1 cm^3 ▪ Vitamina C: 1 cm^3 ▪ Silanol: 1 cm^3 ▪ Solución fisiológica: 1 cm^3	▪ Procaína: 1 cm^3 ▪ Melatonina: 1 cm^3 ▪ Silanol: 1cm^3 ▪ Solución fisiológica: 2 cm^3

Mesolifting tensor

- Procaína: 1 cm^3.
- Dmae: 1 cm^3.
- Solución fisiológica: 1 cm^3.

Optimiza los resultados actuando contra la flacidez, ya que aumenta el grado de contracción muscular (Fotos 9.6 y 9.7).

Mesoterapia corporal

En tratamientos corporales con implantación de hilos, la mesoterapia ayuda en la lipólisis junto con la fosfatidilcolina de aplicación profunda (Foto 9.5). Actúa mejorando la flacidez, el poceado y es un tratamiento fundamental en la fisiopatología de la celulitis con sus componentes edematosos y fibroescleróticos.

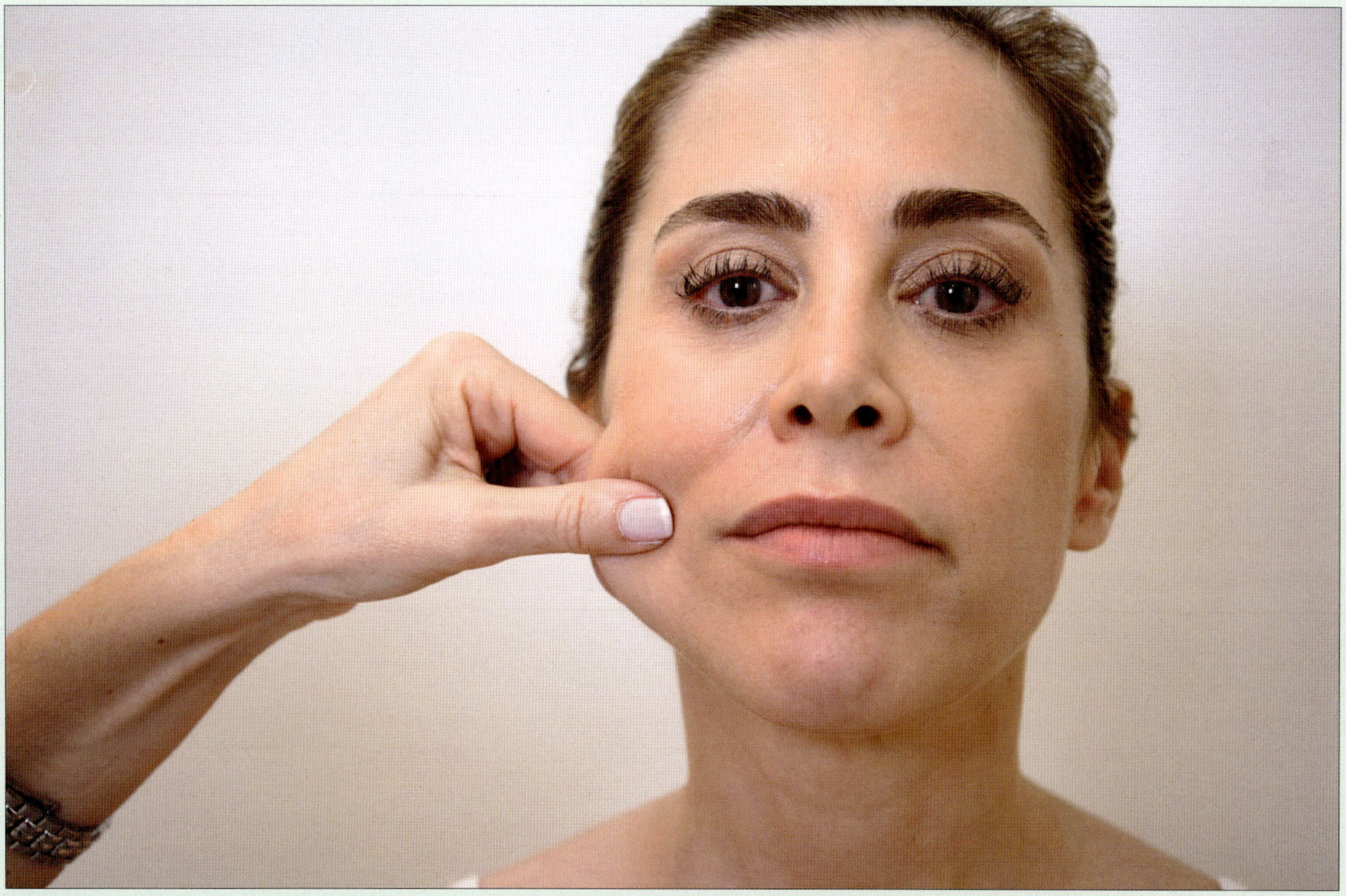

Foto 9.6 El *mesolifting* es un muy buen tratamiento complementario en caso de flacidez facial importante.

En estos casos, los tratamientos de mesoterapia para celulitis podemos hacerlos antes y después de la aplicación de hilos, preparando el tejido primero y, luego, ayudando a mejorar la textura de la piel.

De acuerdo con el tipo de celulitis podremos usar los siguientes grupos farmacológicos (Foto 9.8):

- En celulitis compacta: lipolíticos.
- En celulitis edematosa: vasculotróficos.
- En celulitis flácida: regeneradores.

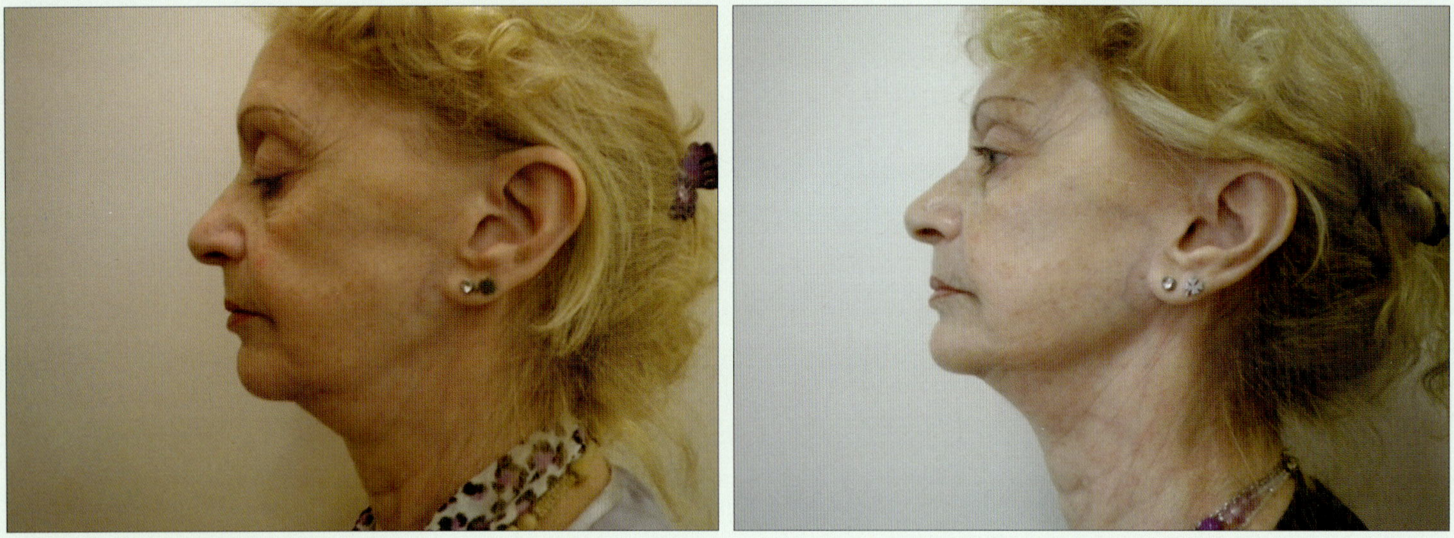

Foto 9.7 Mesoterapia posterior a Fiberlift®.

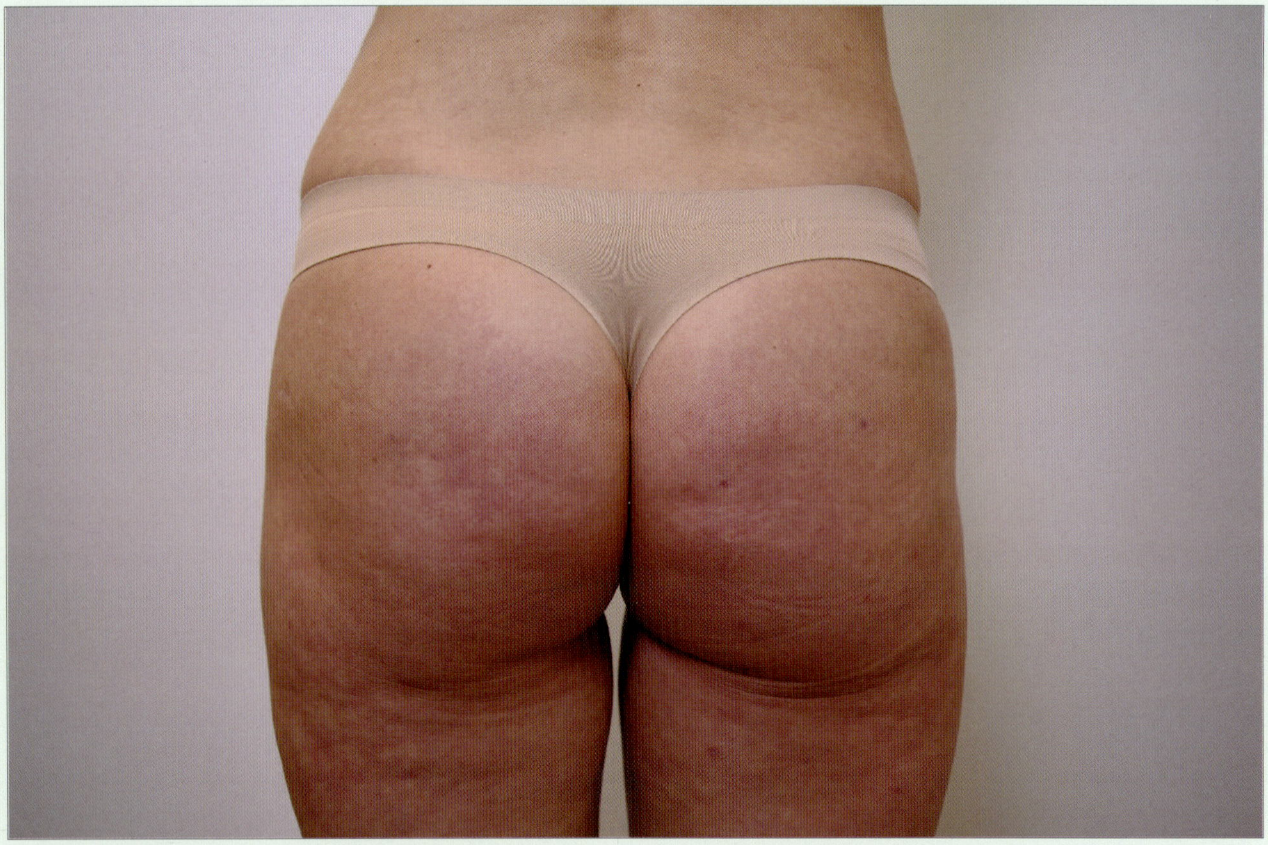

Foto 9.8 Para los casos de celulitis es importante complementar el tratamiento de hilos con terapias combinadas de mesoterapia con láser de diodo.

Ejemplos de formulaciones:

- Triac : 2 cm^3
- Conjonctyl®: 2 cm^3
- Procaína: 2 cm^3
- Solución fisiológica: 4 cm^3

- Cafeína: 2 cm^3
- Procaína: 2 cm^3
- Silanol: 2 cm^3
- Solución fisiológica: 4 cm^3

- Buflomedilo: 2 cm^3
- Conjoctyl®: 2 cm^3
- Cafeína: 2 cm^3
- Procaína: 2 cm^3
- Solución fisiológica: 2 cm^3

- Procaína: 1 cm^3
- Conjoctyl®: 1 cm^3
- Ac. retinoico: 1 cm^3
- Solución fisiológica: 2 cm^3

Otros tratamientos complementarios

Toxina botulínica

Sin duda, la aparición de los tratamientos cosméticos con toxina botulínica (Foto 9.9) ha sido la revolución estética del siglo XX.

Corría el año 1987 cuando Jean Carruthers, oftalmóloga de Vancouver, descubre que los pacientes tratados con toxina botulínica por problemas oftálmicos, mejoraban sus arrugas perioculares. Fue entonces que su esposo, Alastair Carruthers, cirujano plástico, comenzó a inyectar esta toxina en las patas de gallo de sus pacientes. Así comienza, en el mundo de la medicina estética, la historia de uno de los tratamientos más aplicados en todos los tiempos.

La toxina botulínica es un producto biológico que se obtiene del cultivo de una bacteria: el *Clostridium botulinum.*

Algunas marcas del mercado necesitan cadena de frío, por lo que se las debe almacenar en heladera o *freezer*; otras, son entregadas y se pueden conservar a temperatura ambiente hasta los 25° sin necesidad de refrigerar el vial mientras esté cerrado. Cada vial contiene 100 unidades de toxina botulínica.

Una vez abierto, se guardará en heladera, no en *freezer*.

Se recomienda hacer la dilución en 2 cm^3 de solución salina al 9%, con lo que se obtienen, de este modo, dos jeringas de tuberculina de 1 cm^3 con 50 unidades cada una.

La aplicación de toxina se mide en unidades, no en volumen.

El tratamiento con toxina botulínica es dosis-dependiente, tanto en intensidad como en duración del efecto terapéutico.

Como todos los tratamientos de medicina estética, este debe ser un tratamiento individualizado para cada persona y en el momento de encontrar la dosis justa se obtendrán mejores resultados y mayor satisfacción del paciente.

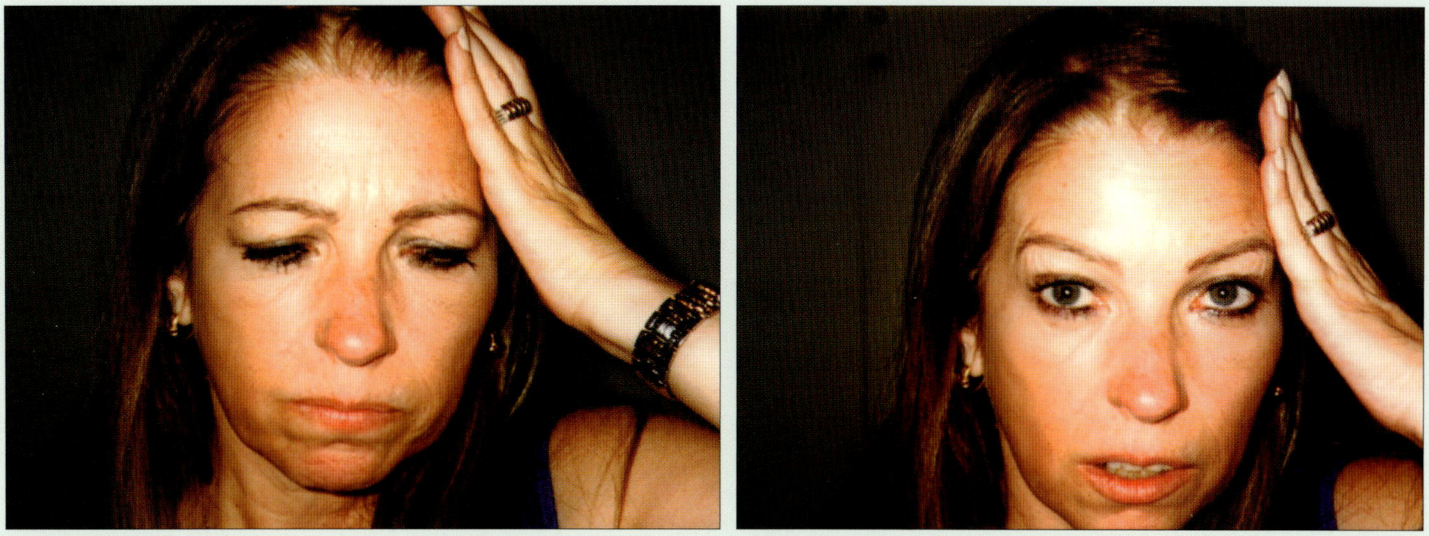

Foto 9.9 La toxina botulínica complementa tratamientos con hilos lisos en la zona de los músculos corrugadores.

La toxina es usada en el tercio superior del rostro para relajar el músculo procerus y los músculos corrugadores. Así se consigue relajar el entrecejo (*v*. Foto 9.9).

También se tratan las arrugas provocadas por la contracción del músculo frontal inyectando a 1 cm por encima del reborde orbitario para evitar la ptosis del párpado o de la ceja.

Para tratar las "patas de gallo" se inyecta en un punto superior, uno medio y otro inferior a un cm del reborde orbitario externo.

Pueden tratarse también las arrugas del músculo nasal llamadas "líneas de conejo" (*bunny lines*) y las bandas centrales y laterales del platisma.

Habitualmente, se colocan entre 2 y 5 unidades por punto de aplicación.

El comienzo del efecto se ve a partir de las 48 h a 72 h posteriores a la inyección, y alcanzan su punto máximo a los 10-15 días. La duración, íntimamente relacionada con la dosis aplicada, variará entre 3 meses y 6 meses aproximadamente.

Los efectos adversos son leves y transitorios y se pueden manifestar en forma de eritema, edema, inflamación y ligero dolor en los lugares de aplicación. Se aconseja evitar la ingesta de aspirinas, antiinflamatorios y vitamina E una semana antes de la aplicación para evitar los hematomas.

La toxina botulínica es un excelente recurso para optimizar el tratamiento con hilos en las zonas mencionadas y viceversa.

Transferencia de grasa autóloga

El envejecimiento facial se debe, entre otras causas, a la pérdida de volumen en determinadas zonas y a una mayor actividad de los músculos depresores de la cara. Esto último lo tratamos con la aplicación de los distintos tipos de hilos que hemos mencionado en este libro.

La pérdida de volumen facial se debe a la pérdida de tejido graso y la pérdida de hueso.

Este procedimiento de transferencia de grasa autóloga, que tiene el nombre de *lipofilling*, fue descrito por Charles H. Willi en 1920. A partir de esa fecha, nombres tan reconocidos en la cirugía estética como Pierre Fournier y Giorgio Fischer nos han enseñado esta metodología simple y sencilla con la que podemos restaurar el contorno facial y combinarla sin ningún problema con la colocación de hilos.

- Extracción de grasa según el método de Giorgio Fischer (Foto 9.10).

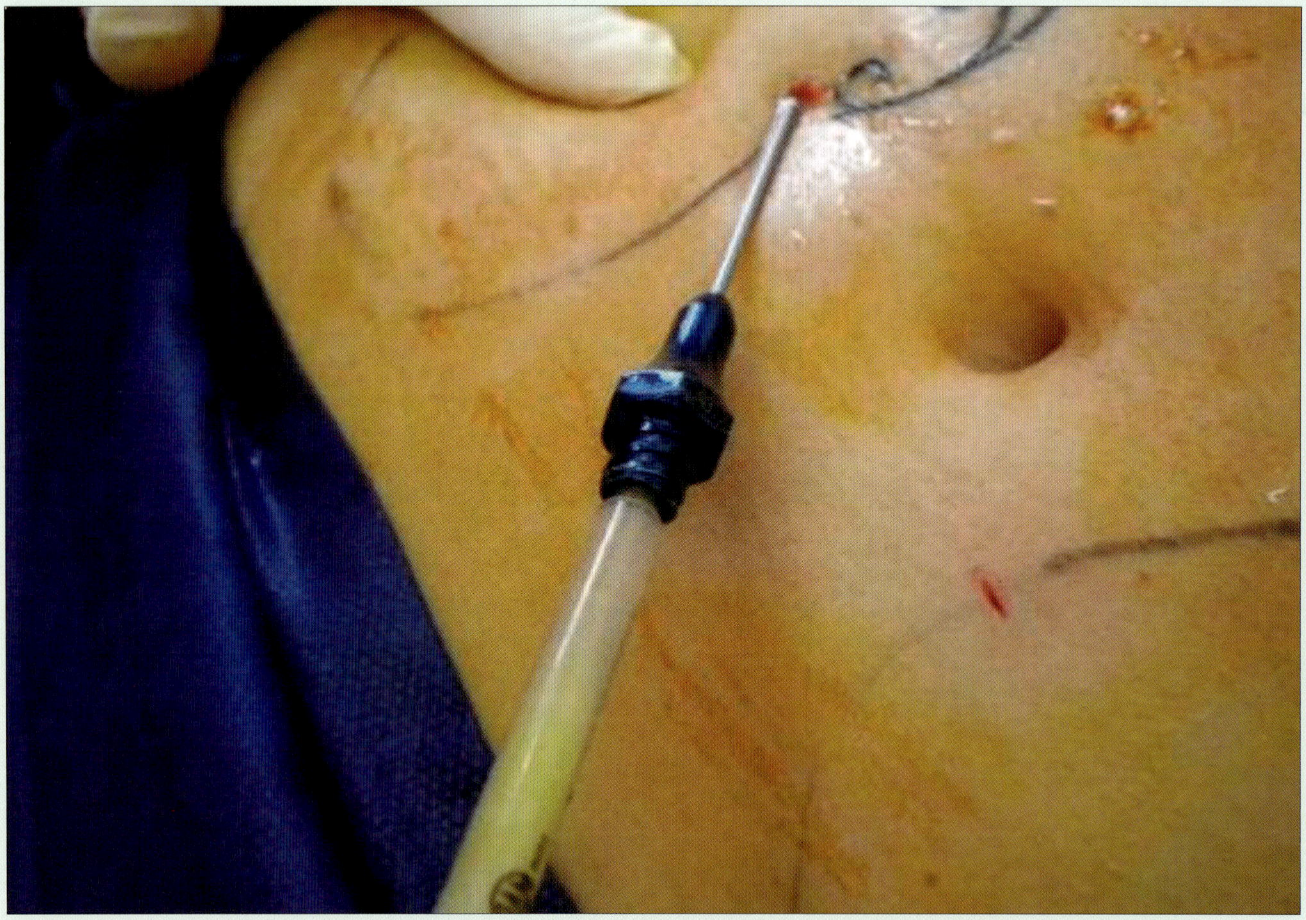

Foto 9.10 Extracción lipídica para lipotransferencia.

- Se utilizan jeringas de 1 cm^3 Luer lock.
- Microcánulas 18 G, 16 G o 14 G.
- Se extraen aproximadamente entre diez y veinte jeringas de grasa abdominal preferentemente de la zona infraumbilical.
- Se colocan en un recipiente estéril, boca abajo, en forma vertical, para decantar la grasa (Foto 9.11).
- Se suturan las incisiones con *nylon* 4.0.

Lipoinyección

- Utilizamos las mismas jeringas.
- Una vez decantadas durante 6-10 min, obtendremos dos capas bien diferenciadas: la inferior tendrá lidocaína y solución fisiológica, la capa superior tendrá adipocitos vitales, ya que con la técnica de Fischer prácticamente no hay aceite, lo cual es un signo de no traumatismo adipocitario.
- Los microimplantes de grasa deben ser del tamaño de un grano de arroz. Es el tamaño óptimo, que permite la supervivencia del implante entre un 70% y un 80%.

Forma de inyectar

Se depositan los microimplantes en "granos de arroz" (Fischer) siguiendo las líneas de fuerza de la cara en forma de espinas de pescado (Fischer) o en "abanico". Siempre contrarrestando la ptosis provocada por la fuerza de gravedad.

Suele ser un buen método complementario de los tratamientos con hilos cuando el paciente presenta un zona dadora que podamos utilizar; es preferible la grasa infraumbilical.

Nosotros trabajamos según las pautas de los creadores de estas técnicas, con anestesia local, extrayendo grasa con cánulas delicadas. Solo la dejamos decantar y, directamente, la aplicamos en zonas faciales o corporales, sin tratamiento previo.

Ejemplos de esto son, en zonas faciales, los pómulos, el maxilar inferior y zonas temporales y, en zonas corporales, los glúteos, el muslo externo en casos de imperfecciones previas, las manos, etc. (Foto 9.12).

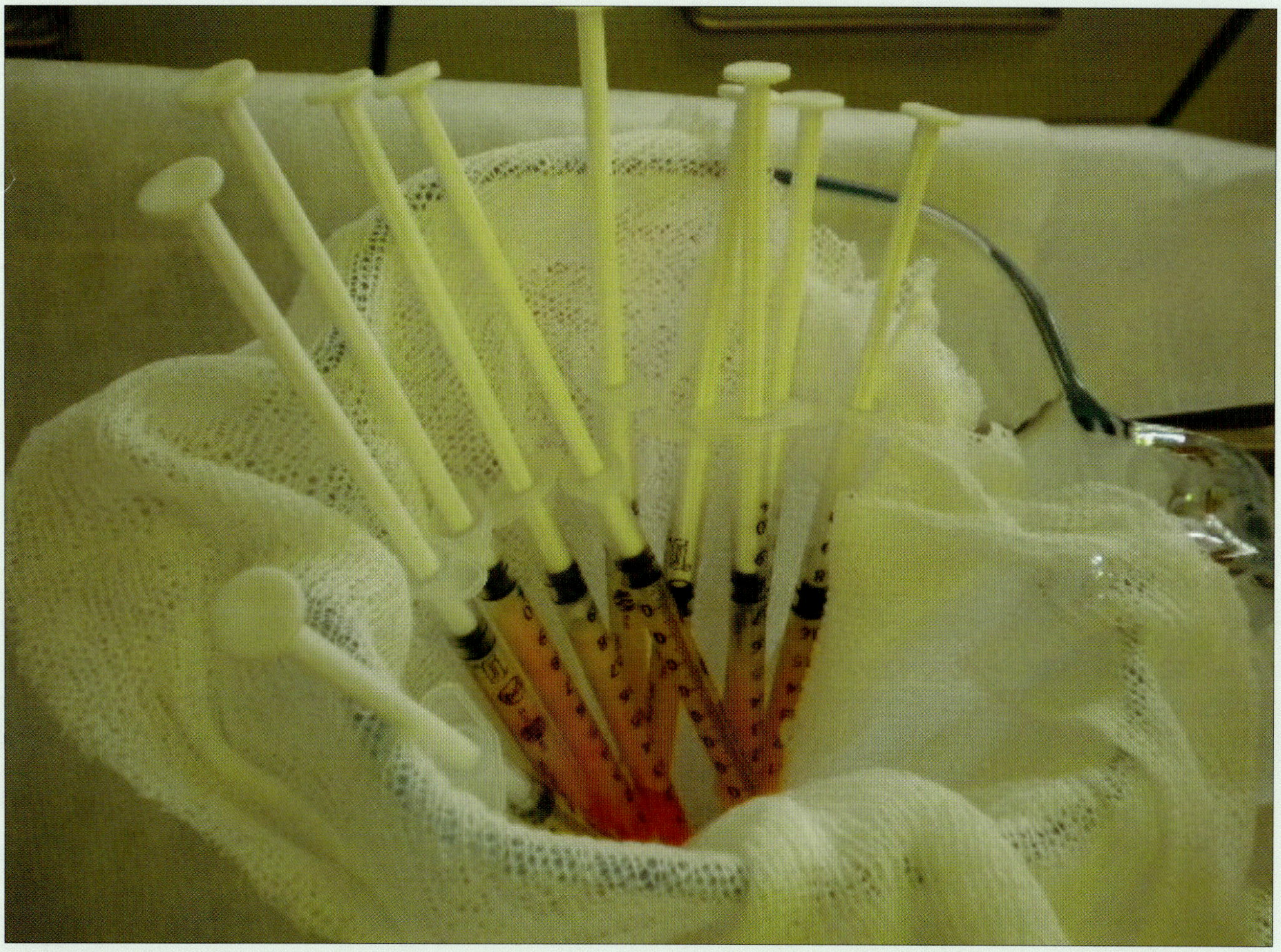

Foto 9.11 Decantación de grasa para lipotransferencia para mejorar el glúteo en su cuadrante superoexterno luego de la colocación de hilos.

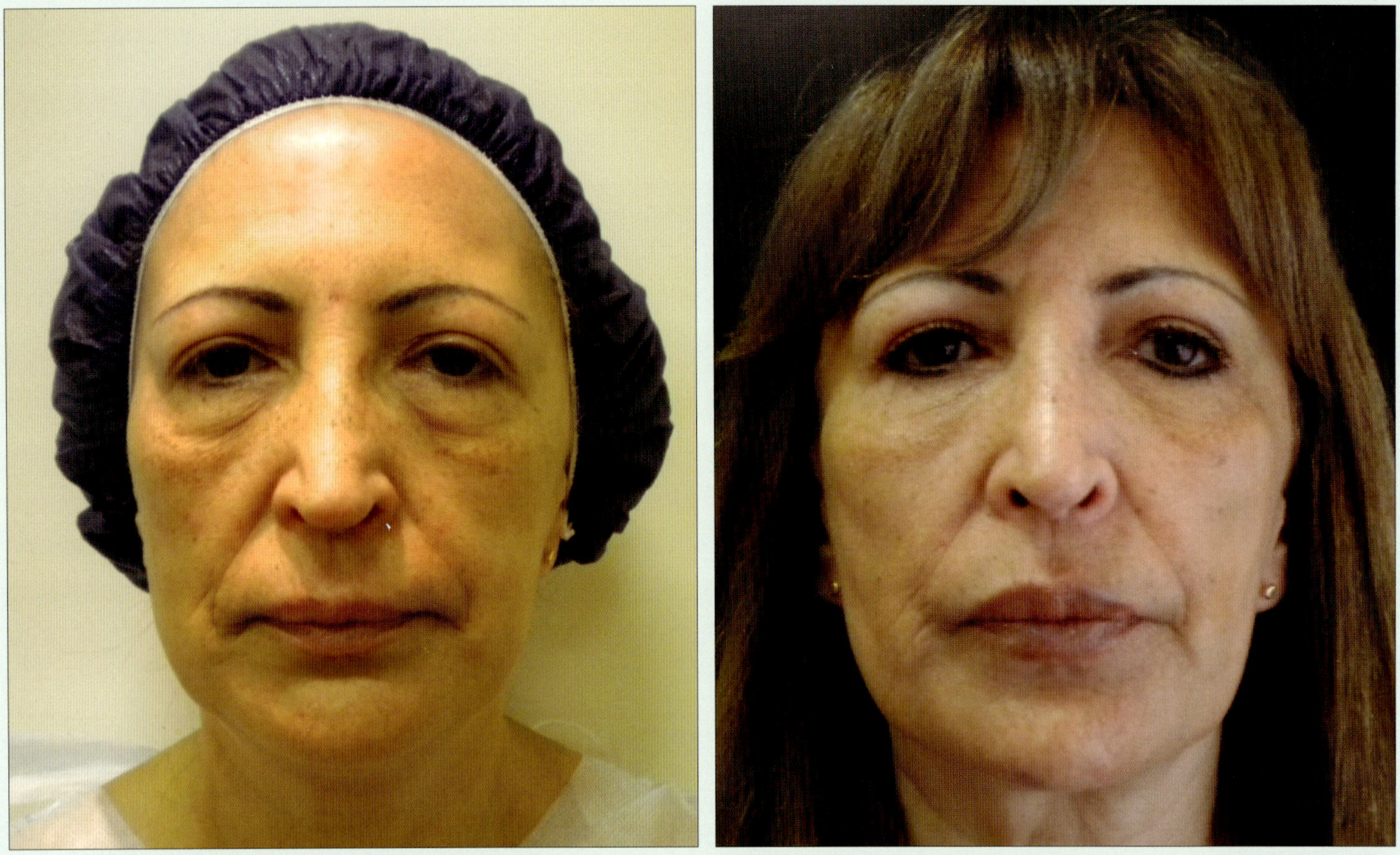

Foto 9.12 Hilos faciales más lipotransferencia en el rostro.

Inyecciones de ácido hialurónico

La cara se encuentra dividida en distintos compartimentos grasos, que con el proceso de envejecimiento van cambiando su volumen en forma independiente unos de otros. Como producto de esto, en esa etapa de la vida vemos zonas del rostro con algunas depresiones, lugares donde falta luz.

Por otra parte, en nuestro esqueleto facial, hay cambios sustanciales con la aparición de pérdida de hueso en determinados puntos anatómicos y la consiguiente pérdida de volumen. Por ello, los implantes faciales son un buen aliado para compensar esta falta de hueso e impedir esa pérdida de volumen. Ya hemos descrito los implantes de grasa autóloga.

El ácido hialurónico es un implante de biosíntesis reabsorbible, seguro, con una duración que puede variar entre 6 meses y 18 meses.

Sus inyecciones nos ayudan como complemento de la colocación de hilos para definir ángulos y contornos perdidos (Foto 9.13).

Muy interesante para agregar volumen en zonas previamente tratadas con hilos tensores con efecto *lifting*, como, por ejemplo, la zona malar.

Ideal para dar volumen a labios, como complemento de la técnica de corrección de arrugas peribucales con hilos lisos monofilamento.

Muy buen método para completar el tratamiento de las ojeras, una vez que hayamos implantado hilos cortos monofilamento.

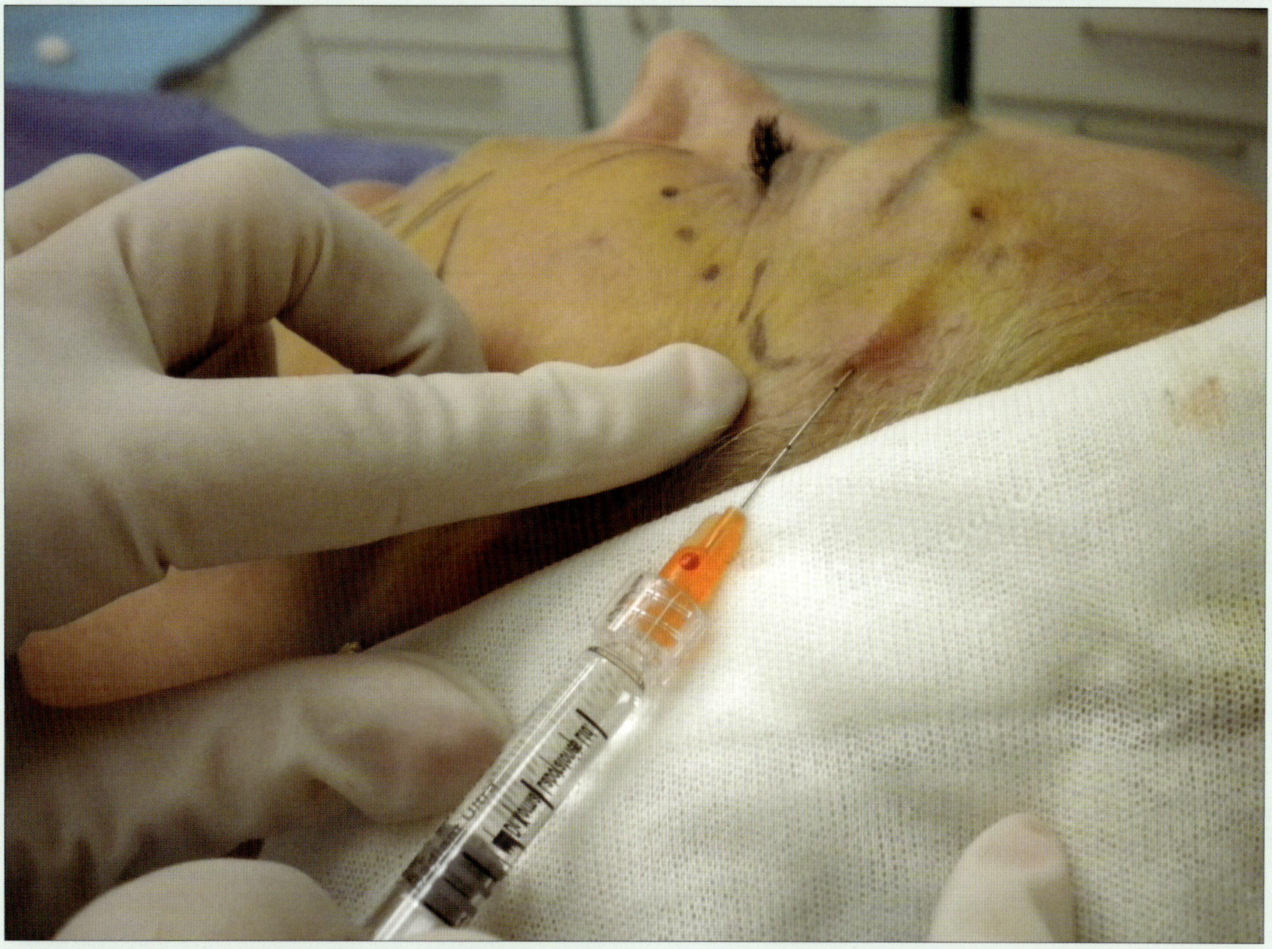

Foto 9.13 Técnica complementaria con ácido hialurónico para engrosamiento del área supraorbitaria.

Las inyecciones de ácido hialurónico también son muy utilizadas para combinarlas con hilos de rinoplastia (Fotos 9.14 y 9.15).

Peelings

La palabra *peeling* viene del verbo "*to peel*", del idioma inglés, cuyo significado es pelar.

De acuerdo con las capas de piel donde actúen podemos definir *peelings* superficiales, medios o profundos.

Los hay físicos y químicos, dentro de estos últimos podemos nombrar los de alfahidroxiácidos, como el ácido glicólico, mandélico, láctico, cítrico, etc.

También podemos decir que existen *peelings* despigmentantes y blanqueadores como el ácido kójico (*v*. Foto 9.4).

La solución de Jessner es un exfoliante superficial debido a su combinación de resorcinol, ácido salicílico y ácido láctico. Facilita el desprendimiento de los restos celulares de la capa córnea, lo que aporta una epidermis más suave, lisa y brillante. Se emplea en tratamientos despigmentantes, *antiage* y antiacné.

Todos los *peelings*, de acuerdo a las necesidades de la piel de cada paciente, son ideales para que el tratamiento con hilos tensores o lisos monofilamento pueda lucir aún más, ya que la piel se verá hidratada, transparente, sin manchas y, sobre todo, sana (Foto 9.16).

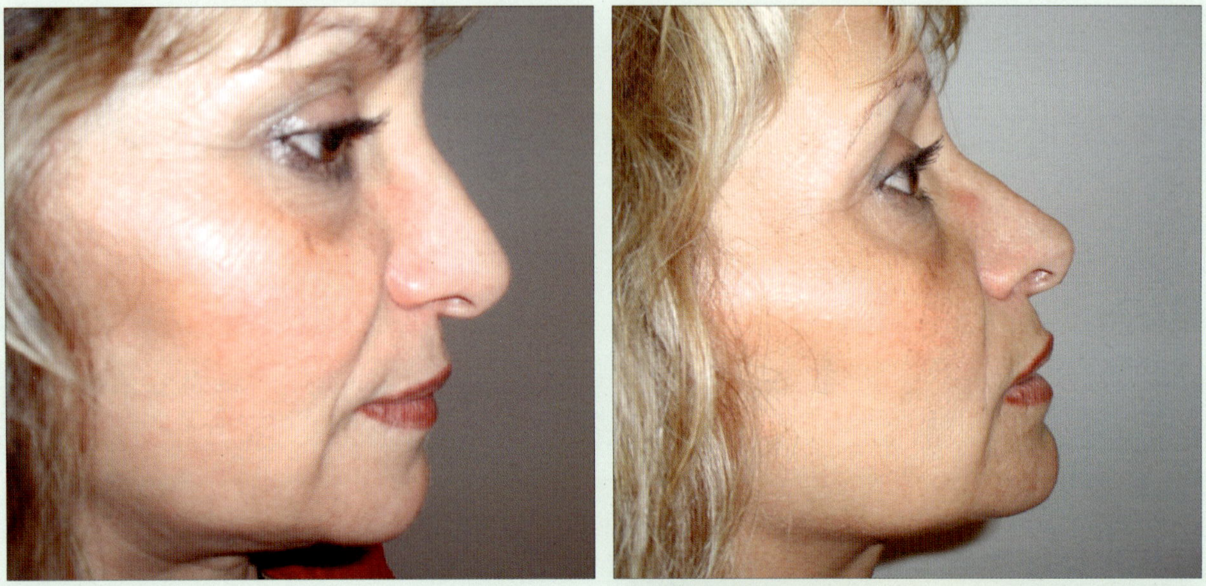

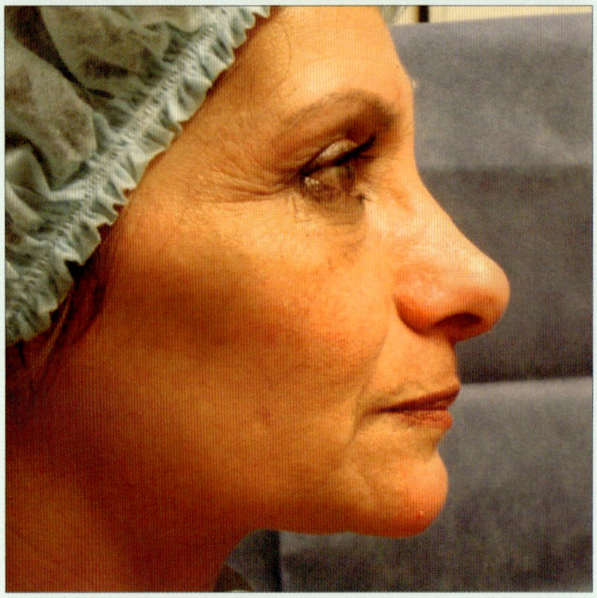

Foto 9.14 Bioplastia nasal como método complementario de los hilos en 1 año de evolución.

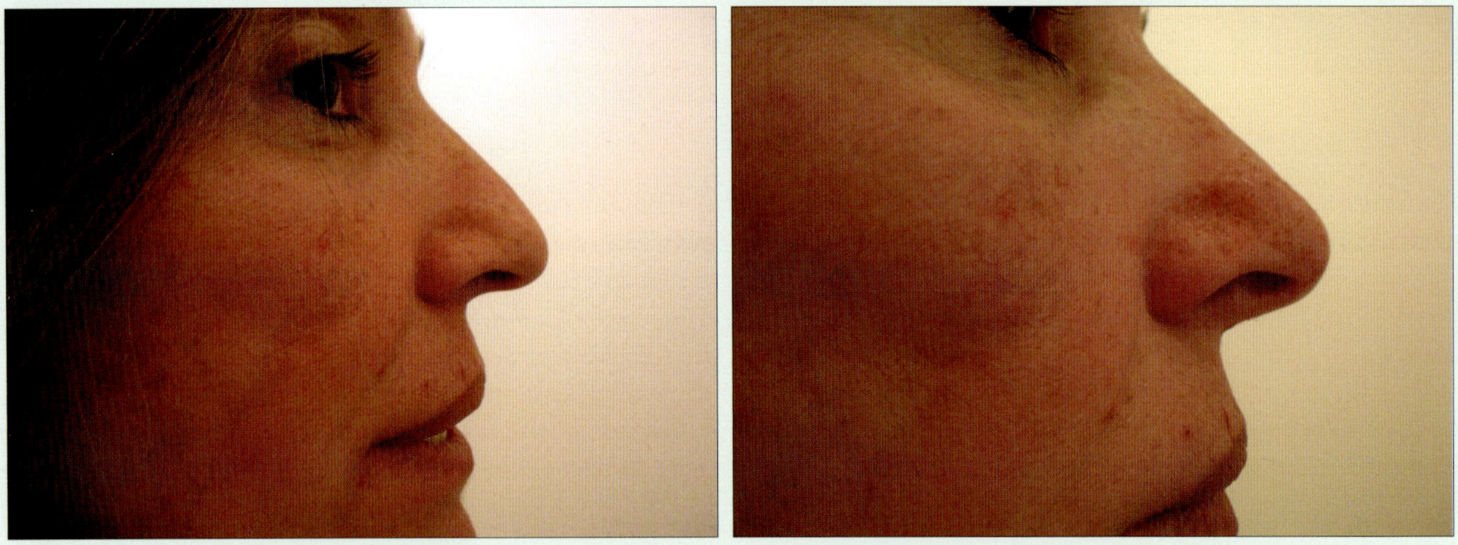

Foto 9.15 Luego de la colocación de hilos espiculados especiales para dorso nasal, es conveniente la aplicación de ácido hialurónico en la zona del puente nasal y la columela.

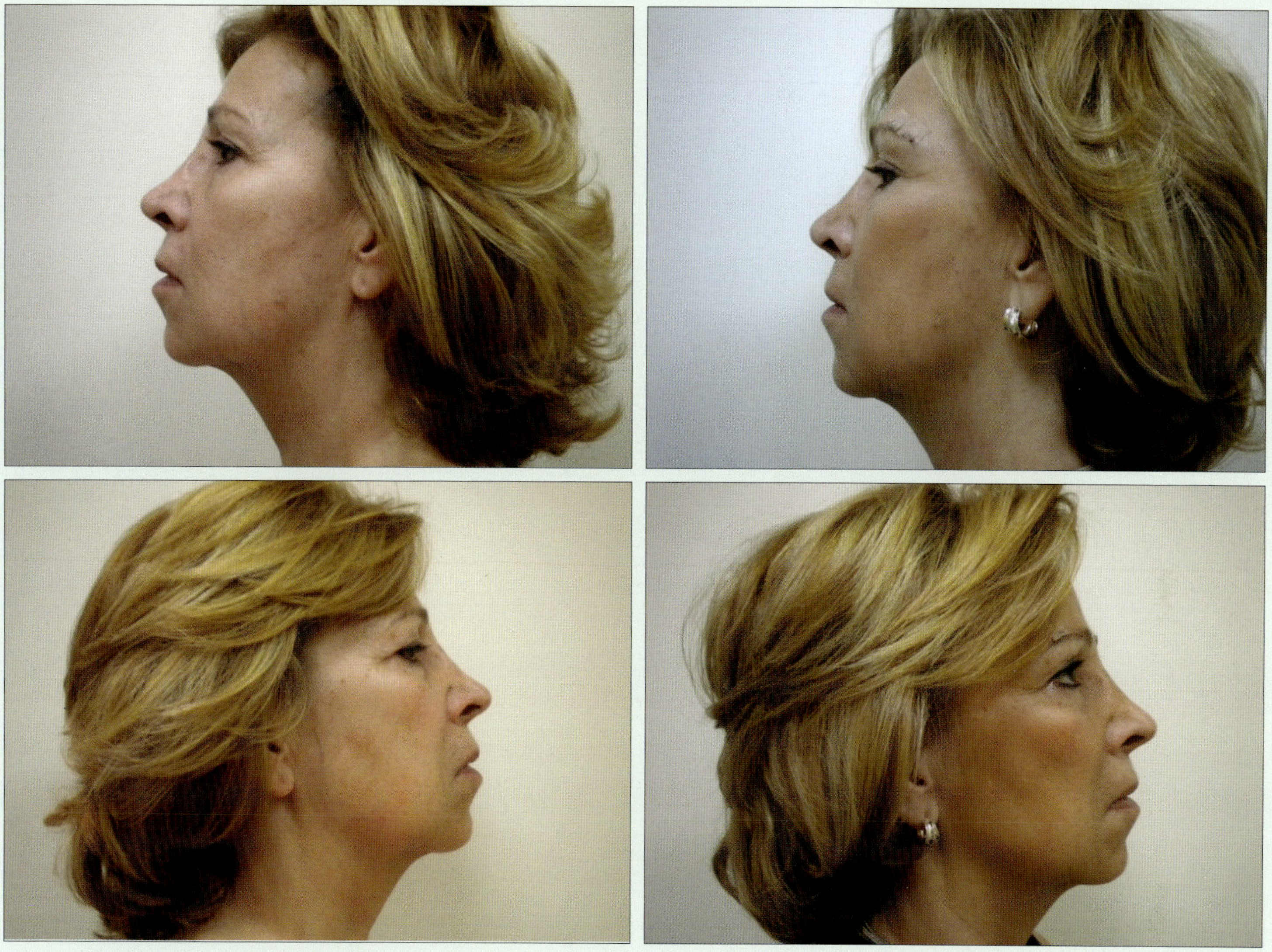

Foto 9.16 Implantes de ácido hialurónico luego de zetaplastia. Combinación con una secuencia de 5 sesiones de *peeling* con ácido mandélico.

Aparatología médica y cosmética

Otros tratamientos complementarios que podemos mencionar son aquellos realizados con aparatología: los láseres, la luz intensa pulsada (IPL) (Fotos 9.17 y 9.18). La radiofrecuencia fraccionada (Foto 9.19) y el ultrasonido focalizado de alta intensidad (HIFU), por ejemplo, son útiles para tratar el envejecimiento cutáneo.

El HIFU se usa en otras ramas de la medicina desde hace muchos años y en medicina estética se emplea para tratar el envejecimiento cutáneo. Por su intensidad, llega a todas las capas de la piel, las mejora y ayuda a trabajar sobre la flacidez.

También es importante aprender a combinar el tratamiento de hilos con los cuidados posteriores inmediatos que debemos tener en cuenta antes de que el paciente se retire. Ejemplo de esto es el soporte de Micropore® que realizamos luego de la gluteopexia con hilos (Foto 9.20).

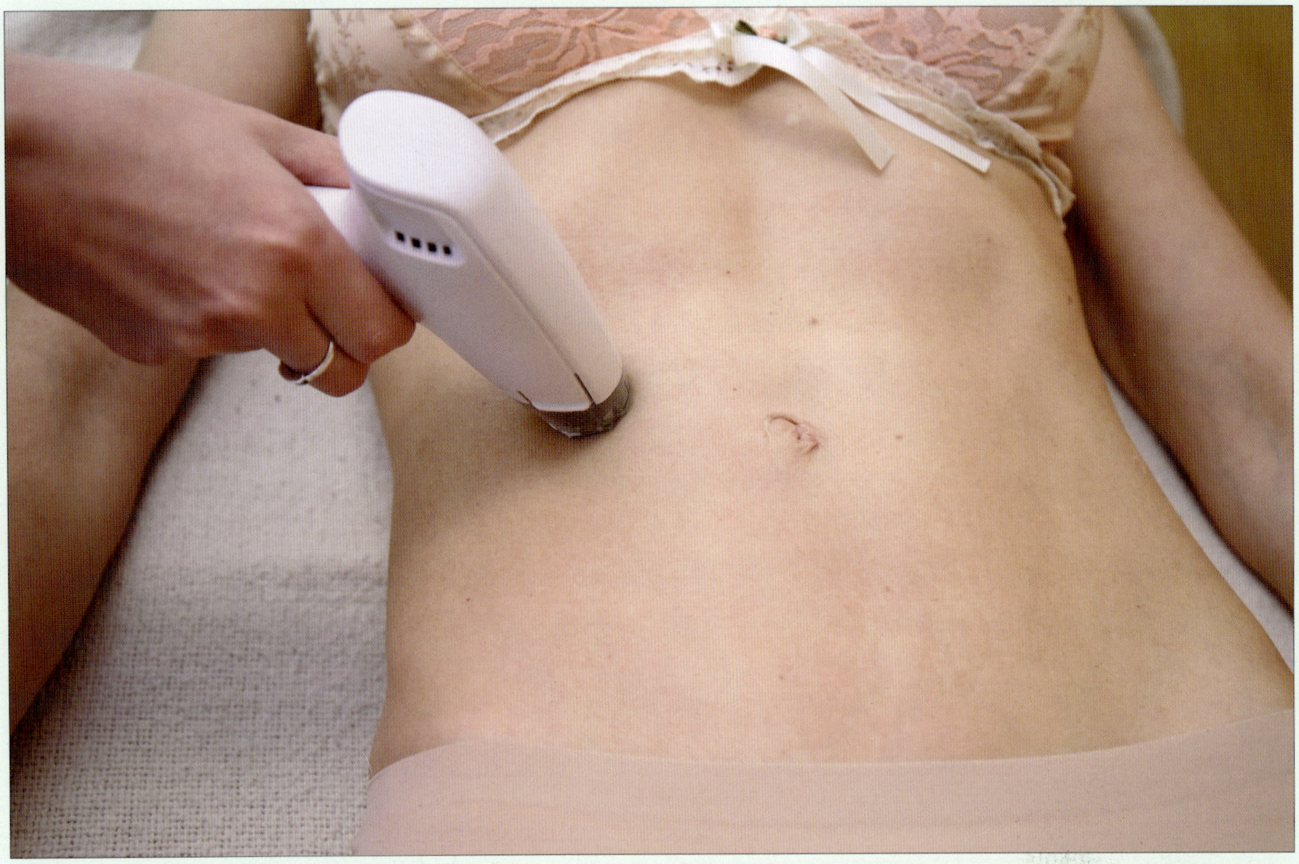

Foto 9.17 Radiofrecuencia fraccionada abdominal.

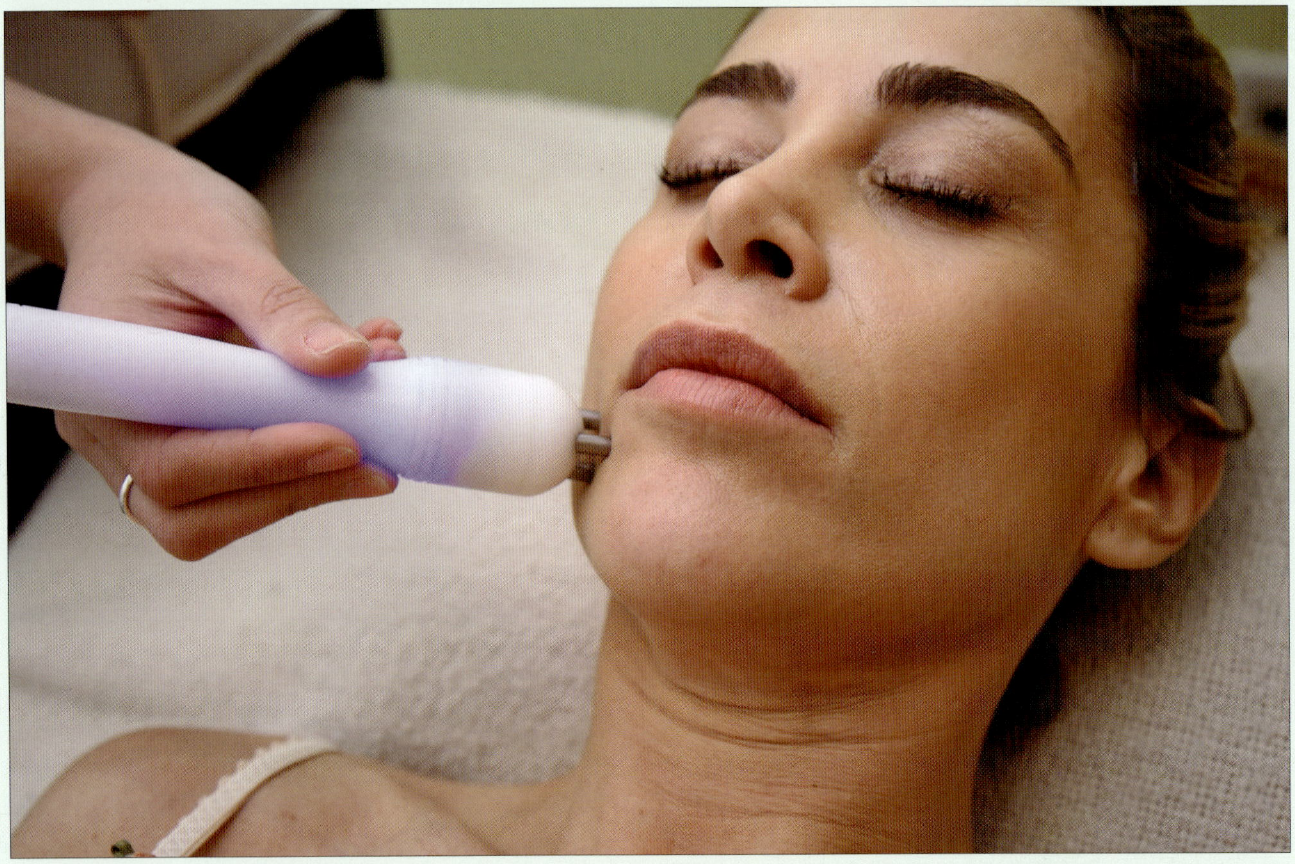

Foto 9.18 Láser diodo en zona facial.

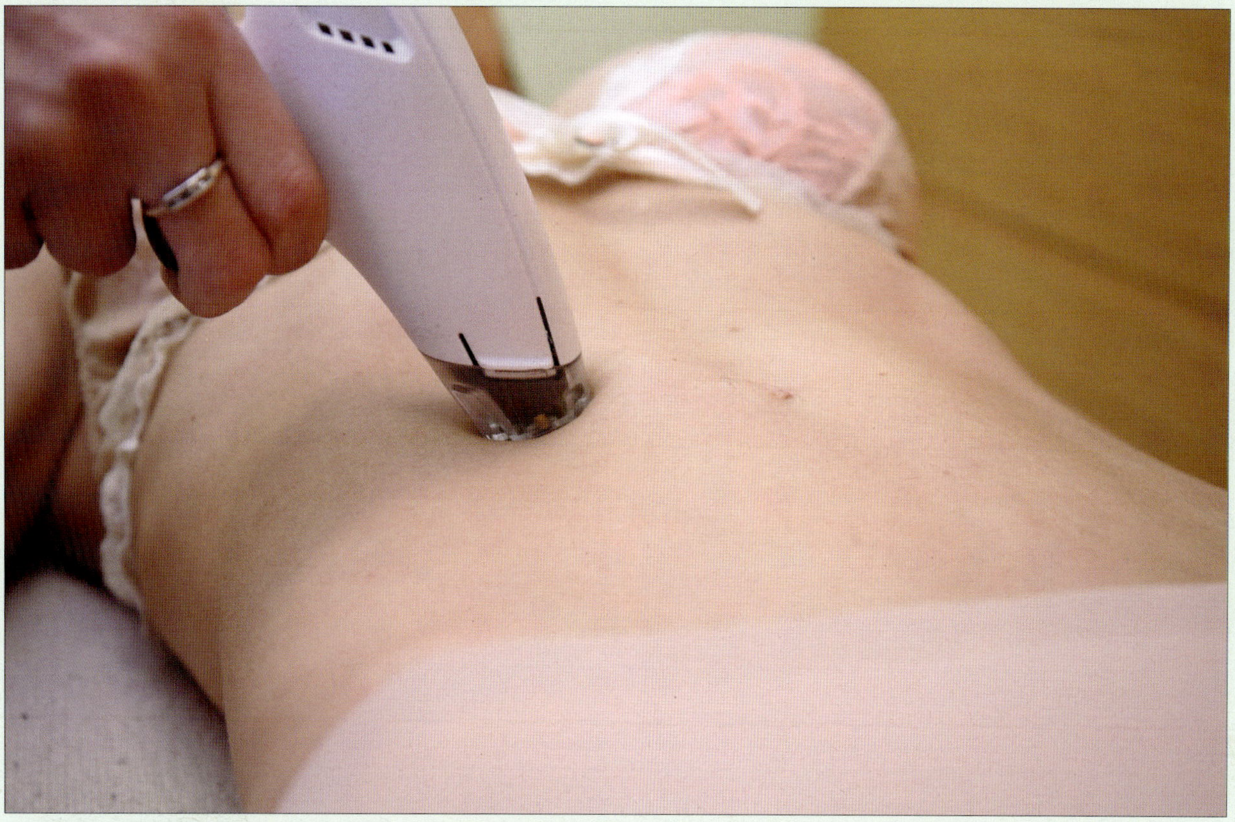

Foto 9.19 En el abdomen, se puede colocar la cantidad de hilos necesarios en distintos tiempos y en los intervalos, la radiofrecuencia fraccionada es una excelente opción para revitalizar los tejidos cutáneos.

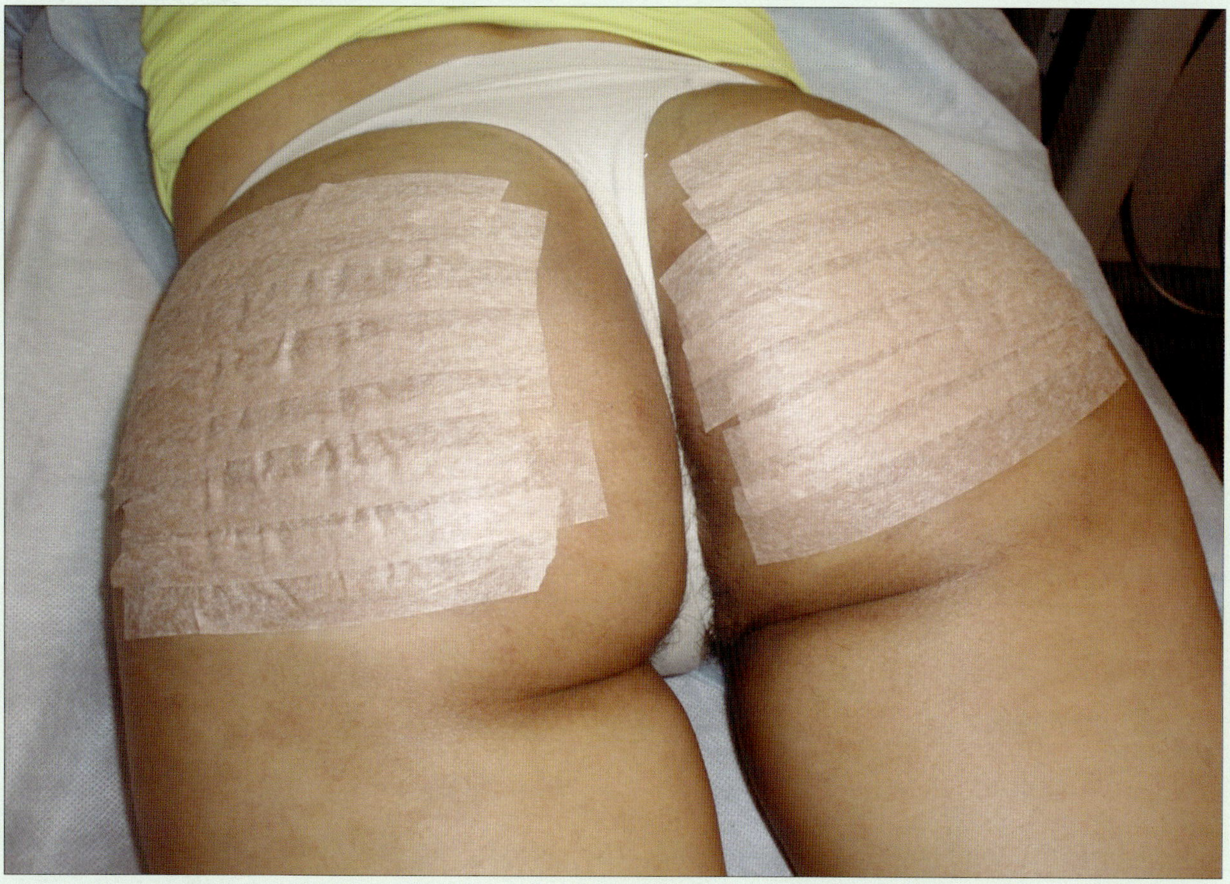

Foto 9.20 Soporte de Micropore® en ambos glúteos una vez finalizado el procedimiento de gluteopexia con hilos.

Presentación de casos

Antes

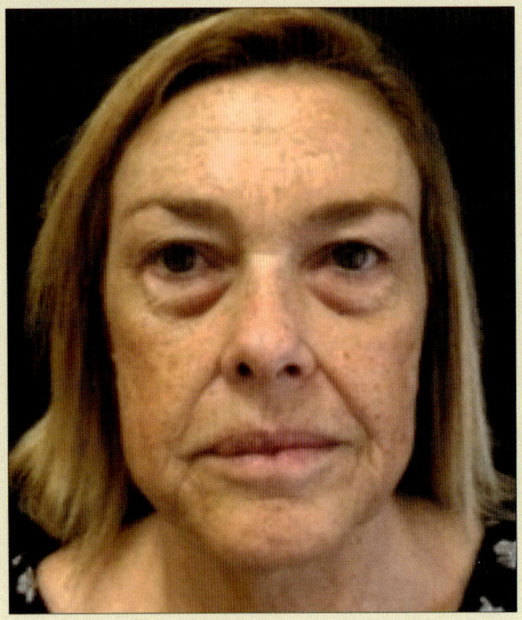

Después

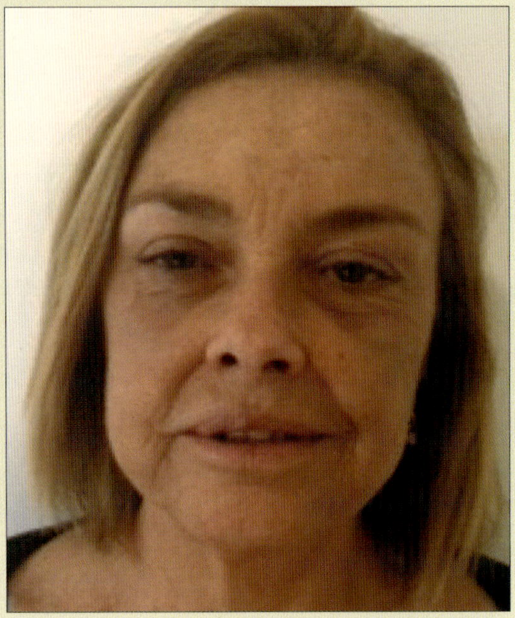

Hilos espiculados, mesoterapia y blefaroplastia.

Antes

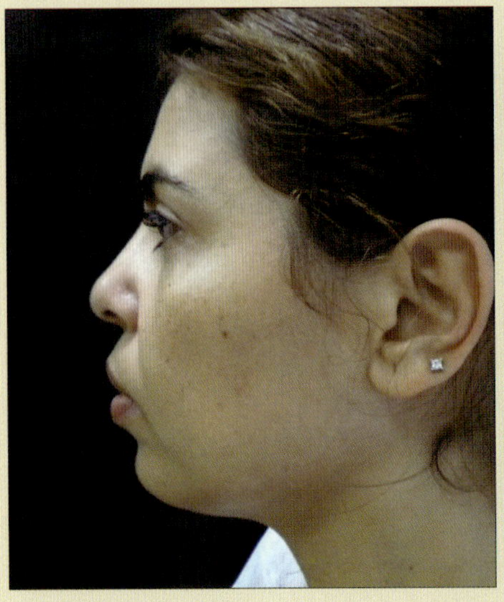

Dos meses después

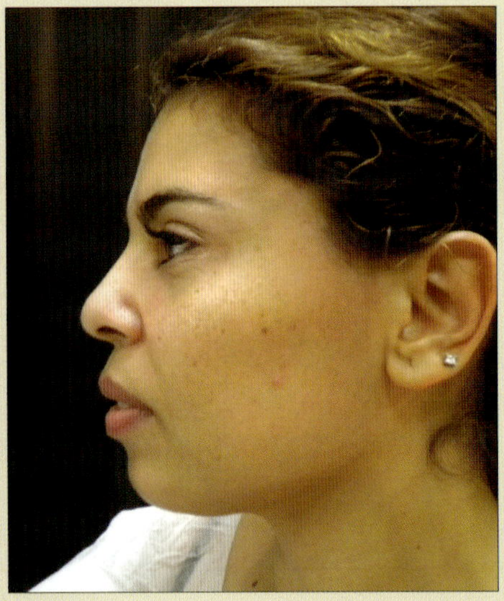

Un año después

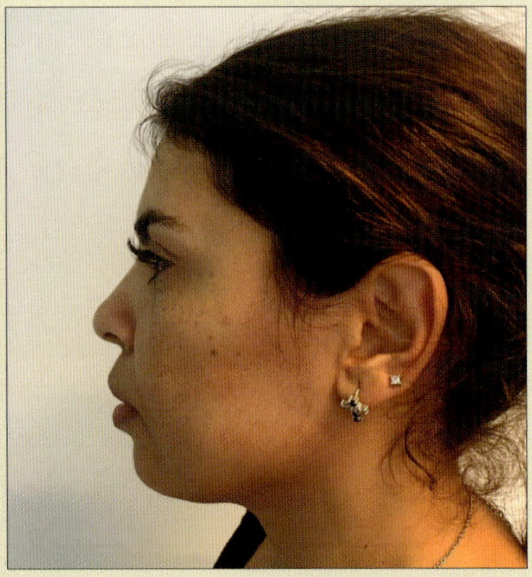

Paciente de 38 años con reposicionamiento Fiberlift® complementado con ácido hialurónico para definir ángulos y contornos.

Antes **Después**

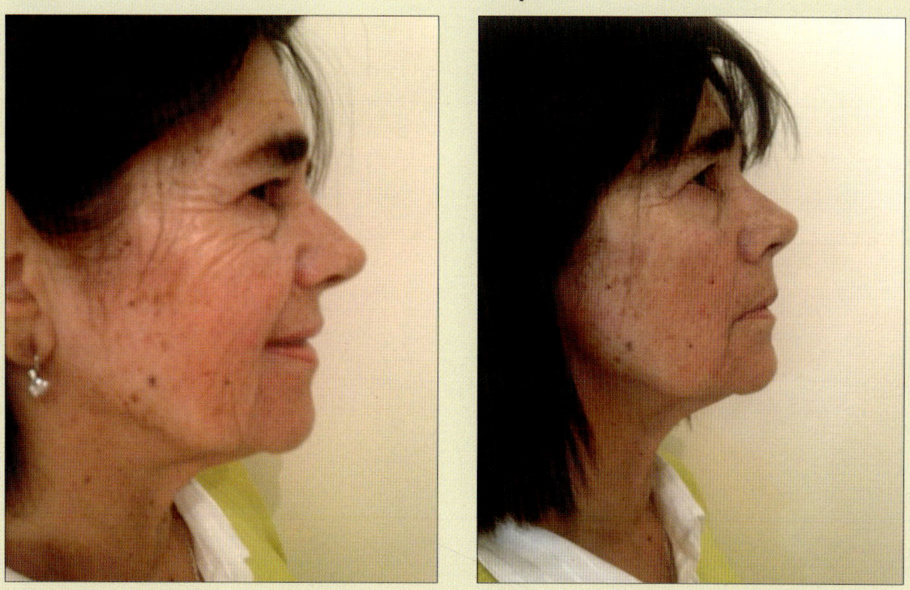

Fotoenvejecimiento importante que se trataó con hilos lisos de revitalización cutánea, dos hilos espiculados bidirccionales de cada lado en el tercio inferior y toxina botulínica en el tercio superior.

Antes **Después**

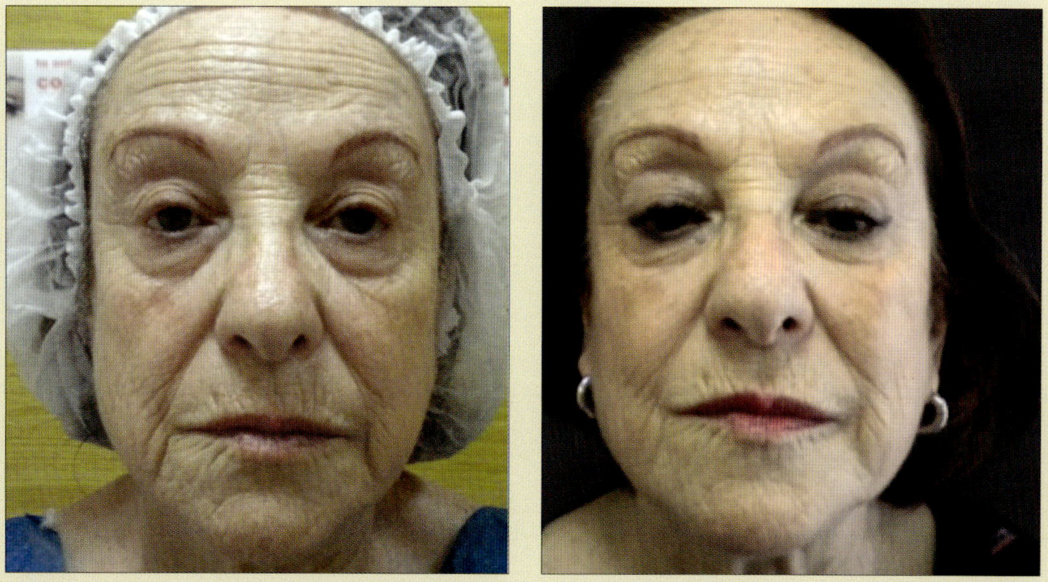

Paciente de 82 años a la que se le realizó tratamiento con distintos tipos de hilos y distintas colocaciones, por ejemplo, zetaplastia con hilos espiculados, "vela de barco" con hilos multidireccionales, etc. Además se inyectaron 50 unidades de toxina botulínica en el tercio superior y 1 mL de ácido hialurónico de 23 mg con cánula en forma radiada desde la línea capilar a la altura del hueso cigomático de ambos lados más 0,5 mL de ácido hialurónico de 18 mg entre las dos fascias de la zona temporal de cada lado.

Antes **Después**

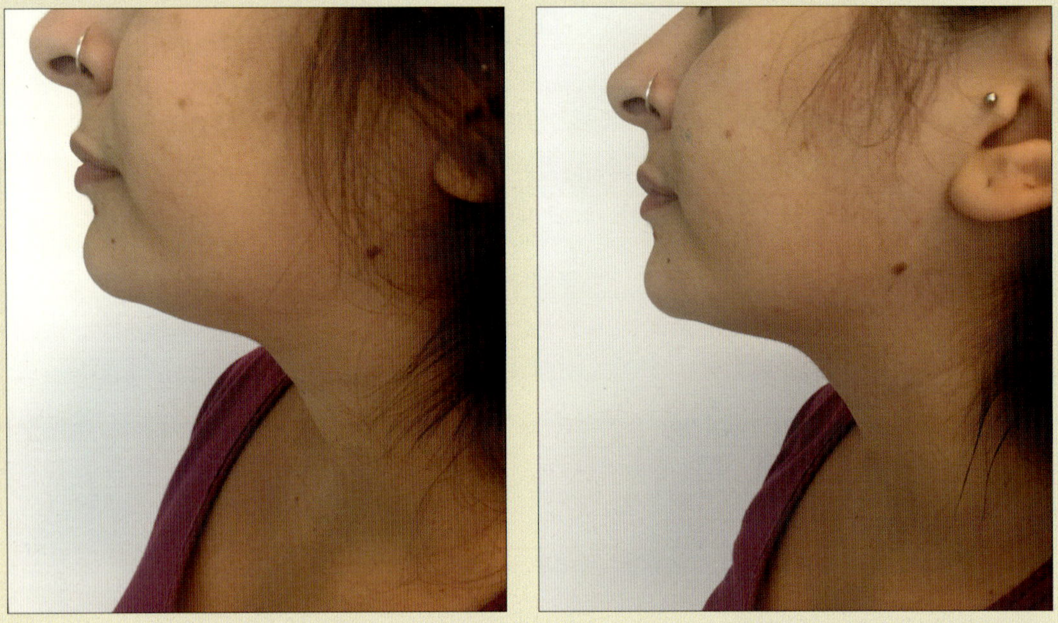

Paciente de 23 años con flacidez facial y doble mentón tratada con hilos lisos en forma de enmallado de cada lado y método HIFU para reducir el tejido adiposo de la papada.

Antes **Después**

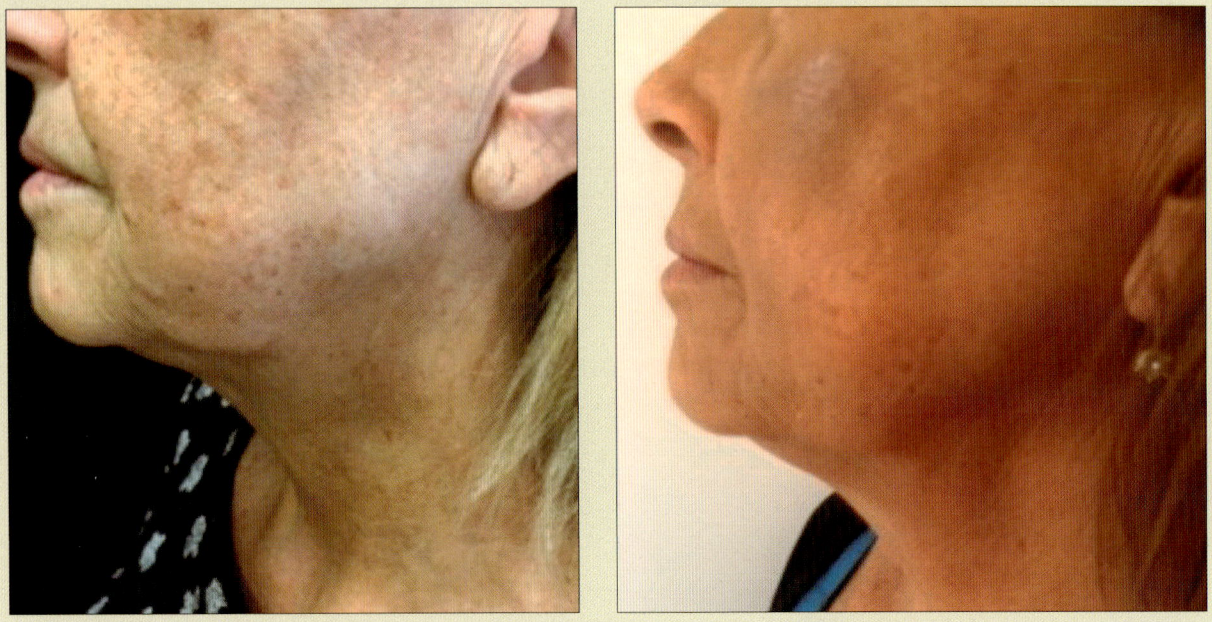

Tratamiento Fiberlift® en el tercio medio más luz intensa pulsada para quitar lentigos y mejorar el aspecto general de la piel.

Antes **Después**

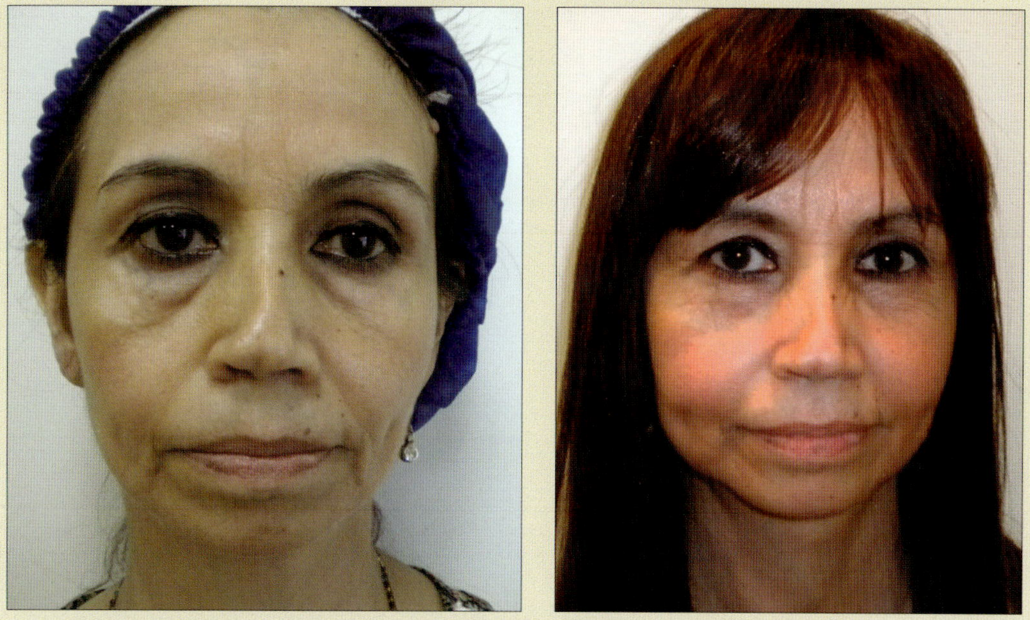

Hilos espiculado multidireccionales más lipotransferencia en el surco yugal.

10 Complicaciones en la aplicación de hilos

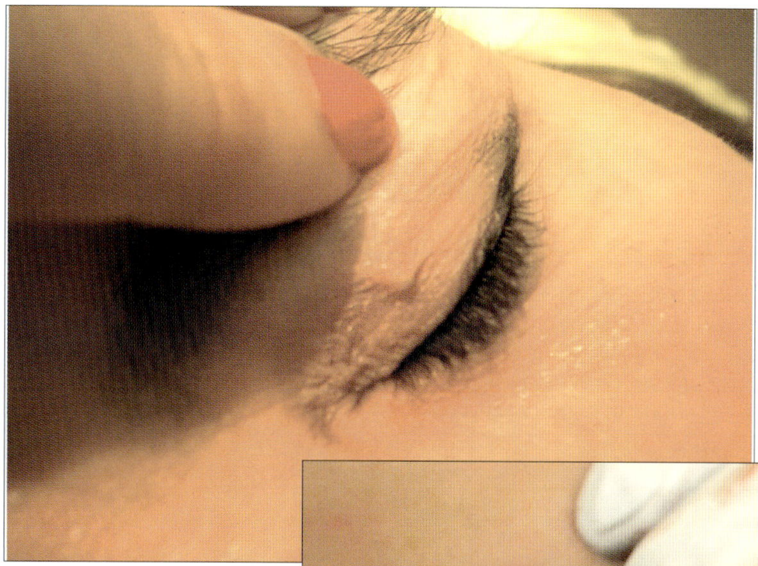

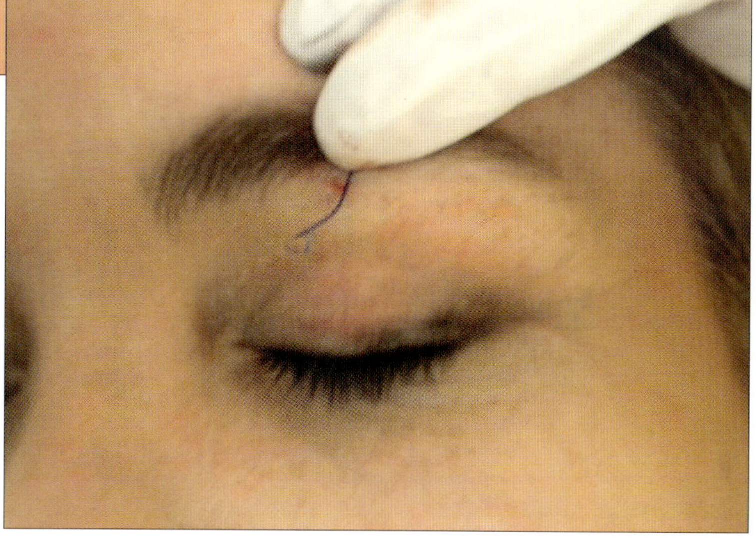

Las complicaciones que hemos visto a lo largo de casi veinte años practicando tratamientos mínimamente invasivos para el rejuvenecimiento facial y corporal con aplicación de hilos podemos afirmar que son escasas.

Ellas se deben a distintas causas.

Defectos de técnica

Con hilos lisos monofilamento

Como se muestra en la Foto 10.1:

- El hilo se superficializó en el extremo distal. No extruye, se ve solo al retraer la piel hacia atrás.
- El hilo está en la epidermis y se superficializó hasta exteriorizarse al pasar perpendicularmente a una arruga gruesa (Foto 10.2).

Debería haberse colocado en la dermis superficial o superior.

Con hilos espiculados

La complicación más común con cualquiera de los hilos espiculados (bidireccionales, multidireccionales, en 3D, etc.) es que un extremo del hilo quede por fuera de la piel o protruyendo a través de la epidermis sin tomar contacto con el exterior. Cuando se corta el hilo, se debe tener la precaución de retraer la piel con los dedos índice y medio de la mano izquierda apoyando y ejerciendo una leve presión con las ramas de la tijera para, luego, proceder al corte. De este modo la punta del hilo quedará escondida.

Cuando esto no se cumple, se verá una pequeña protuberancia en la piel que permitirá palpar la punta del hilo (Foto 10.3).

Para poder corregirlo nos valdremos de una aguja 30 G por medio con la que comenzaremos la tarea de "pelar" la piel o, si con esto no fuera suficiente, deberemos hacer una muy pequeña incisión con la punta de una hoja de bisturí número 11. Con una pinza mosquito, trataremos de exponer esa punta si aún no lo hizo por sí misma. A continuación, sosteniendo esa punta con la pinza deberemos comprobar si el hilo está anclado jalándolo suavemente. Si lo sentimos

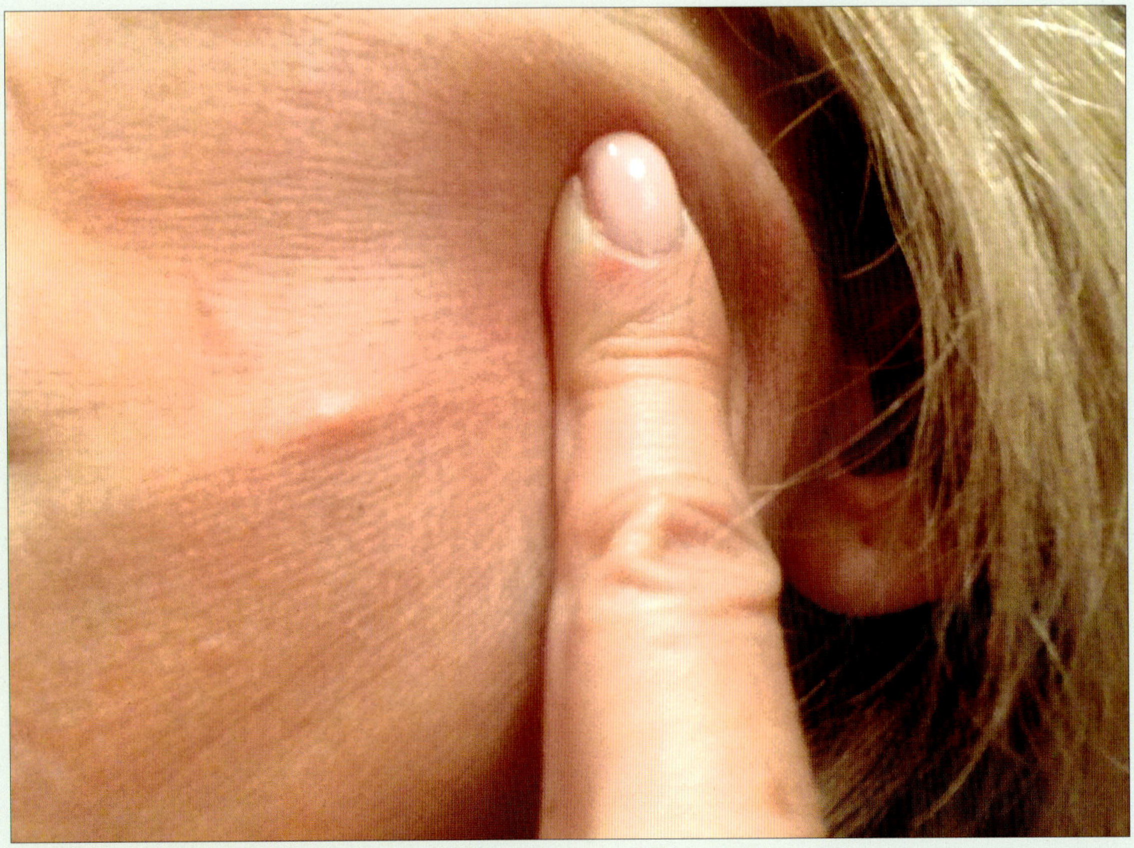

Foto 10.1 Una de las complicaciones más comunes con el uso de hilos lisos es la protrusión de la punta del hilo debido a la superficialización en el extremo distal. Habitualmente no trae complicaciones para el paciente, solo se ve cuando se retrae la piel hacia atrás.

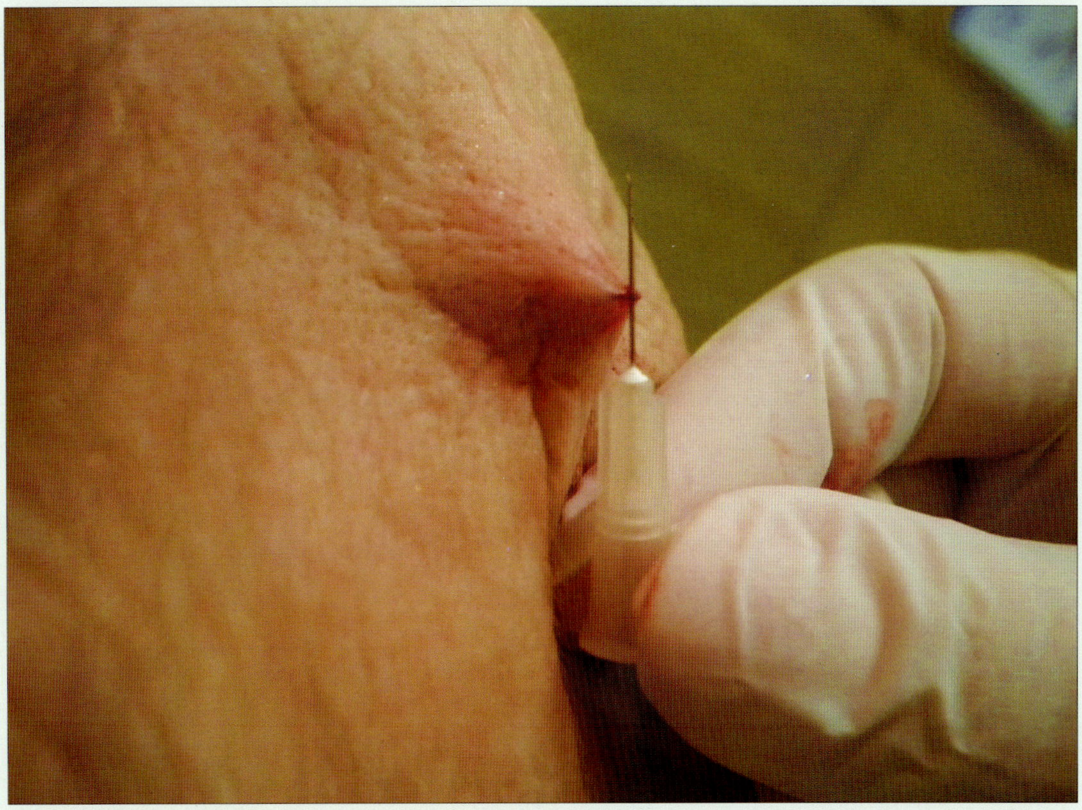

Foto 10.2 Esta complicación no muy común, está dada por el pasaje de la aguja sobre el lecho de la arruga. Al retirar la aguja se puede observar el hilo sobre la epidermis.

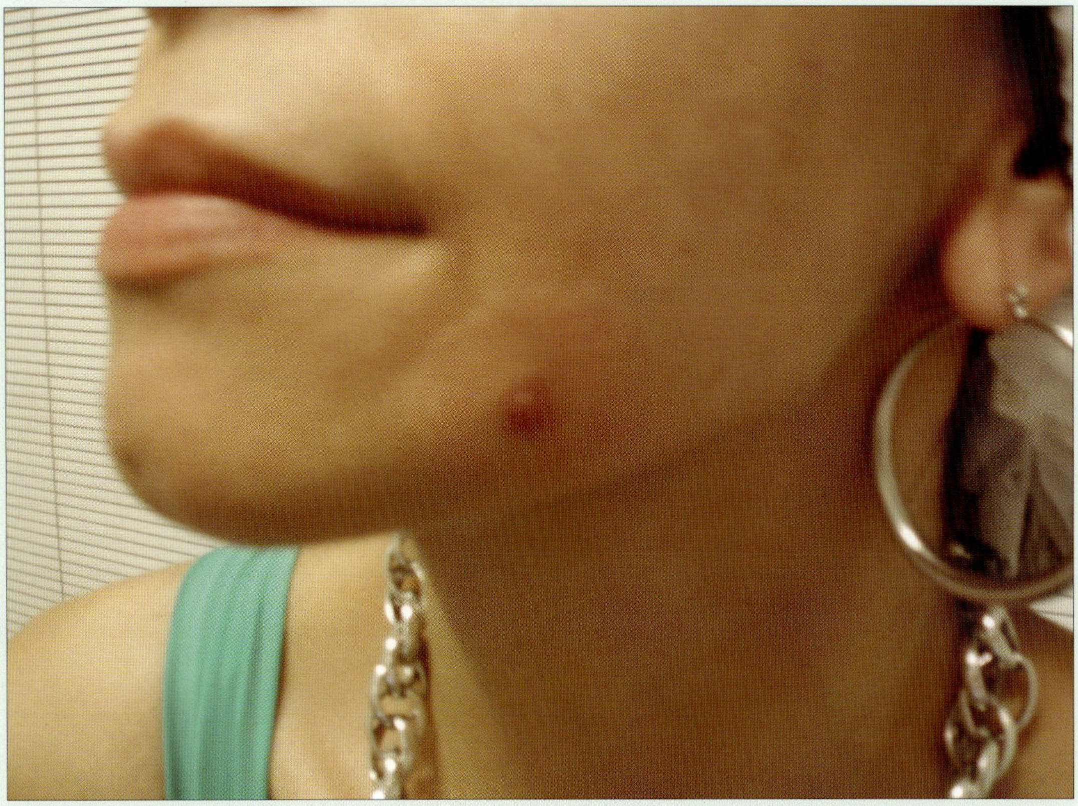

Foto 10.3 En esta paciente, se produjo la complicación vista en la Foto 10.1, pero ella acudió a varios centros buscando una solución y se le había dado diagnóstico erróneo de granuloma, que no se correspondía con la realidad. La solución fue la extracción del hilo tal como puede verse en la Foto 10.4.

firme es porque está ejerciendo su función tensora. De ser así, podremos dejar ese hilo colocado que seguirá su trabajo sin inconvenientes, ya que se encuentra en el plano adecuado, es decir, en el tejido celular subcutáneo.

Si, en cambio, sentimos que el hilo, al tomarlo con la pinza, está flojo o suelto, deberemos sacarlo porque evidentemente no está en el plano correcto que, como ya explicamos, es el tejido celular subcutáneo. Se esperará un tiempo prudencial de aproximadamente 1 o 2 semanas y podremos reemplazarlo por un hilo nuevo (Foto 10.4).

Si, en este último caso, no retiramos el hilo, este tratará de asomarse por su propia cuenta y el paciente manifestará, por algún tiempo, que ese hilo le "pincha" desde dentro. Hasta que finalmente salga solo pueden haber pasado semanas, meses o años si se trabaja con hilos no reabsorbibles.

Con hilos lisos y espiculados

Otra complicación muy rara es la migración del hilo. Esto lo hemos visto con cualquiera de ellos, ya sean lisos o espiculados en todas sus expresiones morfológicas y con todos los materiales de fabricación.

Esta complicación está muy relacionada con el plano de colocación que, al no ser correcto, el hilo se encuentra suelto y busca migrar para hacer el camino que llegará a la exposición espontánea (Fotos 10.5 y 10.6).

Algo similar puede ocurrir cuando la anestesia local se inyecta en todo el trayecto que seguirá el hilo. En este caso, lo que se forma es un espacio real ocupado por el líquido anestésico. El hilo, dentro de ese túnel hídrico, no tendrá forma de llegar a anclar sus espículas.

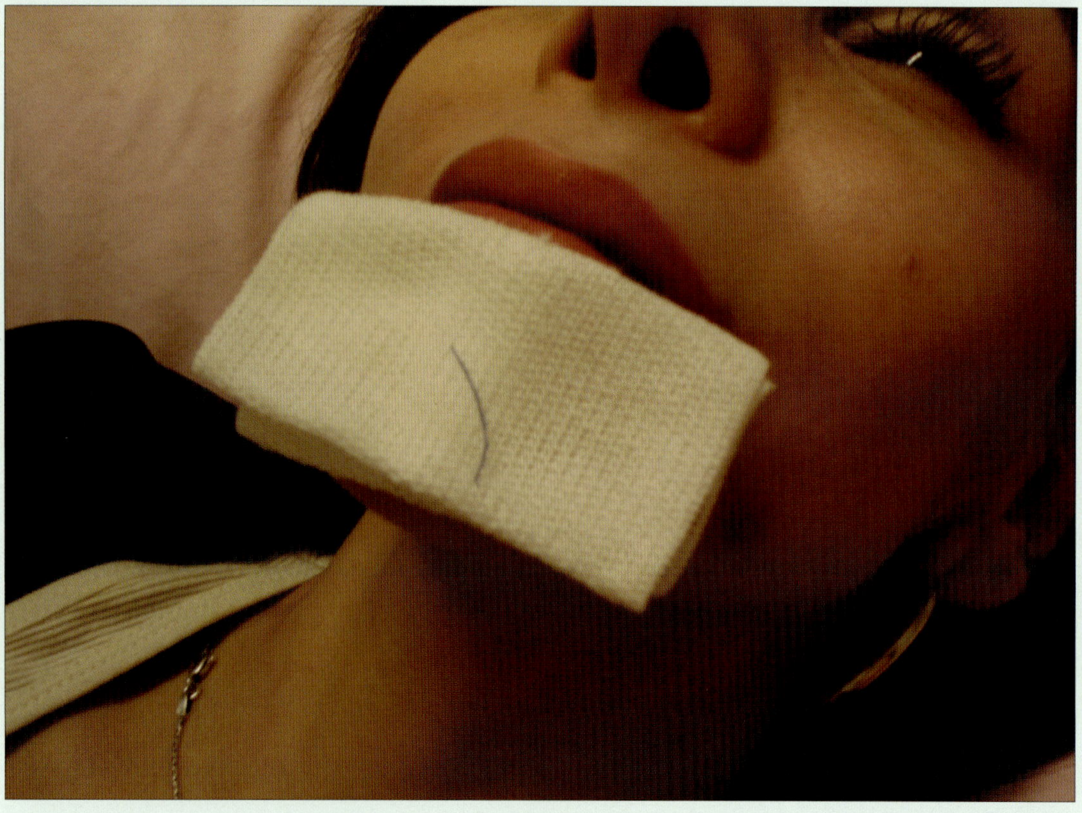

Foto 10.4 Extracción del hilo en la misma paciente de la Foto 10.3.

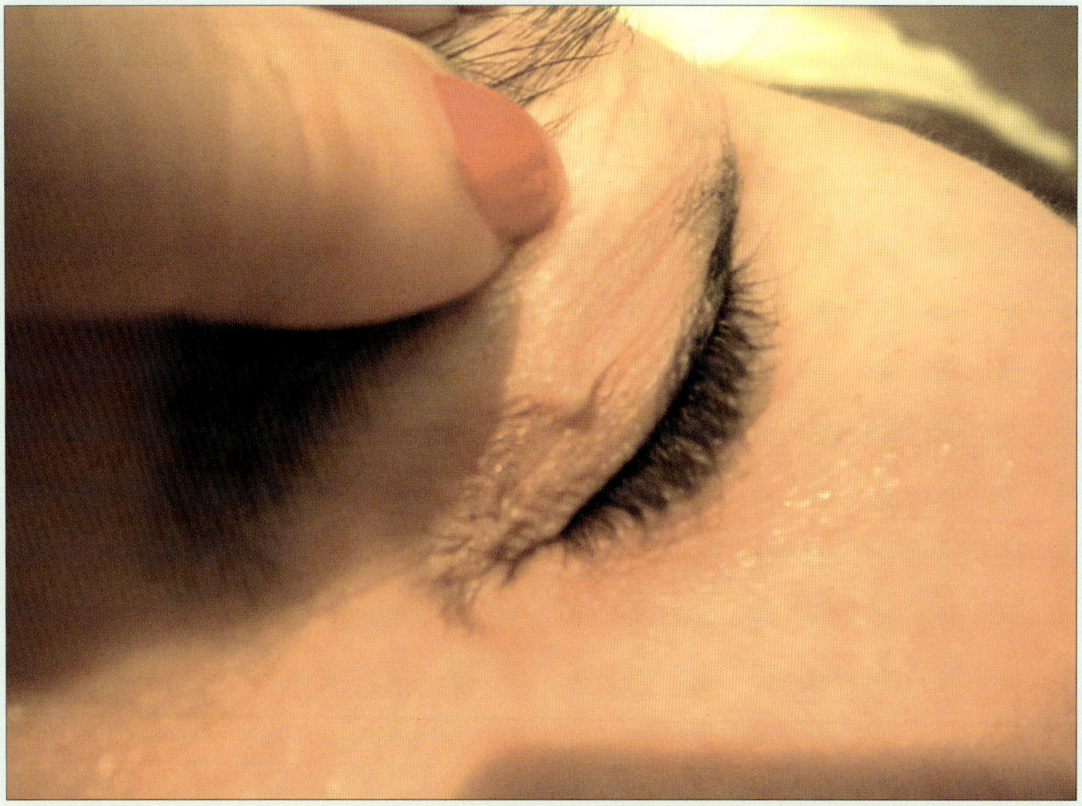

Foto 10.5 En este único caso, he visto la migración de un hilo liso en la zona del párpado superior habiendo sido colocado en el espesor de la ceja. Lo adjudico a un error en el plano de colocación.

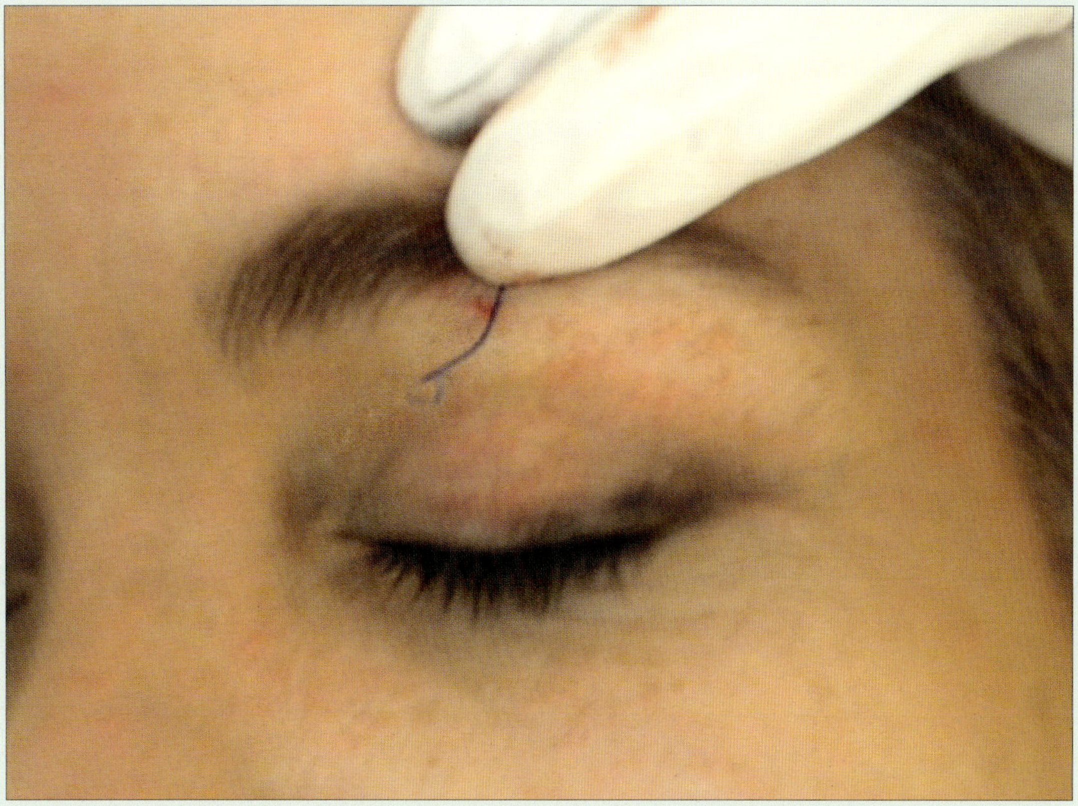

Foto 10.6 La migración del hilo liso referida en la Foto 10.9 se solucionó con una pequeña incisión con la punta de la hoja de bisturí n.° 11 en el punto proximal a la ceja. Desde ahí, con una pequeña divulsión, se logró enlazar el hilo con la ayuda de una aguja croché muy delicada.

Con hilos de anclaje

En pocas ocasiones, hemos visto extrusión del nudo del hilo de anclaje en el cuero cabelludo en la cresta temporal. La causa es una cantidad exagerada de nudos de sutura (Foto 10.7).

Esta complicación también la he visto alguna vez en la técnica de *lifting* de ceja, realizado con poliamida trenzada (Foto 10.8). No he tenido este problema cuando la técnica ha sido realizada con sutura búlgara de policaproamida trenzada, elástica, amarilla (Serdev Sutures®).

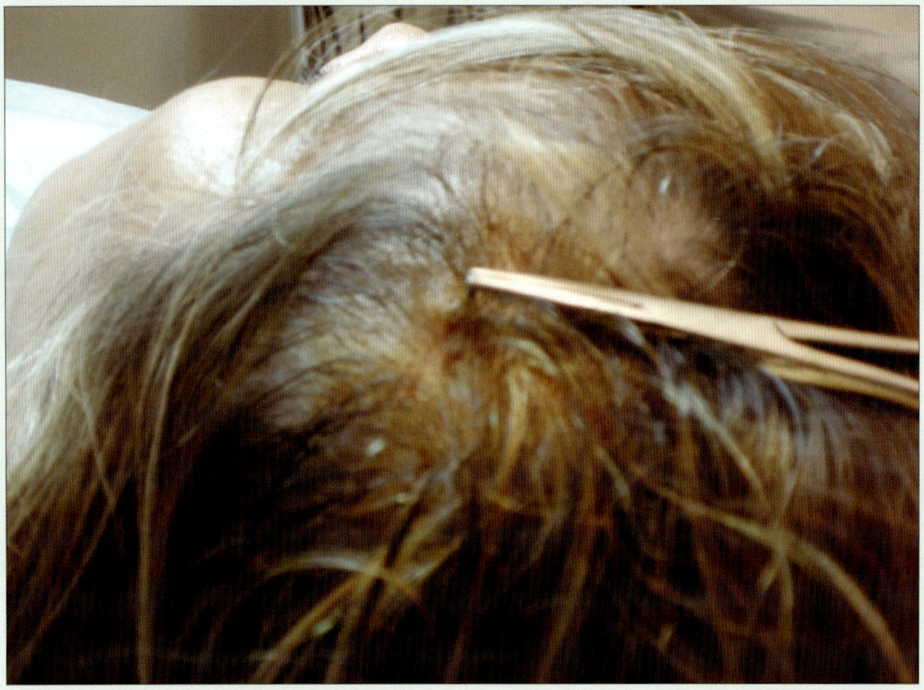

Foto 10.7 Extrusión del nudo del hilo de poliamida trenzada que se usó para realizar la técnica Fiberlift®. El problema se solucionó quitando el hilo. En estos casos se espera la cicatrización de los tejidos, aproximadamente 15 días y se vuelve a realizar el procedimiento, cuidando que el nudo quede escondido en el tejido celular subcutáneo.

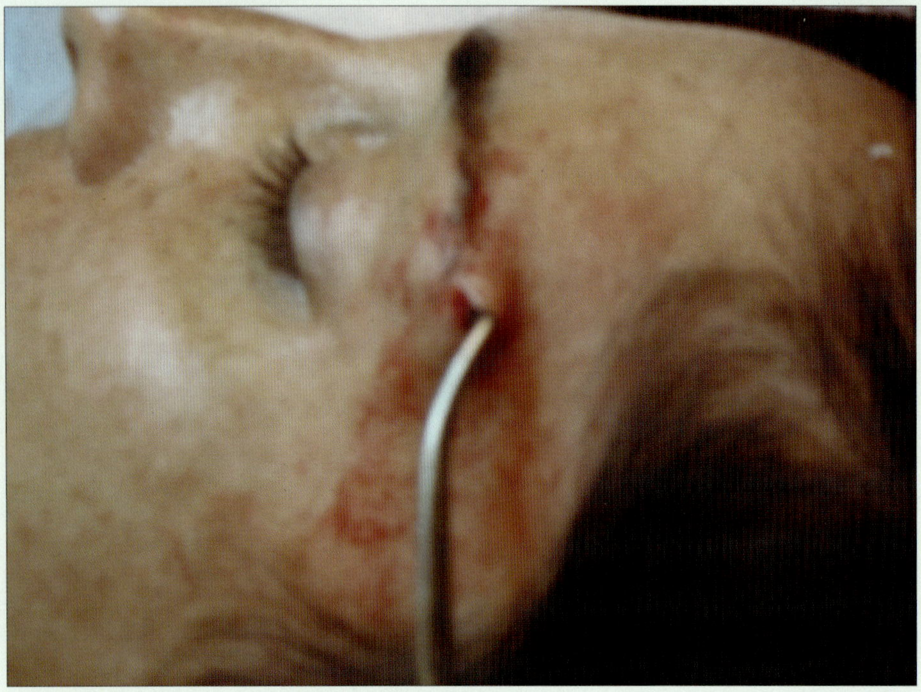

Foto 10.8 En un 1% de los casos, se observa protrusión del nudo del hilo de poliamida trenzada en la realización del *lifting* de cejas, habitualmente unilateral. Se soluciona retirando el hilo y procediendo como en el punto anterior.

Falta de cuidados domiciliarios

En dos casos, hemos visto úlceras de decúbito en la zona de la cresta temporal que fueron resueltas con tratamiento quirúrgico realizando *toilette* de la zona, losange y sutura. Ambas situaciones estuvieron relacionadas con falta de cuidado domiciliario de la zona tratada por no seguir las indicaciones que se le habían dado. Por ejemplo, en cuanto al lavado diario del cabello, secarlo con secador, pulverizar con yodopovidona el lugar del anclaje del hilo y no tocar la pequeña protuberancia que puede palparse en los primeros días sobre el cuero cabelludo (Fotos 10.9 y 10.10).

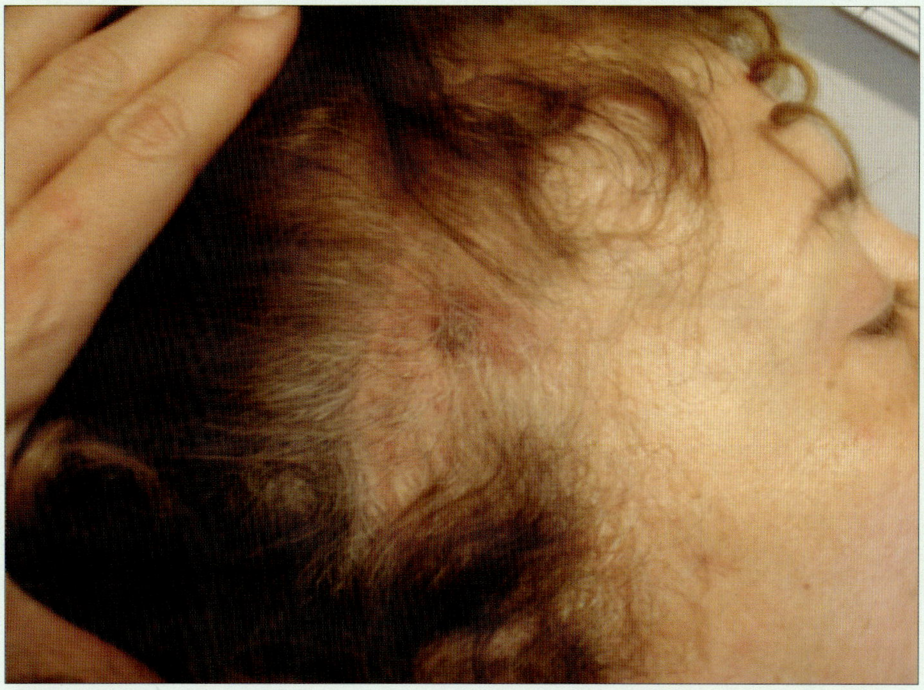

Foto 10.9 A lo largo de los años, hemos visto estas complicaciones como producto de la falta de higiene de la zona tratada y del rascado consecuente. Habitualmente, son pacientes que no hacen los controles médicos indicados en tiempo y forma, y llegan a la consulta cuando la úlcera de decúbito ya está presente.

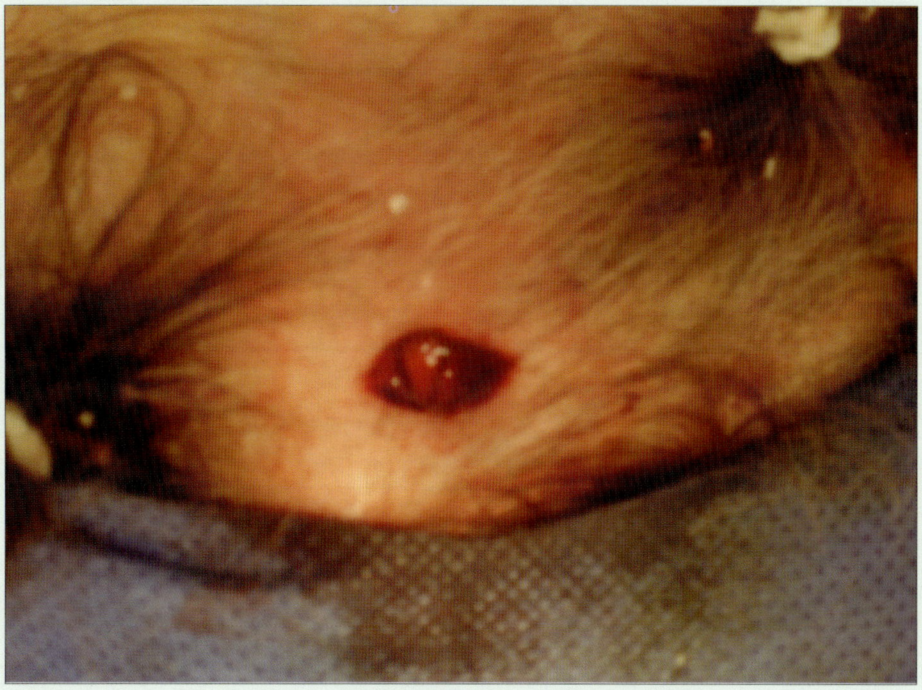

Foto 10.10 La resolución del caso anterior se consigue realizando una *losange* con el objetivo de encontrar el nudo, cortarlo y retirar el hilo. Se realiza una *toilette* de la zona y se sutura la piel con *nylon* 4.0. Se cubre al paciente con antibióticos por vía oral durante una semana y se evalúa en ese momento la conducta a seguir.

Factores inherentes al procedimiento

Hemos visto en algunos casos un ligero edema, dolor tolerable, hematomas, pliegues en la superficie de la piel, que siempre fueron de resolución espontánea al cabo de pocas semanas.

Defectos de los materiales

En todos estos años, hemos trabajado con distintos tipos de hilos que, generalmente, han sido satisfactorios. Sin embargo, hemos notado que algunos hilos de polidioxanona (PDO) pueden perder efecto aun antes de su fecha de caducidad y se ha comprobado que esto está relacionado con el proceso de esterilización que debe cumplir con normativas no solo de seguridad sanitaria, sino también con condiciones específicas de humedad ambiente dentro de las máquinas esterilizadoras. También es muy importante el lugar de almacenamiento de los hilos en los laboratorios. Deben guardarse siguiendo normas específicas de temperatura y humedad.

Otro factor que puede traer complicaciones es la calidad de las agujas que vienen con determinados hilos. En ellas notamos falta de firmeza y tendencia a doblarse. Esto es muy fácil de reconocer para el médico experimentado. En estos casos podemos ver mayor índice de edema y hematomas.

Otras complicaciones

Otros autores han encontrado hilos visibles, hematomas lineales en el trayecto de la aguja, depresiones en algún punto del recorrido del hilo, hipocorrección o hipercorrección, parestesias transitorias y en un mínimo número de casos notaron lesiones de vasos mayores, ramas del nervio facial, de glándula parótida, así como también casos de asimetrías, equimosis, eritemas, sangrado y necrosis del tejido adyacente a la implantación del hilo.

11 Los mejores consejos para un tratamiento exitoso

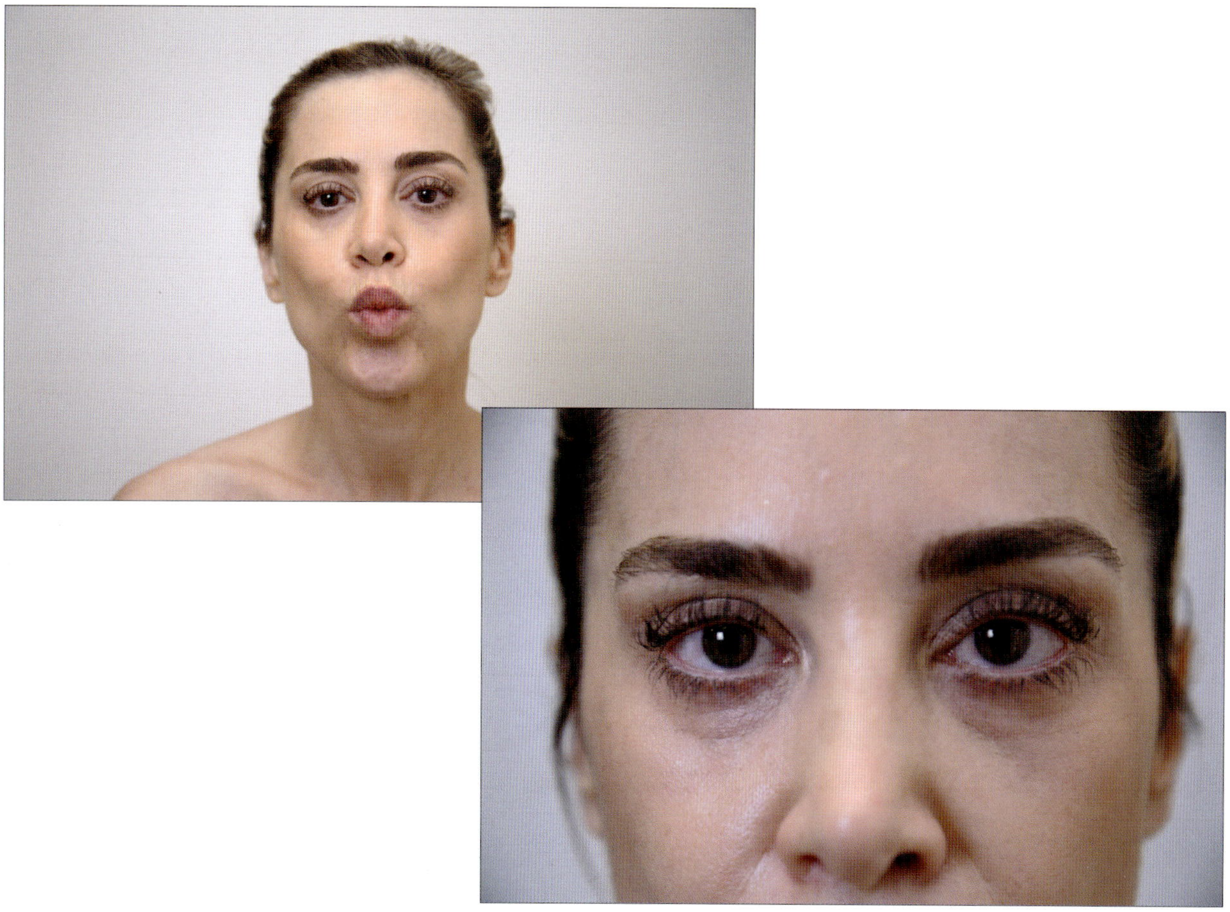

Interpretar el rostro de cada paciente (Foto 11.1)

Como ya hemos mencionado en varias oportunidades, no hay dos rostros iguales, individualicemos cada tratamiento.

Se debe observar con detenimiento cada cara en forma estática y dinámica (Foto 11.2).

Debemos ser objetivos con nuestro diagnóstico, no dejarnos llevar por la primera impresión o por lo que nos pide el paciente.

Es fundamental prestar atención a los tres tercios de la cara y estudiar sus proporciones (Foto 11.3).

La primera entrevista es un buen momento para ir evaluando el rostro mientras conversamos. Los gestos nos aportarán detalles importantes. En esta ocasión, tendremos la oportunidad de imaginar qué tratamientos haríamos en ese rostro (Foto 11.4).

Realizar un diagnóstico adecuado de cada situación

Poniendo en práctica el primer concepto mencionado en la sección anterior, podremos evaluar correctamente el grado de ptosis facial o laxitud corporal, la deshidratación de la piel, las arrugas, el estado del cuello, la ptosis de la punta nasal, la flacidez en piernas y brazos, etc. (Foto 11.5).

Todos ellos son puntos claves para poder diagnosticar adecuadamente y, luego, abordar el tratamiento justo.

Si la consulta es sobre un tema corporal, no debe dejarse de evaluar al paciente sin ropas, de pie, de frente y de espaldas; solo de esta manera se descubrirán asimetrías. Se deben observar la columna vertebral y los pies. Algunos pacientes se podrán sentir mal cuando hagamos una observación clínica de alguno de estos aspectos ya que, en general, consideran que solo acuden

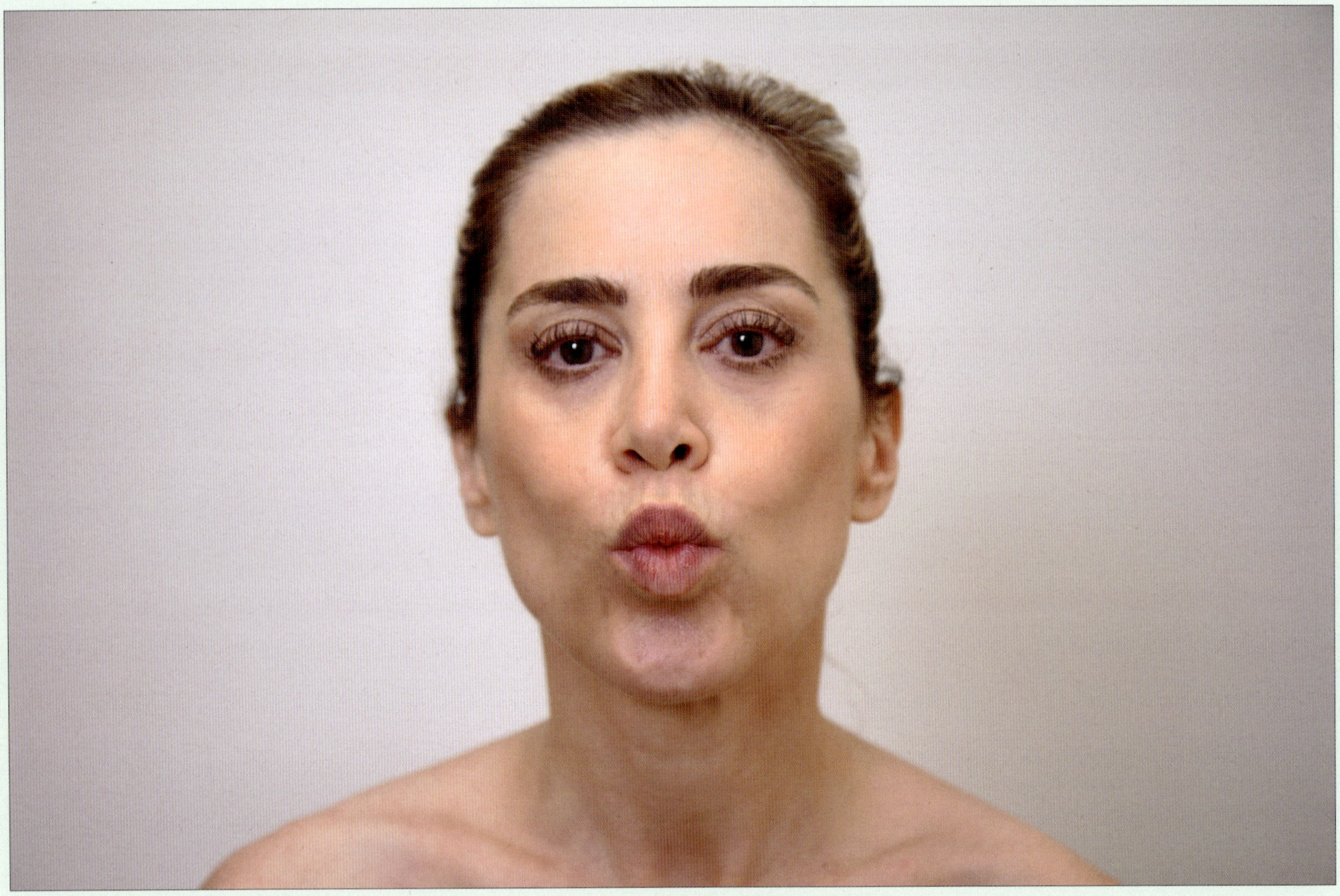

Foto 11.1 Observación dinámica del rostro.

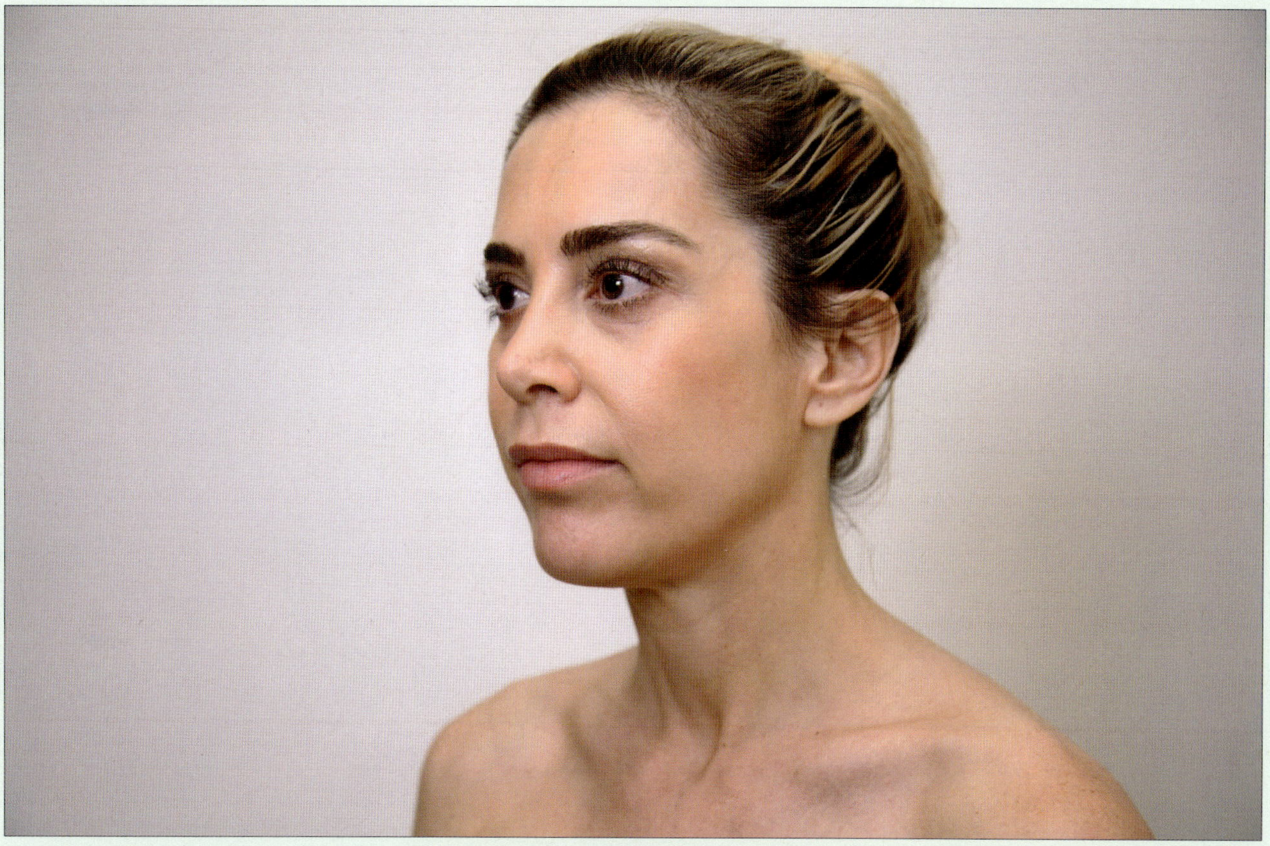

Foto 11.2 Personalizar e individualizar el tratamiento.

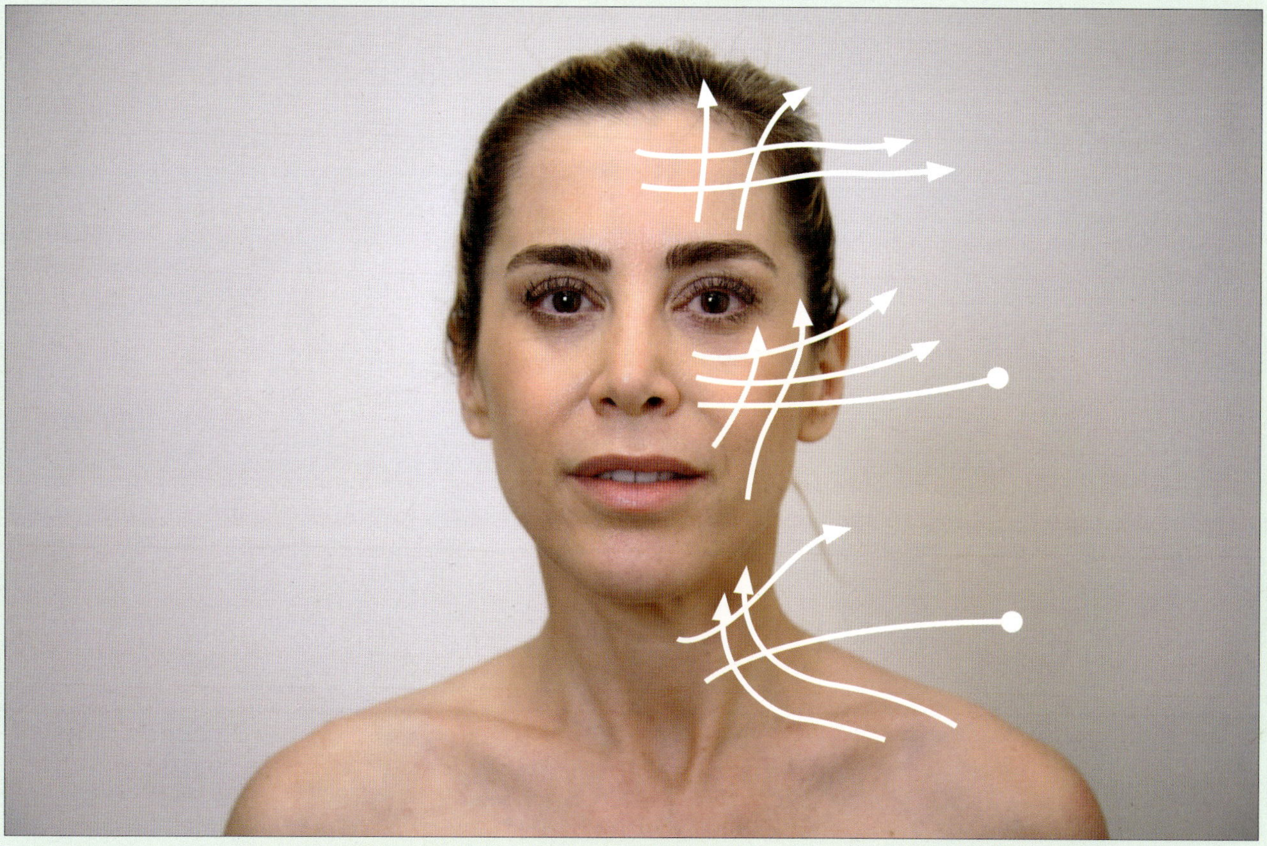

Foto 11.3 Pensar e imaginar el tratamiento en tres dimensiones.

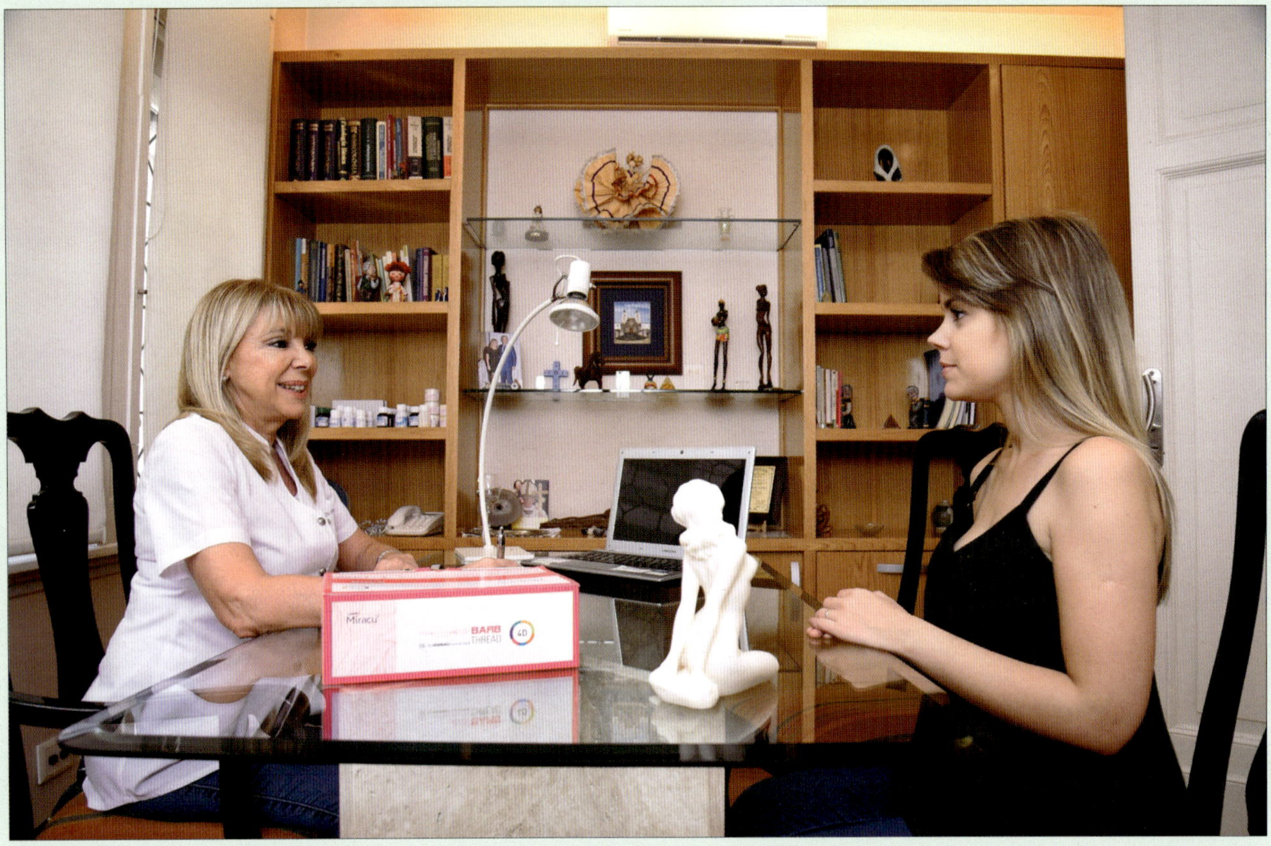

Foto 11.4 La primera consulta debe aprovecharse para estudiar, personalizar e individualizar el rostro de cada paciente en forma estática, dinámica y textual. Esto nos proveerá de una exquisita información que será utilizada a futuro en beneficio de nuestro paciente.

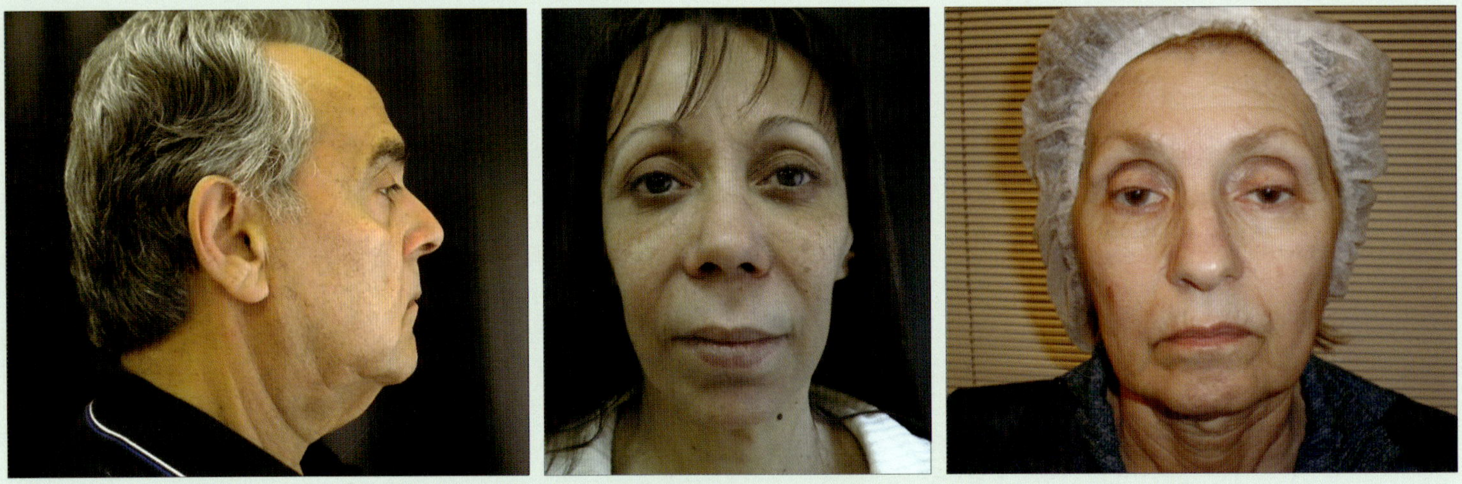

Foto 11.5 Deberá observarse el grado de ptosis que presenta cada paciente.

a nuestra consulta para el tratamiento de embellecimiento. Sin embargo, es responsabilidad nuestra transmitir que antes que especialistas somos médicos y antes que nada debemos cuidar la salud de nuestros pacientes (Foto 11.6).

Conocer los distintos tipos de hilos que existen

Es muy importante saber, para responder a las inquietudes del paciente moderno, que ya llega con un importante

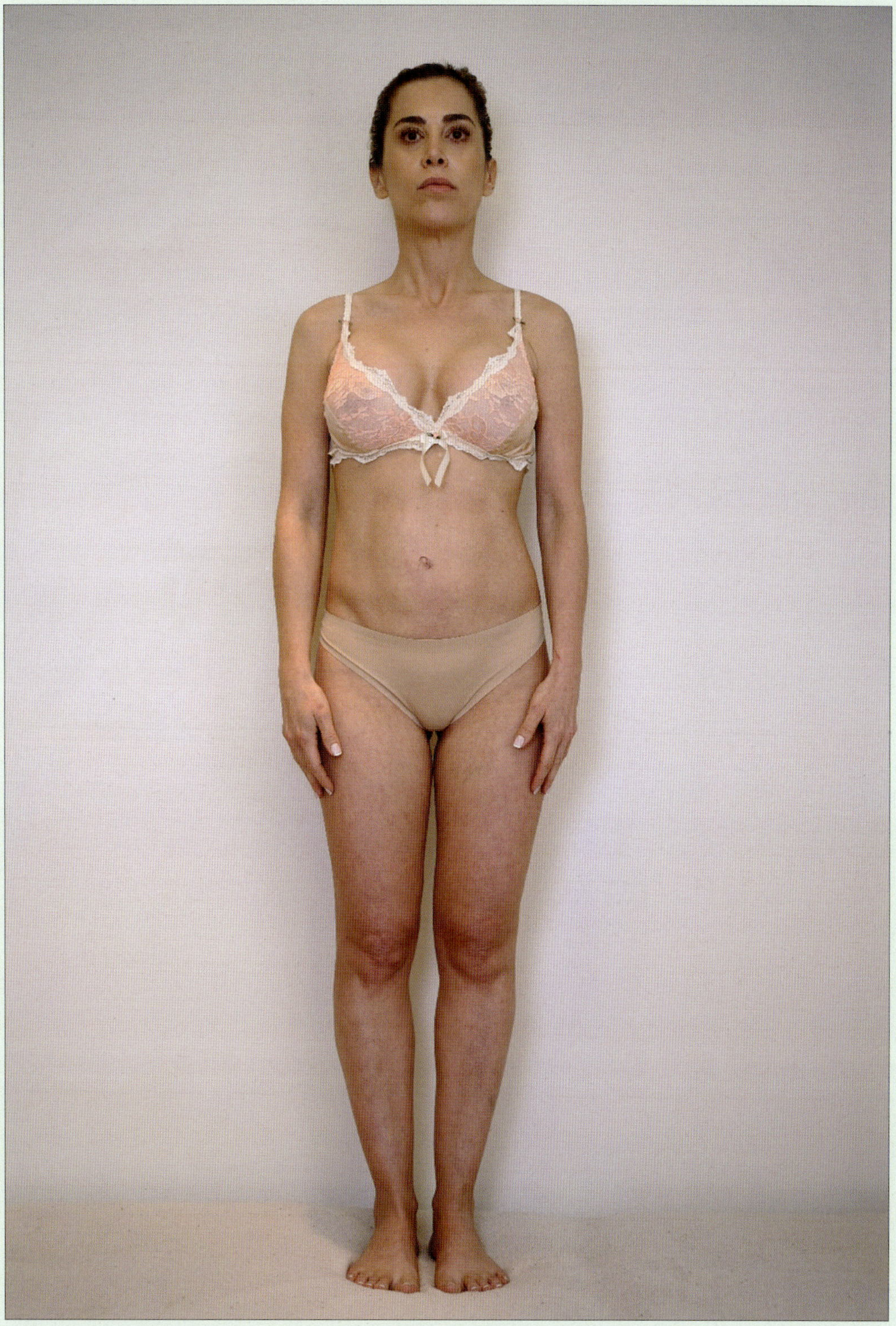

Foto 11.6 Si se trata de un tratamiento corporal deberemos observar al paciente sin ropas, de pie, de frente y de atrás.

portafolio de conocimientos aprendidos en la web y no dudará en mencionarlos y comentarnos que alguna persona cercana se ha hecho tal o cual tratamiento que puede o no haberle gustado. Debemos estar sólidamente preparados y académicamente capacitados para poder, en pocas palabras, definir exactamente en términos médicos y de fácil comprensión el tratamiento que como profesionales de la salud y la estética consideramos correcto y oportuno para ese paciente (Tabla 11.1).

Pensar y visualizar qué técnica se utilizará sobre la base del conocimiento anatómico aplicado a cada caso

Este es el momento en el que deberemos optar por un tipo de hilo determinado o quizá varios modelos de hilos combinados en un mismo paciente y, a veces, en una misma zona.

También podremos decidir la colocación de hilos de distinto material. Mi sugerencia es respetar la utilización de un mismo material en cada zona. Tratar por ejemplo, la cara con PDO y las piernas con polipropileno, esto de acuerdo a las preferencias de cada uno, sabiendo las ventajas y desventajas de cada material.

Fotografías (Fotos 11.7 y 11.8)

Posición del paciente. Siempre deberán coincidir las posiciones del "antes" y el "después". Es conveniente que el médico reconozca las áreas sobre las que, según el diagnóstico previo, debíamos trabajar y modificar, para luego evaluar si lo hemos conseguido y poder mostrarle al paciente si presentara dudas sobre los resultados obtenidos.

Fondo. En la toma de fotografías, es importante que utilicemos un fondo oscuro y que preferentemente siempre sea el mismo. Este fondo debe ser liso y limpio.

Luz. Deberá ser la adecuada, no podrá ser excesiva ni escasa. No deberá haber sombras.

Foco. La foto no podrá estar fuera de foco, debe ser una imagen nítida.

Diagrama de implantación de los hilos

Diagramar la forma de colocación de acuerdo al diagnóstico, a nuestros conocimientos anatómicos y a nuestra propia experiencia (Fotos 11.9-11.12).

Tabla 11.1 Materiales para diferentes tratamientos

	Espiculados	Lisos
Materiales	▪ Polipropileno ▪ Polidioxanona ▪ Ácido poliláctico ▪ Policapolactona	▪ Polidioxanona (monofilamentos) ▪ Poliamida trenzada o policaproamida

Características	▪ Con espículas:
	  ▪ Unidireccionales
	  ▪ Bidireccionales
	  ▪ Multidireccionales
		▪ Sin espículas

Colores	▪ Azul ▪ Violeta	▪ Negros ▪ Amarillos

Mecanismo de acción	▪ Autosustentación:
	  ▪ Reafirmantes
	  ▪ Miracu
	  ▪ V-Lift
	  ▪ Biothread. etc
	▪ Anclaje:
	  ▪ Fiberlift
		▪ Bioestimulación:
		  ▪ Fiberlift - BIO
		  ▪ Density (para densificación cutánea)
		  ▪ Miracu etc
		▪ Anclaje:
		  ▪ New generation
		  ▪ Fiberlift contour etc

Esterilización	▪ Esterilizados bajo Normas ISO 11135 ▪ Abacteriales	▪ Esterilizados bajo Normas ISO 11135 ▪ Abacteriales
Presentación	▪ Enhebrados en agujas y cánulas de distintas longitudes y calibres	▪ Enhebrados en agujas de nanotecnología

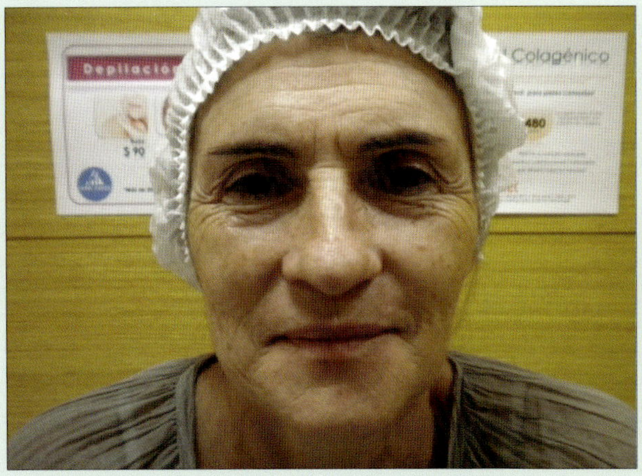

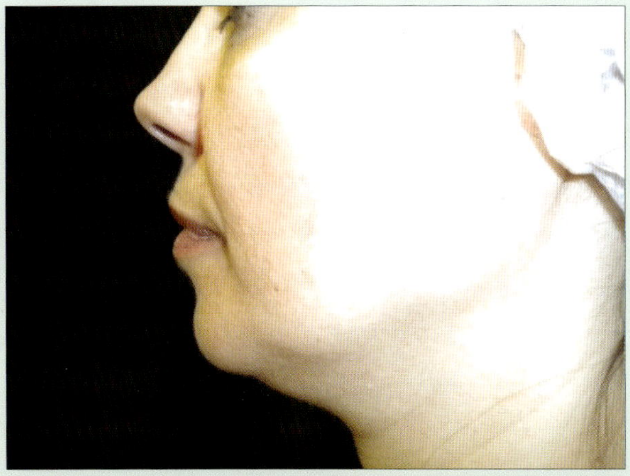

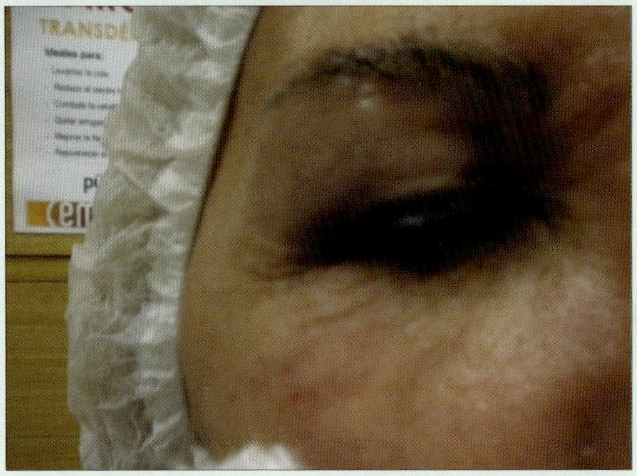

Foto 11.7 Tomar fotografías. Siempre deberán coincidir las posiciones del "antes" y el "después" y conocer (para poder transmitir al paciente en el posoperatorio) los puntos sobre los que, según el diagnóstico previo, debíamos trabajar y modificar, para evaluar si lo hemos conseguido.

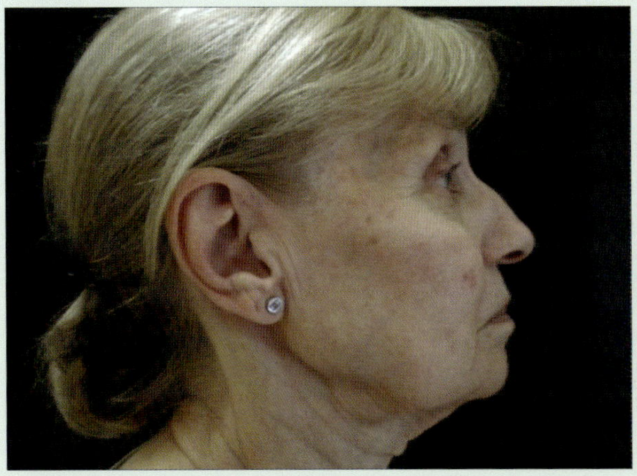

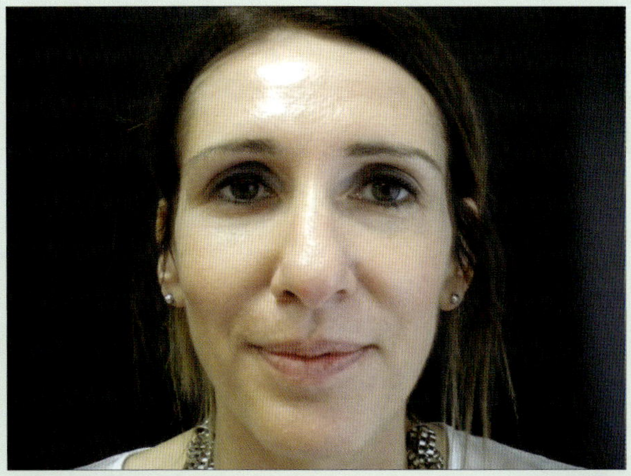

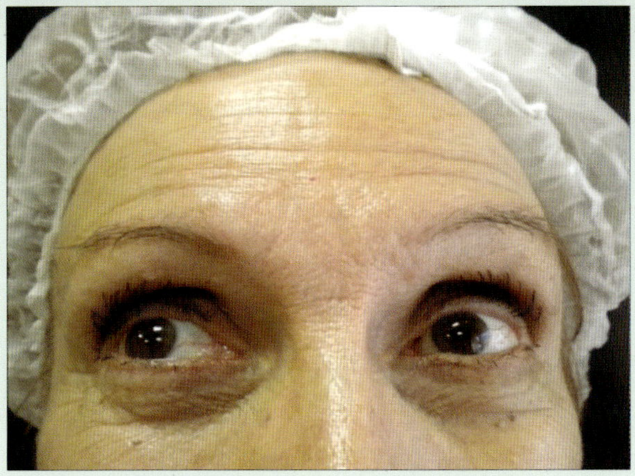

Foto 11.8 Las fotos bien tomadas deberán cumplir con los requisitos explicados en el texto.

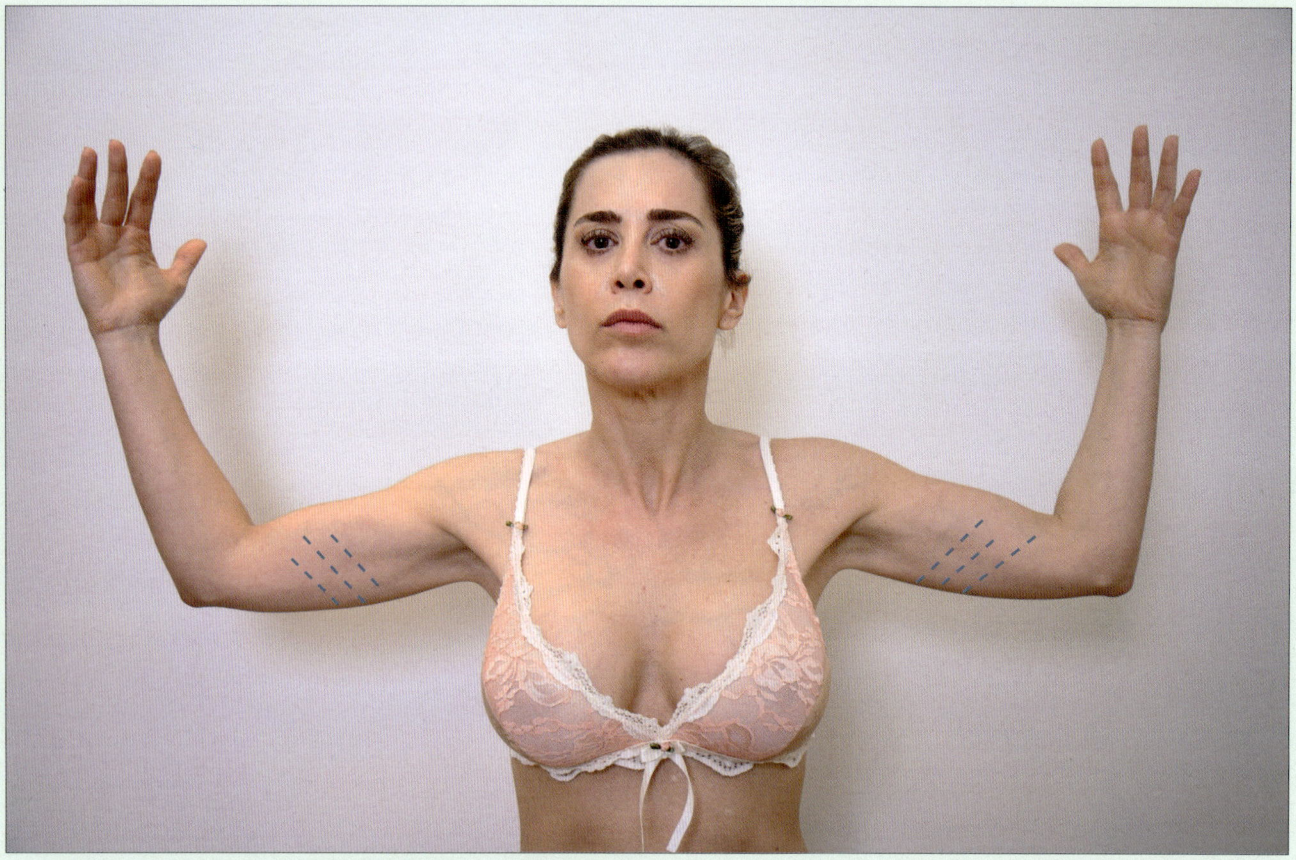

Foto 11.9 Se deberá diagramar el tratamiento que se va a realizar.

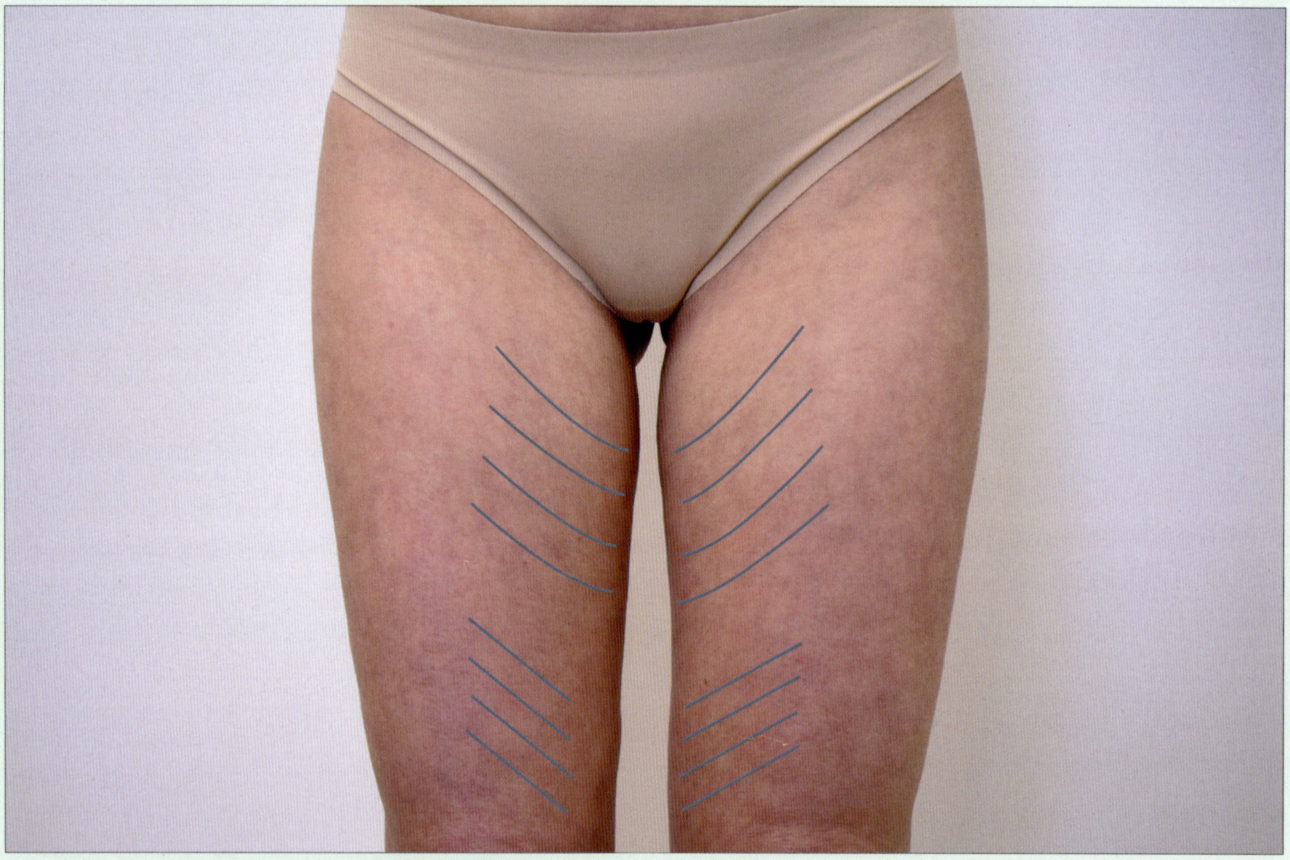

Foto 11.10 Diagrama corporal en muslo interno.

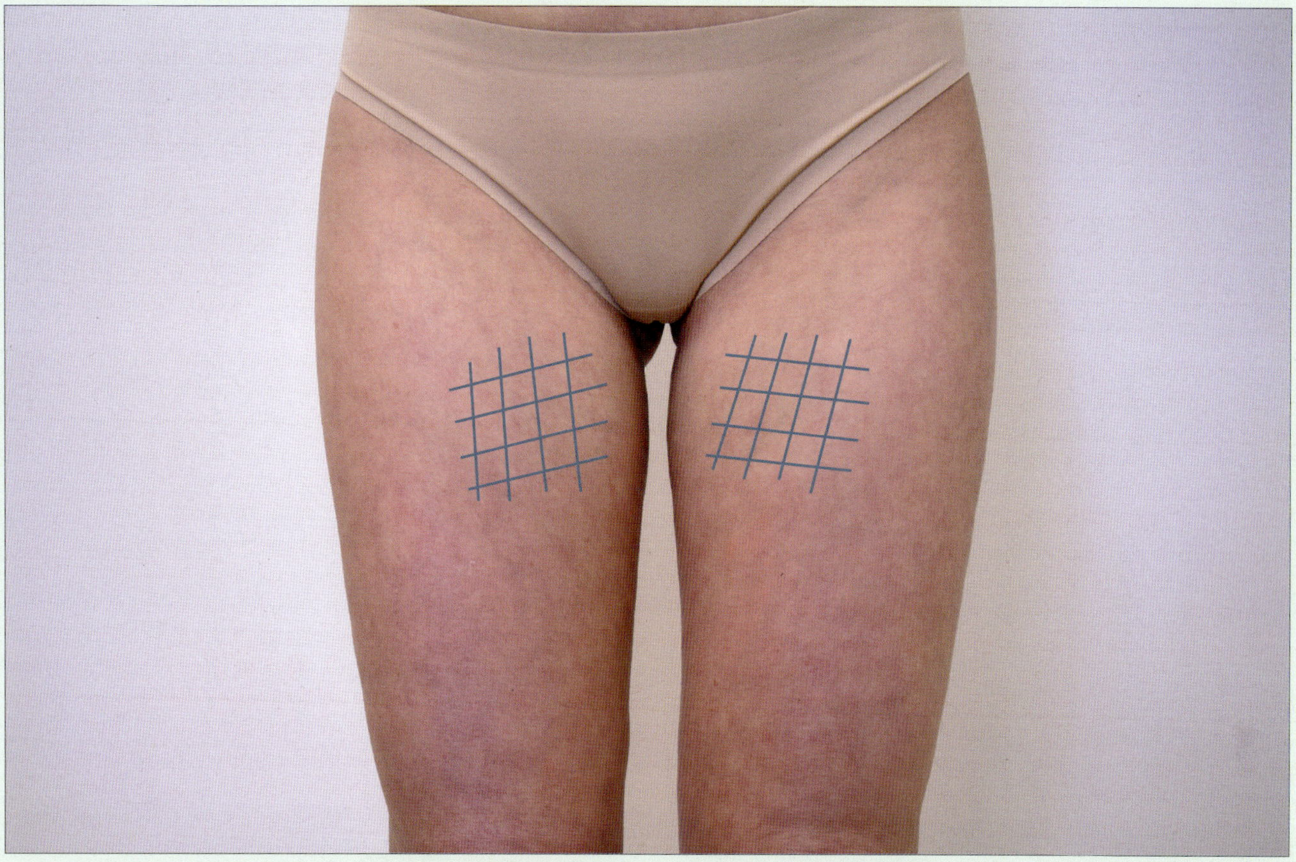

Foto 11.11 Diagrama en enmallado.

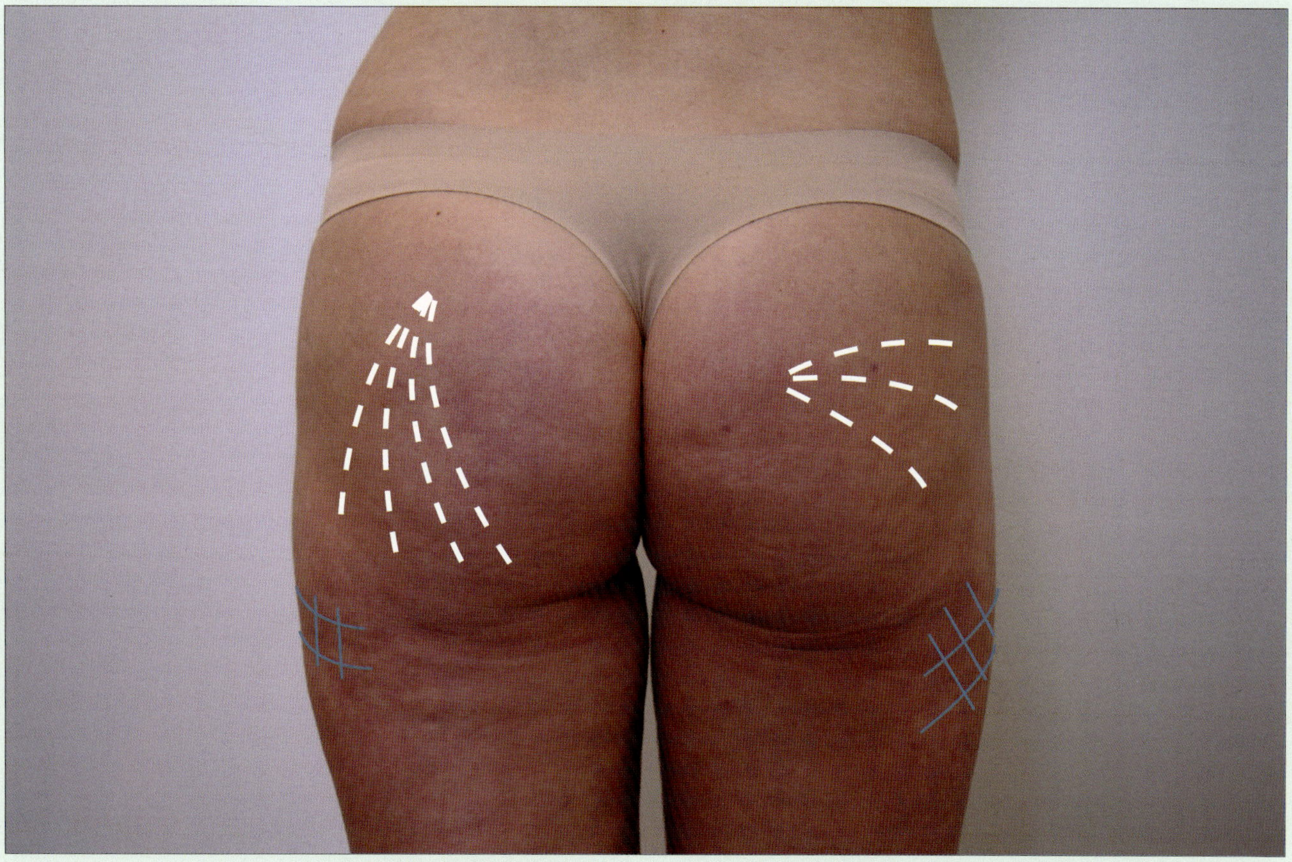

Foto 11.12 Diagrama de hilos glúteos y muslo externo.

Organización del tratamiento

Combinar los distintos tipos de hilos y las distintas técnicas aprendidas, según la necesidad de cada tercio de la cara y también del cuello (Fotos 11.13-11.15).

Procedimiento

Proceder a la colocación de los hilos o suturas siendo lo más cuidadosos posible para evitar complicaciones (hematomas, edema, dolor) y mantener la comodidad del paciente (Foto 11.16).

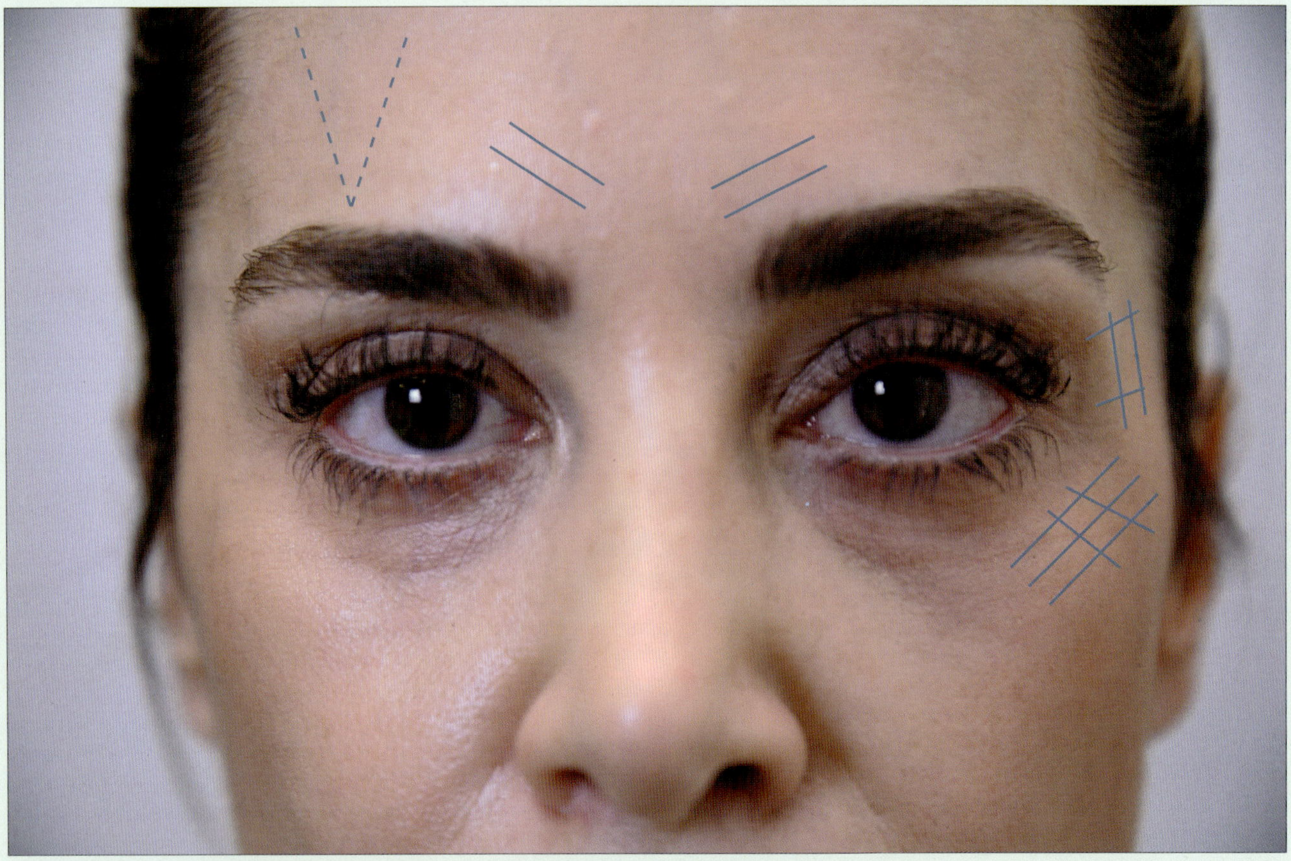

Foto 11.13 Esquema de combinación de hilos en tercio superior. Esquema.

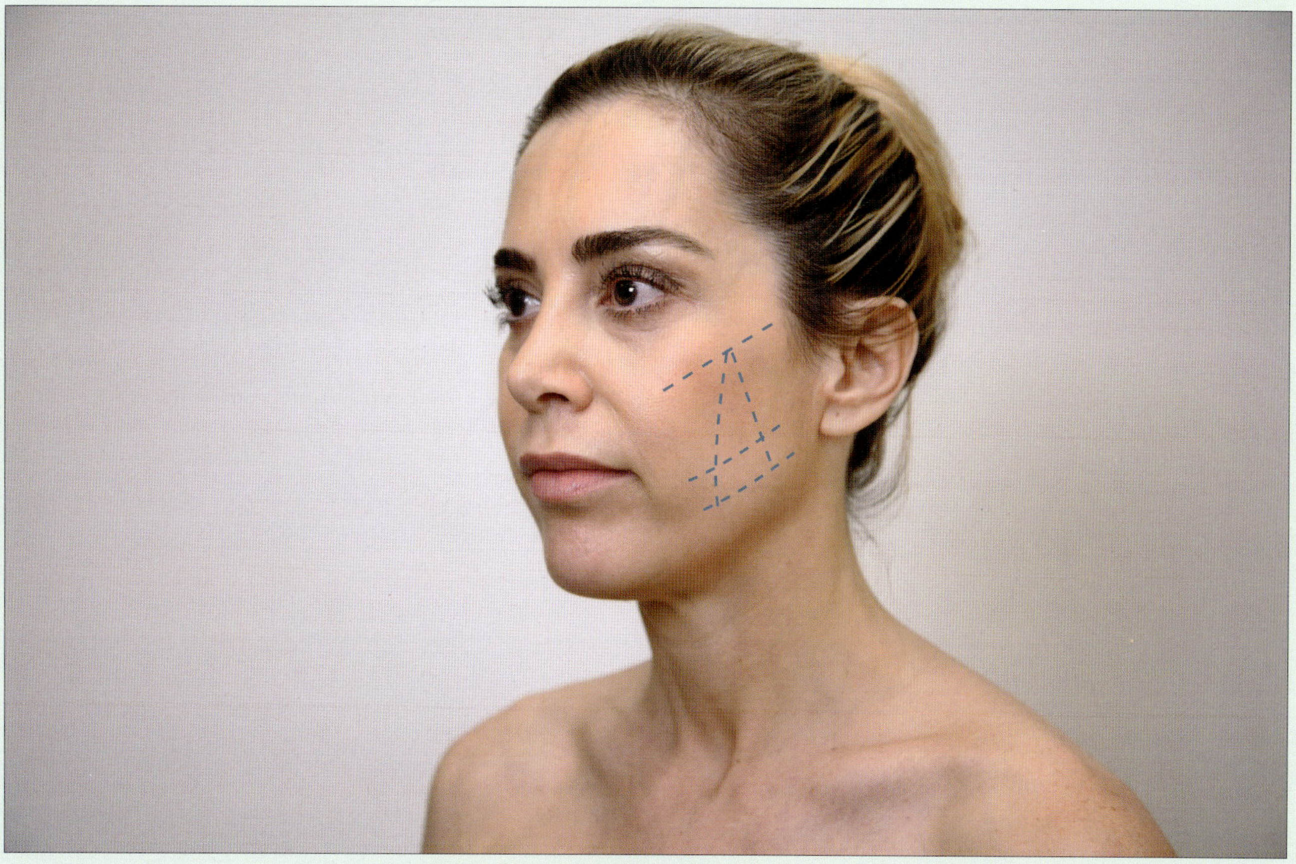

Foto 11.14 Diagrama para el tercio medio.

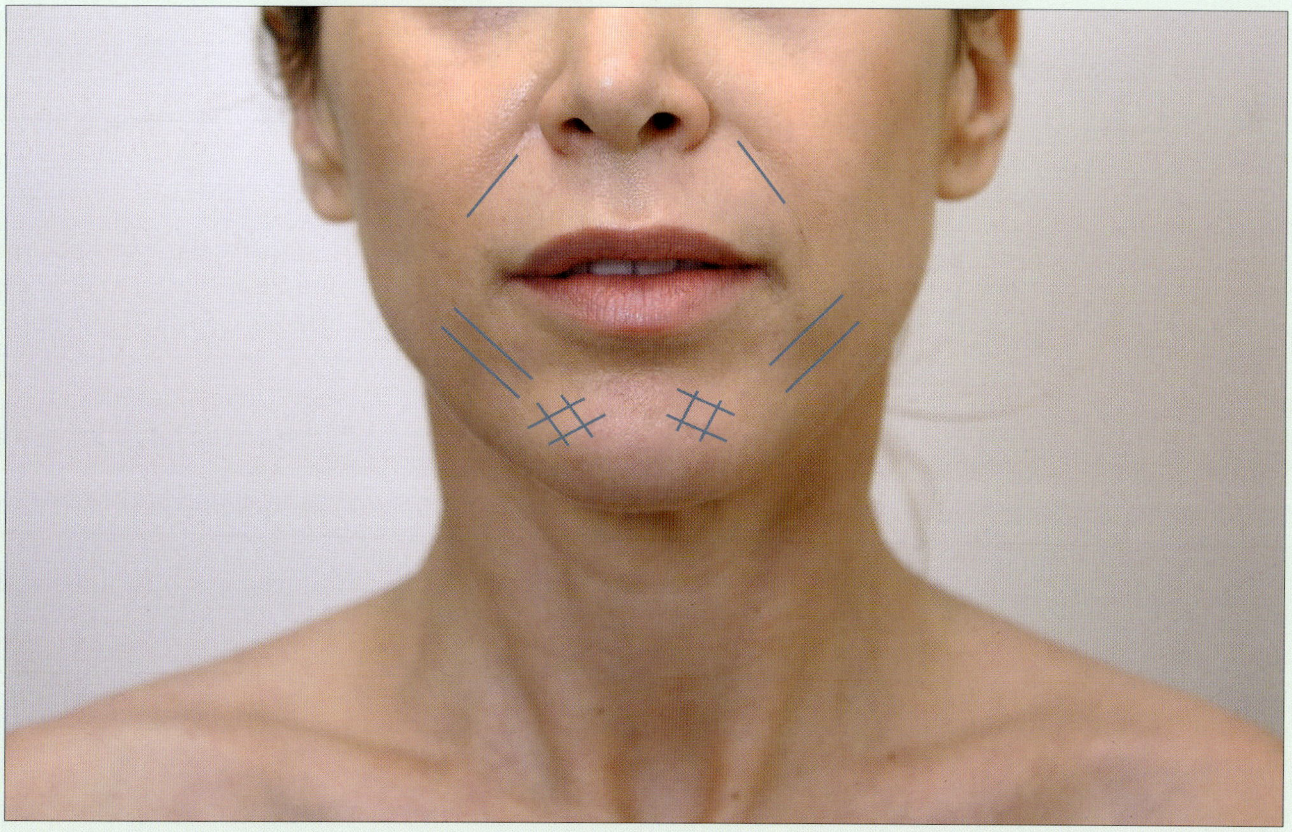

Foto 11.15 Diagrama para el tercio inferior.

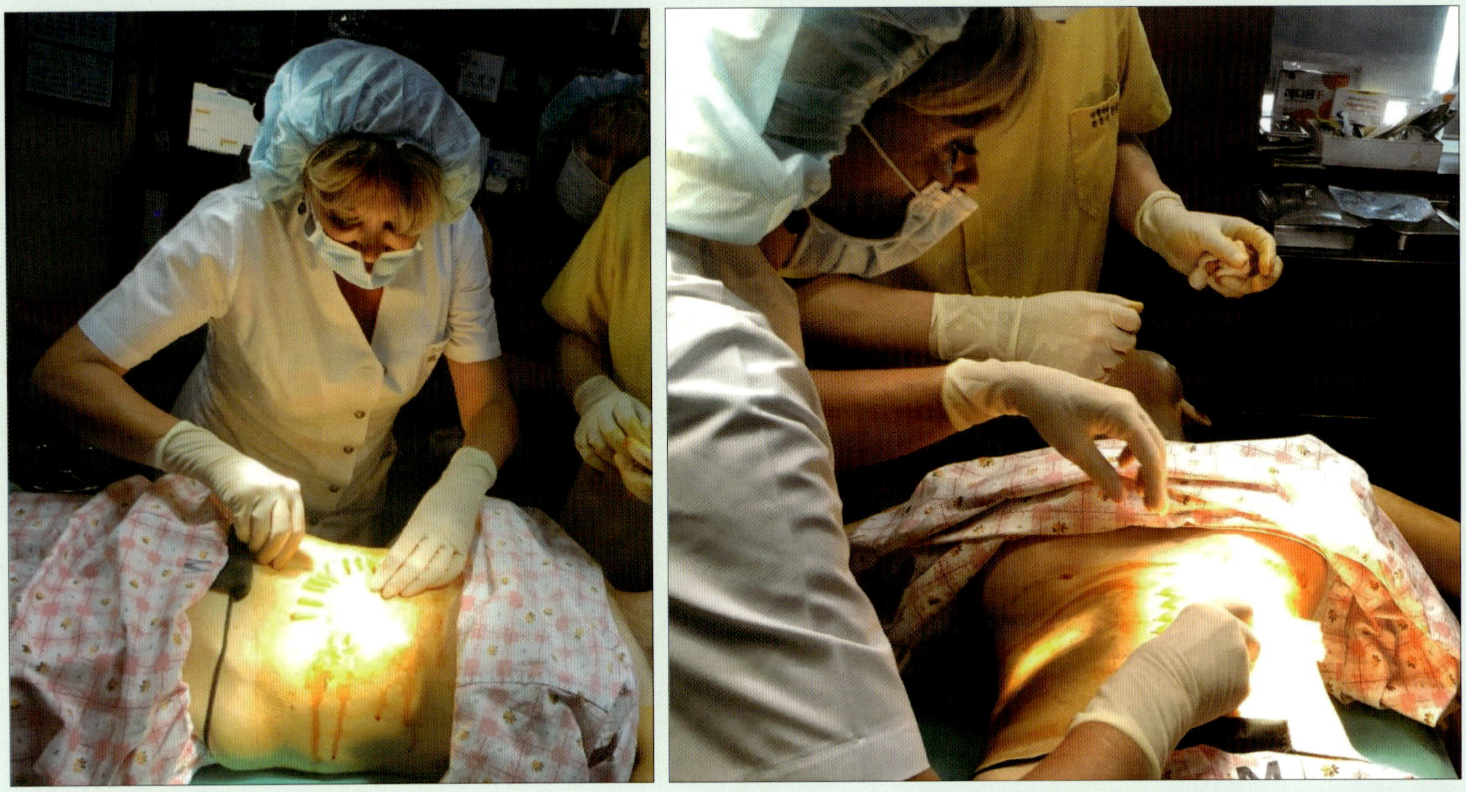

Foto 11.16 Proceder a la colocación de los hilos o suturas, siendo lo más cuidadosos posible para evitar complicaciones (hematomas, edema, dolor) y mantener la comodidad del paciente.

Corte del hilo

Cortar correctamente el hilo, retrayendo la piel, como ya se explicó, para evitar la pápula que puede verse por protrusión de la punta debajo de la epidermis cuando el hilo queda largo (Foto 11.17).

Posprocedimiento inmediato

- Fotografiar el posprocedimiento inmediato (Foto 11.18).
- Dar las indicaciones médicas y recomendaciones pertinentes.
  - Entregar un número de teléfono de contacto.
  - Citar al paciente para control en un plazo no mayor a las 48 h.
  - Se entregarán las indicaciones de los medicamentos con los que deberá el paciente manejarse, como, por ejemplo, antiinflamatorios no esteroides (AINE) y, eventualmente, un corticoide inyectable de depósito (Cuadro 11.1).
- Cuidados domiciliarios (Cuadro 11.2):
  - Se indicará dormir semisentado, con una vincha como elastocompresión mínima, no hacer esfuerzos ni actividad física durante una semana, no agacharse bruscamente, no acudir al odontólogo, a menos que se presentara una urgencia. Preferiblemente evitar lugares muy concurridos como teatros, cines, *shoppings* a fin de prevenir riesgos de contaminación.
  - El maquillaje estará permitido a partir de las 24 h del procedimiento.
  - El lavado del cabello deberá realizarse obligatoriamente en un período no mayor de 24 h posteriores a la aplicación, secarse con secador y, en caso de haber efectuado un procedimiento Fiberlift® o similar, deberá instilarse alcohol en la zona de entrada en el cuero cabelludo, que se explicará donde está ubicada.
- Recomendaciones: en este ítem que también se entregará por escrito, se exhibirán las recomendaciones de tratamientos posteriores sugeridos como complemento y mantenimiento de las técnicas con hilos realizadas (Cuadro 11.3).

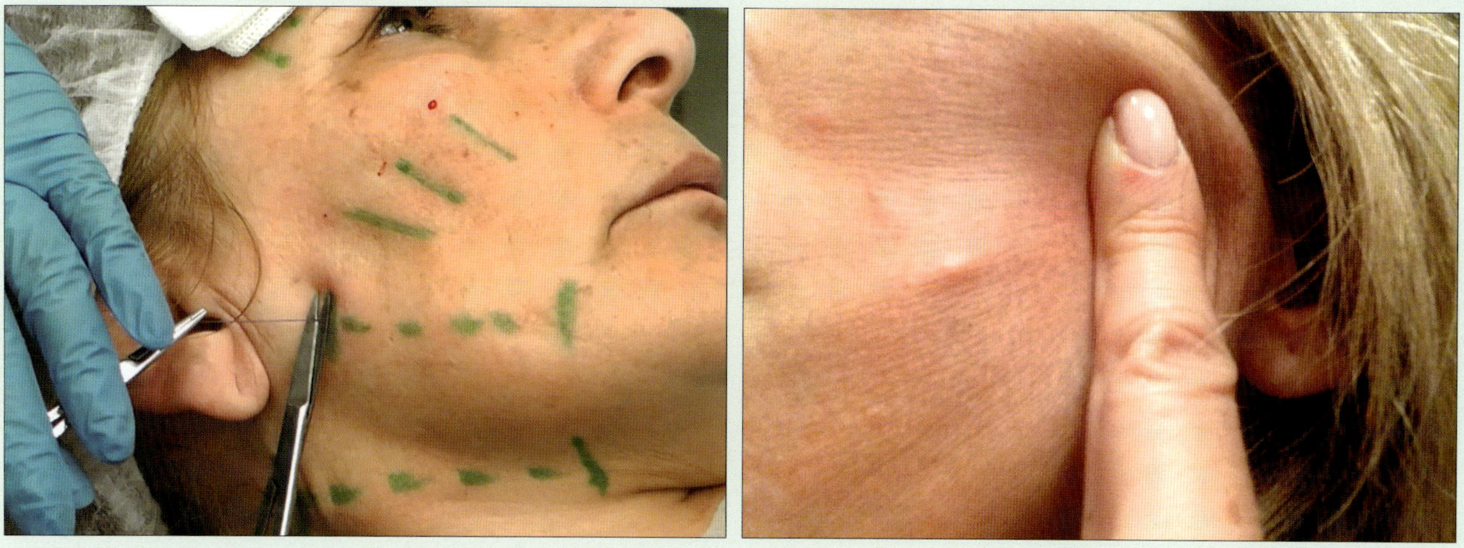

Foto 11.17 Cortar correctamente el hilo, para evitar improntas de las puntas sobre la epidermis.

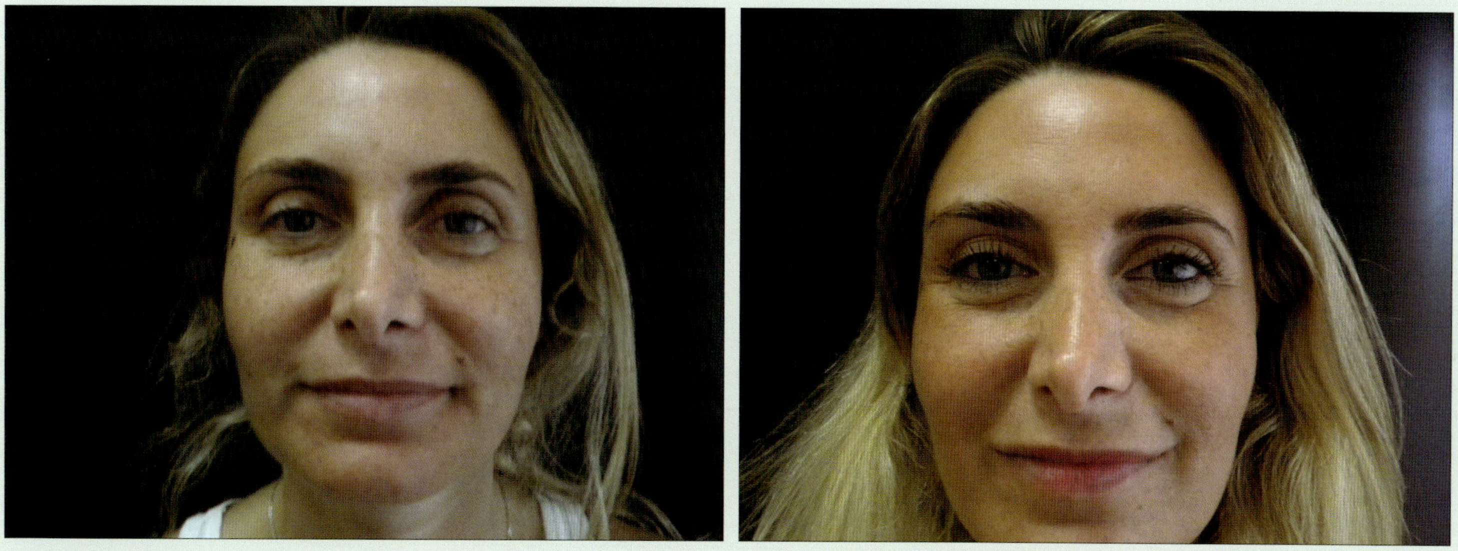

Foto 11.18 Fotografiar el posinmediato.

Cuadro 11.1 Se entregan por escrito las indicaciones médicas y la cita para control

Tomar ibuprofeno tres veces al día, aunque no duela. El paciente no podrá (durante 8 días):

- Hacer gimnasia o realizar ejercicios bruscos.
- Tocarse con fuerza o que le toquen el rostro (pellizcos, masajes, limpiar el cutis con movimientos bruscos, limpiezas faciales, etc.).
- No deberá visitar al odontólogo en las siguientes tres semanas.

Cuadro 11.2 Cuidados domiciliarios

El paciente deberá colocar una venda elástica o vincha en la zona tratada durante las horas del sueño o durante el día. Esto le servirá para contener la zona, ayudar a moldearla y le dará seguridad y firmeza. No debe sentirse incómoda o apretada.

Cuadro 11.3 Recomendaciones de tratamiento posteriores que optimizarán los resultados obtenidos con las técnicas de hilos practicadas

- Transcurridos los 15 días del procedimiento se recomienda que el paciente inicie tratamientos médicos combinados como mesoterapia, toxina botulínica, ácido hialurónico, medicina biológica, *peeling*, PRP, según criterio médico, para maximizar el resultado del procedimiento.
- Los tratamientos más agresivos, como limpiezas profundas o drenajes linfáticos, los podrá iniciar a partir de las 3 semanas posteriores al procedimiento.

Presentación de casos

Antes

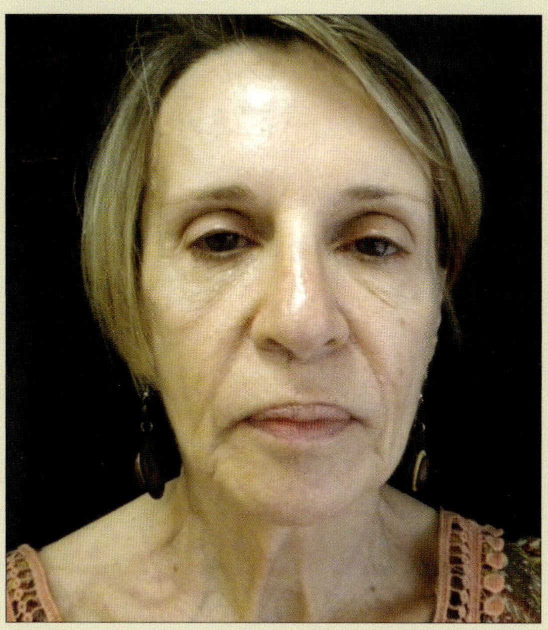

Después

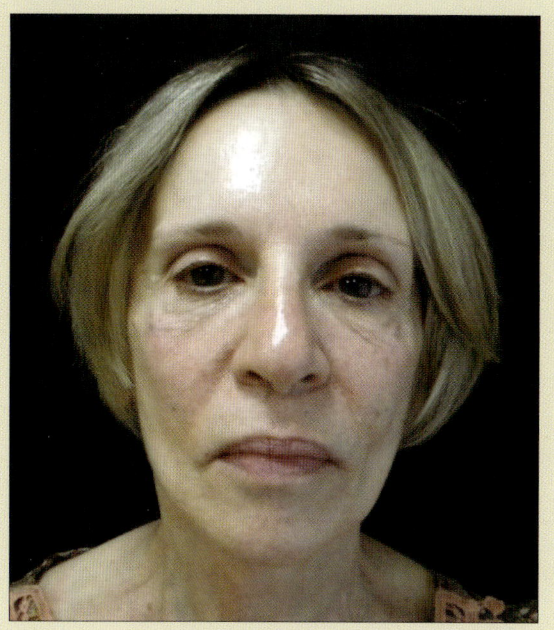

Hilos faciales espiculados.

Antes

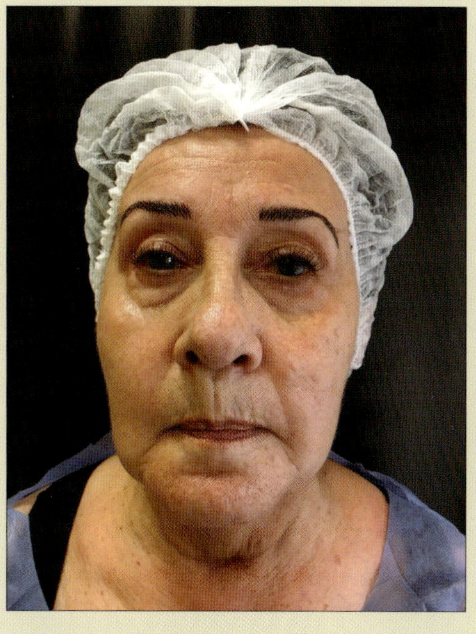

Después

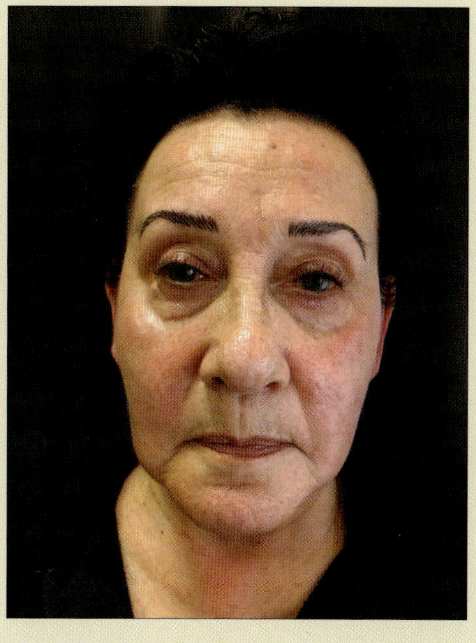

Fiberlift® de cuello.

Antes

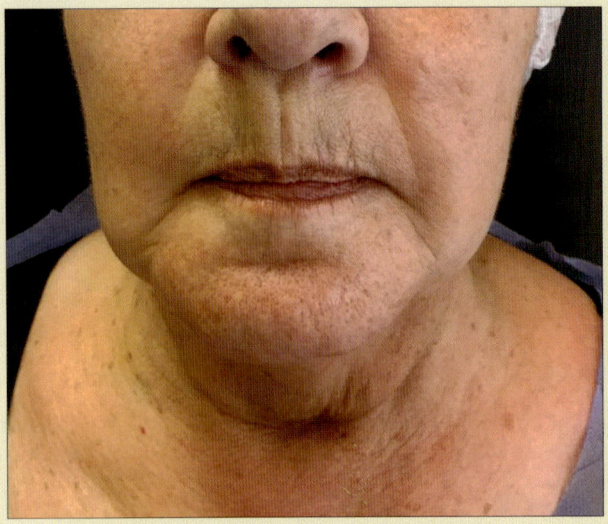

Después

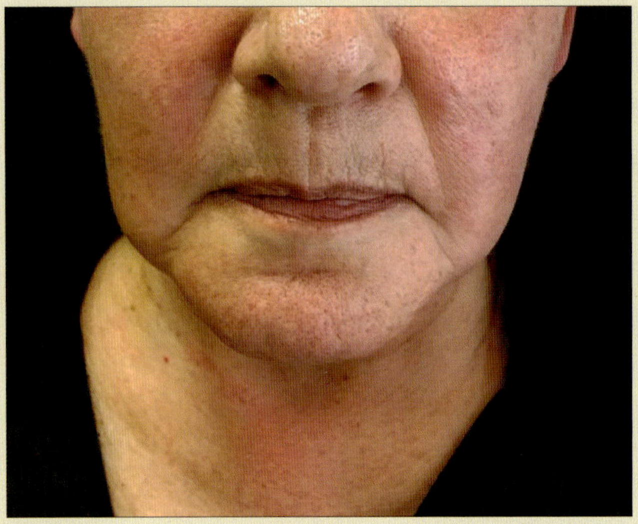

Fiberlift® de cuello. Detalle.

Antes

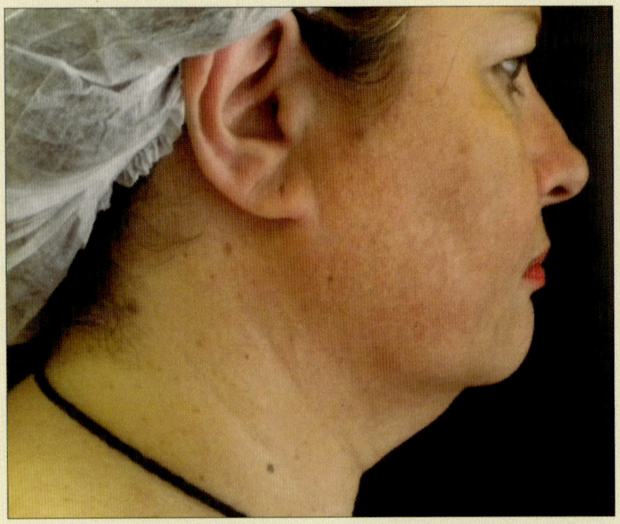

Después

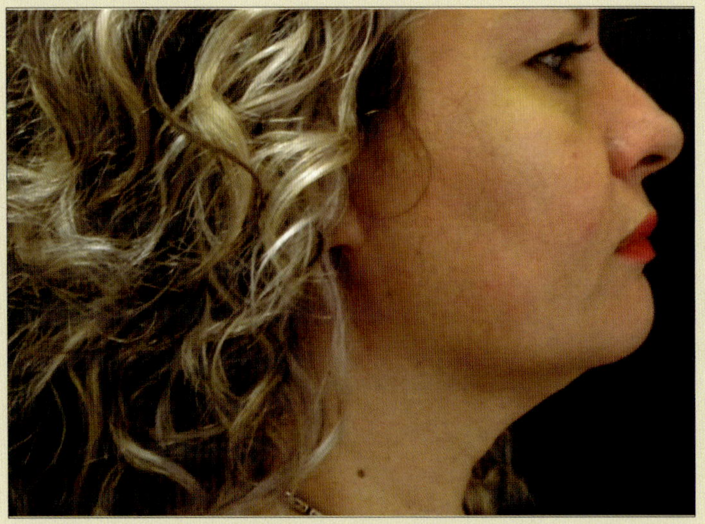

Hilos espiculados tercio inferior y Fiberlift® de cuello.

Antes

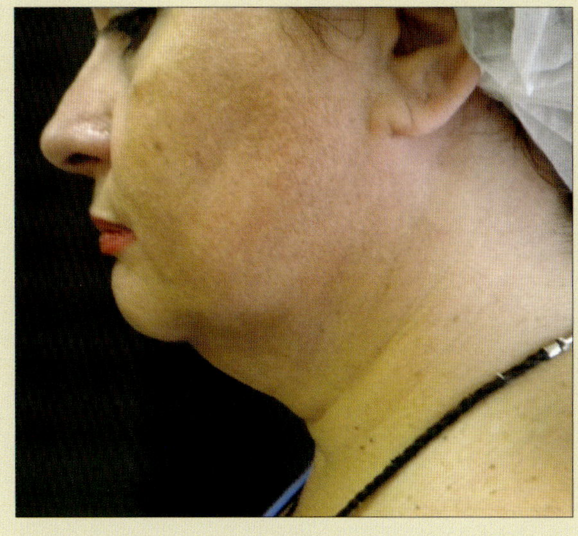

Después

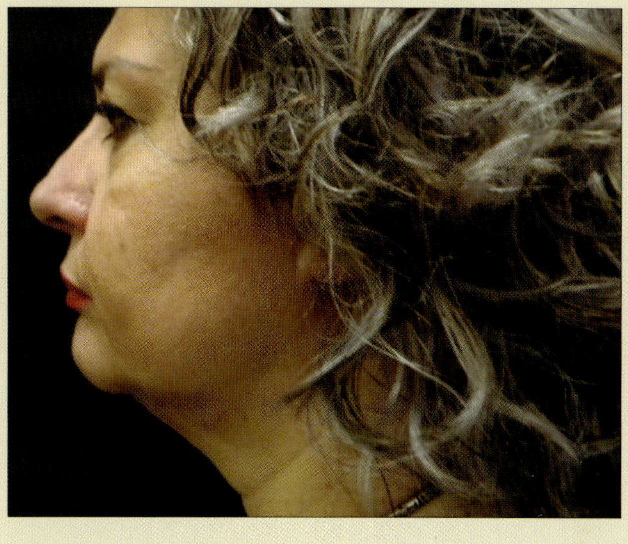

Hilos espiculados tercio inferior y Fiberlift® de cuello.

Antes

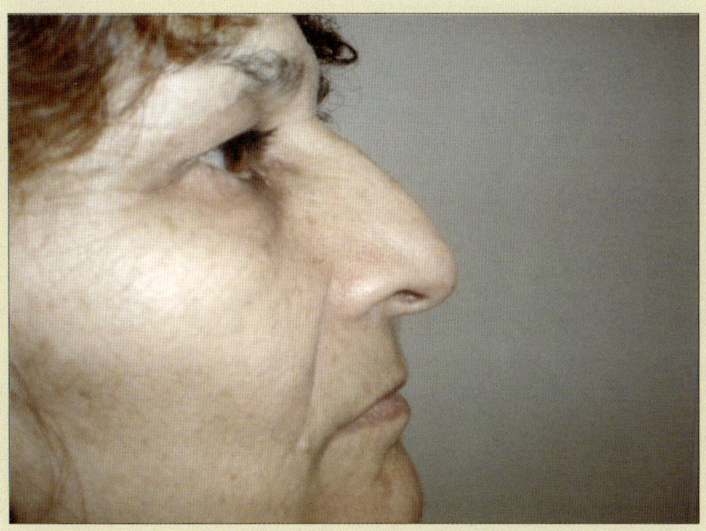

Después

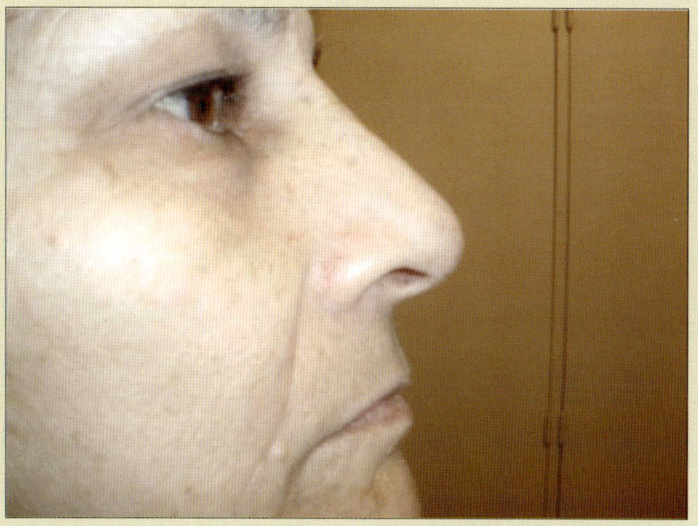

Rinomodelación con hilos.

Antes (frente)

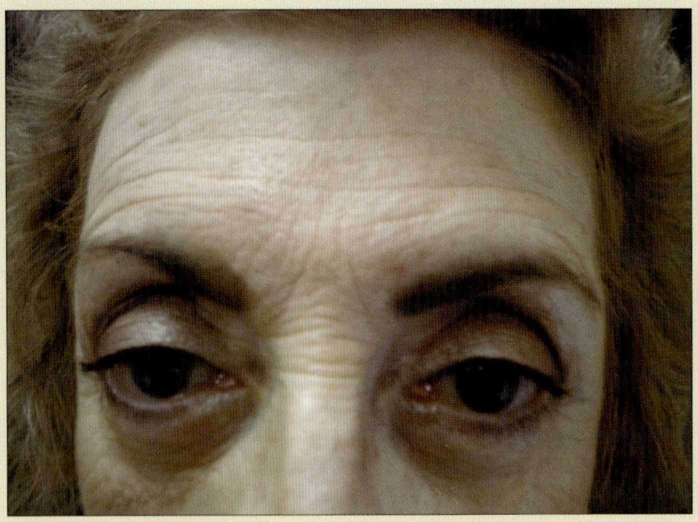

Después (frente)

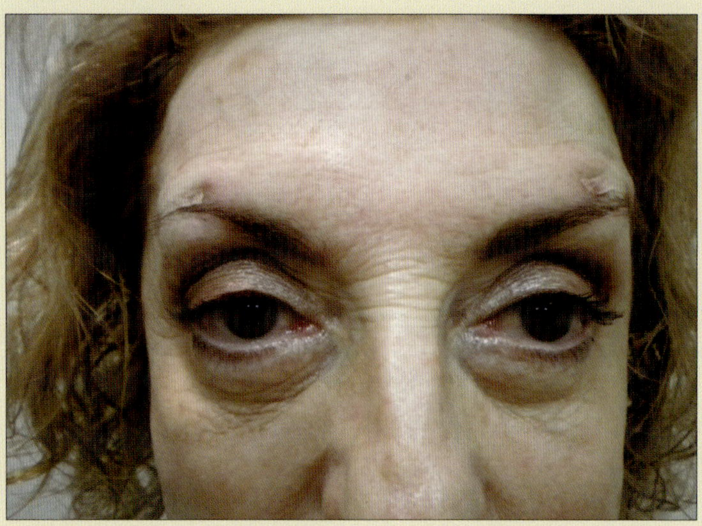

Antes (perfil)

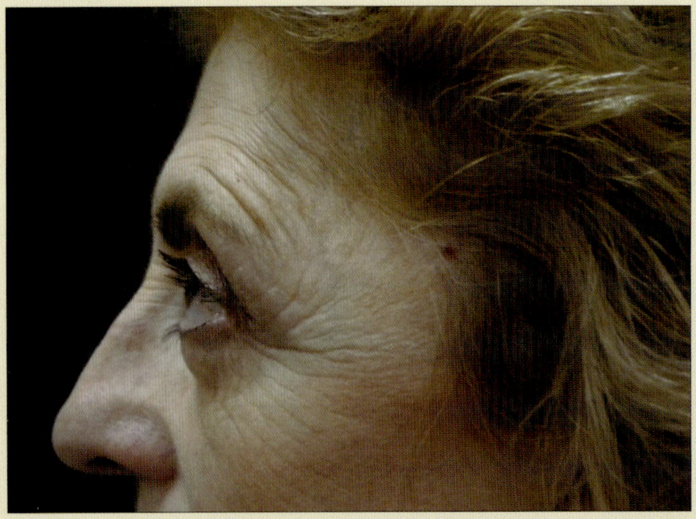

Después (perfil)

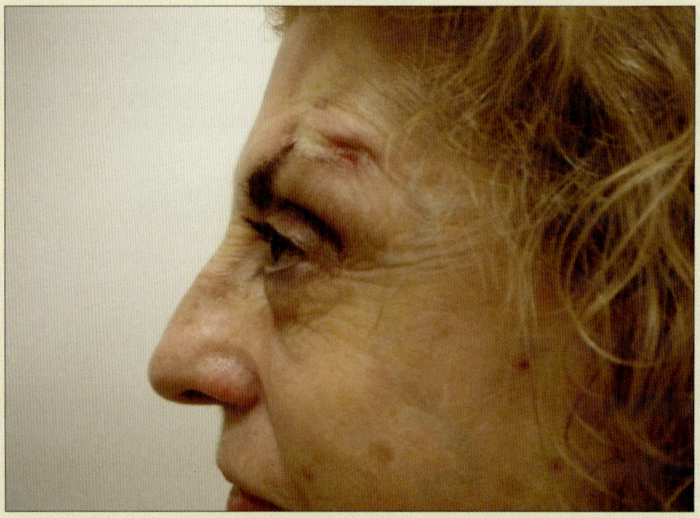

Lifting de cejas con técnica de Serdev®. Agujas e hilos Serdev Sutures®.

Bibliografía

Capítulo 1 - Hilos: generalidades y usos en estética

Buttkewitz H. Die Nadel Technik der subcutanen Gewebsrafung einer schnittlosen Korrekturmethode bei kosmetischen Brust und Gesichtoperationen. Zentralbl Chir 1956; 81: 1185. PubMed Google Scholar

Fournier P. The Curl Lift: a rediscovered technique. En: Shiffman M, Mirrafati S, Lam S, Cueteaux Ch (eds). Simplified Facial Rejuvenation. Berlín: Springer, 2008; p. 285-91.

Guillemain R. La Profession medicale-Le "Curl lifting". Chir Plast Esthet 1970.

Capítulo 2 - La consulta

Toledano Lopez M. La consulta de Medicina Estética. En: Vidurrizaga C, Esparza P, Deltell J, Amselem M (eds). Medicina Estética. Abordaje terapéutico. 1ª ed. Madrid: Editorial Panamericana, 2010; p 9-16.

Capítulo 3 - La historia clínica

Bacci P. Cirugía Estética Mínimamente Invasiva con Hilos Tensores. Caracas: Amolca, 2008.

Hernandez Sanz C. La consulta de Medicina Estética. En: Vidurrizaga C, Esparza P, Deltell J, Amselem M (eds). Medicina Estética. Abordaje terapéutico. 1ª ed. Madrid: Editorial Panamericana, 2010; p 4-8.

Capítulo 4 - Organización del tratamiento

Arribalzaga E, Jacovella P, et al. Maniobras Básicas En Cirugía. Buenos Aires: Akadia, 2014

Comité de Medicamentos de la Asociación Española de Pediatría. Pediamécum. Edición 2015. Remifentanilo. < http://www.pediamecum.es.> [Consulta: marzo de 2019].

Historia de la Anestesiología en el Hospital Italiano de Buenos Aires <www1.hospitalitaliano.org.ar/#!/home/anestesia/seccion/19764> [Consulta: marzo de 2019].

Padin V. Why anchored threads? International Journal of Cosmetic Surgery 2007; 7 (3).

Capítulo 5 - Técnica Fiberlift®

Fournier P. The Curl Lift: a Rediscovered Technique. En: Shiffman M, et al (eds.). Simplified Facial Rejuvenation. Berlín: Springer, 2008; p. 285-91.

Padin V. Experience in the Use of Barbed Threads and non Barbed Serdev Sutures in face and body lift. Comparison and Combination. En: Serdev N (ed). Miniinvasive Face and Body Lifts-Closed Suture Lifts or Barbed Threads Lifts. Rijeka: Intech, 2013; p. 333-62.

Serdev N. Ambulatory Temporal SMAS Lift by Minimal Hidden Incisions. International Journal of Cosmetic Surgery 2001; 1 (2).

Serdev N. Miniinvasive Face and Body Lifts-Closed Suture Lifts or Barbed Threads Lifts. Rijeka: Intech, 2013.

Capítulo 6 - Procedimientos faciales

Cachay Velasquez H. El arte de la Rinoplastía Estética. Buenos Aires: Akadia, 2008.

Mang W. Manual de cirugía estética 1. Rinoplastia. Barcelona: Masson, 2004; p. 20.

Nacul A. La Plástica Interactiva. Caracas: Amolca, 2009.

Roselló Puerto H. Hilos de Dermosustentación. En: Vidurrizaga, et al (eds). Medicina Estética. Madrid: Panamericana, 2013; p. 331-5.

Serdev N. Serdev Techniques in Rhinoplasty. Sofía, 2016.

Tebbetts J. Rinoplastía Primaria. 2ª ed. Tomo 1. Caracas: Amolca, 2009.

Capítulo 7 - Procedimientos corporales

Gazullina O, et al. Correction of face involutional Changes by Method of Light Lift Elegance Thread Reinforcement. En: Miniinvasive Face and Body Lifts Closed Suture lifts or Barbed Thread lifts. Rijeka: Intech, 2013; p. 323-32.

Gilroy A, MacPherson B. Ross M. Atlas D'Anatomie. París: 2010.

Padín V. Dermosustentación con Hilos en Miembros Inferiores. Presentado en el ll Simposium Internacional de Procedimientos Mínimamente Invasivos en Flebología. Facultad de Medicina, Universidad de Buenos Aires. Buenos Aires, 2009.

Serdev N. Serdev Sutures® Lifts in Body Areas. En: Miniinvasive Face and Body Lifts, Closed Suture lifts or Barbed Thread lifts. Rijeka: Intech, 2013; p. 127-52

Capítulo 8 - Técnicas combinadas

Bacci P. T3- Soft Face Lift by Suspension Surgery. En: Serdev N (ed). Miniinvasive Face and Body Lifts- Closed Suture Lifts Or Barbed Thread Lifts. Rijeka: Intech, 2013 ; p. 309-32.

Padín V. Experience in the Use of Barbed Threads and Non Barbed Serdev Sutures in Face and Body Lift-Comparison and Combination. En: Serdev N (ed). Miniinvasive Face and Body Lifts- Closed Suture Lifts Or Barbed Thread Lifts. Rijeka: Intech, 2013; p.333-62

Capítulo 9 - Métodos complementarios

Fischer G. Histoire de ma technique 1re partie: Liposculpturede réduction á la seringue. En: Fournier P (ed). Liposcupture, Ma Technique. 2ª ed. París: Arnette Blackwell, 1996; p. 13-21.
Gancedo H. Tratado de Mesoterapia ll. Buenos Aires: El Fenix, 2008.
Shiffman M. Autologous Fat Transfer. Berlín: Springer Verlag, 2010.

Capítulo 10 - Complicaciones en la aplicación de hilos

Gazullina O, Zhukova O, Shostak S. Correction of Face Involutional Changes by Method of Light Lift Elegance Thread Reinforcement. En: Serdev N (ed). Miniinvasive Face and Body Lifts- Closed Suture Lifts or barbed Thread Lifts. Rijeka: Intech, 2013; p. 323-32.
Serdev N. Serdev Sutures® in Lower Face and Neck. En: Nikolay Serdev (ed). Miniinvasive Face and Body Lifts- Closed Suture Lifts or barbed Thread Lifts. Rijeka: Intech, 2013; p. 95-126.

Índice de términos